资助出版
广州市科学技术协会
广州市南山自然科学学术交流基金会
广州市合力科普基金会

血液系统恶性疾病免疫治疗学

主　编　李玉华　于　力　平宝红
副主编　周炜均　贺艳杰　涂三芳
编　者　（按姓氏汉语拼音排序）

常　宁　南方医科大学珠江医院	陈一然　南方医科大学珠江医院
杜静文　南方医科大学珠江医院	贺艳杰　南方医科大学珠江医院
何颖芝　南方医科大学珠江医院	胡宇行　南方医科大学珠江医院
黄　睿　南方医科大学珠江医院	李梅芳　南方医科大学珠江医院
李玉华　南方医科大学珠江医院	梁　钊　南方医科大学珠江医院
平宝红　南方医科大学南方医院	秦　跃　梵美国际再生医学科技有限公司
邱洁蕾　南方医科大学珠江医院	宋朝阳　南方医科大学珠江医院
涂三芳　南方医科大学珠江医院	吴岸芹　南方医科大学珠江医院
谢晓灵　南方医科大学珠江医院	阳　兵　梵美国际再生医学科技有限公司
杨继龙　南方医科大学珠江医院	于　力　深圳大学总医院
岳春燕　南方医科大学珠江医院	张宏毫　南方医科大学珠江医院
周　璇　南方医科大学珠江医院	周炜均　南方医科大学珠江医院

科学出版社
北　京

内 容 简 介

本书包括血液系统恶性疾病免疫的基础知识和免疫治疗在各个血液系统恶性疾病中的应用新策略等内容。第一篇概述免疫治疗概况及发展史、血液系统恶性疾病免疫治疗现状；第二篇详细阐述免疫治疗的基础理论，包括血液恶性疾病相关抗原、免疫应答及逃逸等基础知识，并重点介绍免疫细胞疗法、治疗性疫苗、治疗性抗体等免疫疗法的新进展；第三篇按疾病介绍不同免疫治疗策略的临床应用及新发现。全书紧跟转化医学及血液免疫治疗新领域新方向，系统全面地介绍了免疫治疗在血液系统恶性疾病的应用前景。

本书对从事血液肿瘤免疫治疗基础研究和转化研究的人员，以及血液肿瘤临床医师具有很好的参考价值。

图书在版编目（CIP）数据

血液系统恶性疾病免疫治疗学 / 李玉华，于力，平宝红主编 . —北京：科学出版社，2021.1

　ISBN 978-7-03-067097-7

　Ⅰ . ①血… Ⅱ . ①李… ②于… ③平… Ⅲ . ①造血系统—肿瘤—免疫疗法 Ⅳ . ① R733.05

中国版本图书馆 CIP 数据核字（2020）第 239402 号

责任编辑：王锞韫　胡治国 / 责任校对：贾娜娜
责任印制：赵　博 / 封面设计：陈　敬

科学出版社 出版
北京东黄城根北街 16 号
邮政编码：100717
http://www.sciencep.com

北京九州迅驰传媒文化有限公司印刷
科学出版社发行　各地新华书店经销

*

2021年1月第　一　版　开本：787×1092　1/16
2025年3月第三次印刷　印张：13 1/4
字数：346 000
定价：118.00元
（如有印装质量问题，我社负责调换）

序

近年随着人口老龄化、人类生存环境的恶化，血液系统恶性疾病发病率及死亡率逐年上升，极大威胁人类健康。虽然化学治疗和（或）放射治疗、造血干细胞移植在血液恶性肿瘤中获得一定疗效，但难治、复发患者的诱导缓解及有效的维持治疗，仍是世界难题。究其原因，一是常规疗法发展进入瓶颈期，肿瘤细胞耐药的问题层出不穷。二是随着对疾病发生发展机制研究的不断深入，早期肿瘤治疗的目标不再满足于细胞学层面的"缓解"，而是尽可能清除微小残留病变，力求获得更深层次的"分子缓解"；晚期肿瘤的治疗目标也逐渐发展为让患者长期带瘤生存并维持良好的生活品质，即将肿瘤"慢性化"，而非"除恶务尽"。血液系统恶性疾病治疗理念的改变，直接推动了临床治疗的重大变革。

在肿瘤与免疫学说不断发展的历程中，科学工作者们清晰地认识到充分调动机体免疫防御机制是肿瘤免疫治疗的关键。伴随着免疫治疗理念的优化，肿瘤从最初的非特异性免疫疗法迅速发展到现在的特异性免疫疗法。封闭免疫负调控的抗 PD-1、抗 CTLA-4 抗体和 CAR-T 细胞、靶向疫苗在临床研究中获得的显著疗效，促使人们对免疫治疗有了新的认识。2017 年 8 月，美国 FDA 批准首款基因产品 Kymriah 用于治疗难治、复发 B 细胞前体 ALL 的儿童和青少年患者，直接开启了 CAR-T 细胞治疗的新纪元，是免疫治疗史上里程碑式的发展。正是在这样的时代背景下，南方医科大学珠江医院李玉华教授团队在我国较早开展免疫治疗临床研究，包括 CAR-T 细胞及抗白血病疫苗研究等，积累了丰富的临床和科研经验。因此，他们在总结免疫治疗理论发展的基础上，结合国内外血液系统恶性疾病免疫治疗研究的新进展，由浅入深，结合临床，客观地分析了不同免疫疗法的优势和缺点，组织编写了此书。该书对于从事血液系统恶性疾病免疫治疗基础研究和转化研究的人员，以及从事血液系统恶性疾病治疗的临床医师具有很好的参考价值。

2020 年 1 月 4 日

目　　录

第一篇

概　述

第一章　免疫治疗概况及发展史

恶性肿瘤是严重威胁人类健康的首要疾病，其发病率与病死率呈迅猛增长态势。世界卫生组织（World Health Organization，WHO）在 2018 年 12 月公布的全球癌症负担数据显示，2018 年全球新发癌症约 1810 万例，癌症死亡约 960 万例。其中，近一半的新发病例和一半以上的死亡病例发生在亚洲。我国《2018 年全国最新癌症报告》数据显示，全国恶性肿瘤新发病例数为 380.4 万例，癌症死亡人数为 229.6 万。预防和治疗恶性肿瘤是现代医学面临的巨大难题及挑战，是医学工作的重中之重。随着对肿瘤发生发展机制研究的不断深入，早期肿瘤治疗的目标不再满足于细胞学层面的"缓解"，而是尽可能清除微小残留病变，力求获得更深层次的"分子缓解"；晚期肿瘤的治疗目标也逐渐发展为让患者长期带瘤生存并维持良好的生活品质，即将肿瘤"慢性化"，而非"除恶务尽"。正是由于肿瘤治疗理念的改变，以及肿瘤免疫学和分子生物学的飞速发展，免疫治疗逐渐成为恶性肿瘤综合治疗的第四种模式。2011 年 *Nature* 杂志指出："肿瘤免疫治疗的时代已经来临"；2012 年 *Science* 杂志将肿瘤免疫治疗列入 2013 年最值得关注的六大科学领域；2013 年 *Science* 杂志直接将肿瘤免疫治疗列为年度十大科学突破之首；2014 年 *Science* 杂志再次将联合免疫治疗列为 2015 年值得关注的领域之一；而 2018 年免疫学家 James P Aclison 和 Tasuku Honjo 因其在肿瘤免疫领域的突出贡献荣获诺贝尔生理学或医学奖。

肿瘤与免疫关系的研究可追溯至 20 世纪 50 年代，免疫监视学说（immune surveillance）理论初步将肿瘤的发生发展与免疫系统相关联。2002 年，著名的免疫编辑（immune editing）理论将免疫和肿瘤的因果关系概括为清除、平衡、逃逸。2013 年，肿瘤免疫循环（cancer immune cycle）理论将肿瘤免疫简化为抗原释放、抗原呈递、T 细胞启动和激活、T 细胞迁移、T 细胞渗透肿瘤组织、T 细胞识别肿瘤细胞、杀死肿瘤细胞等 7 个首尾相连的环节。至 2017 年进一步提出肿瘤免疫临界点（cancer immune setpoint）理论，在上述环节中增加肿瘤遗传学、生殖遗传学、微生物组、环境和药物制剂等因素。在免疫学说的不断发展的历程中，科学工作者们清晰地意识到充分调动机体免疫防御机制是肿瘤免疫治疗的关键。伴随着免疫治疗理念的优化，肿瘤治疗从最初的非特异性免疫疗法（非特异性免疫刺激因子、细胞因子疗法等）迅速发展到现在的特异性免疫疗法（单克隆抗体、抗肿瘤疫苗、免疫检查点阻断抗体、细胞治疗等）。本章将就上述免疫治疗的发展做一概述。

一、非特异性免疫治疗及过继性细胞治疗

在 20 世纪六七十年代，肿瘤免疫治疗的焦点始于瘤内或系统注射细胞产物 / 提取物，如卡介苗，目的在于非特异性促进机体免疫功能。然而对肿瘤抗原、抗原呈递和 T 细胞识别、树突状细胞（DC）生物学活性的认识不足，严重制约其进一步发展。

到 20 世纪七八十年代，免疫治疗的关注点转移至淋巴细胞亚群与细胞因子的关系，目的在于促进免疫细胞的活化。研究者发现干扰素（interferon，IFN）与白介素 2（interleukin-2，IL-2）在肿瘤患者体内诱导 T 细胞和自然杀伤（natural killer，NK）细胞活化及增殖。高剂量（HD）IL-2 可在一部分黑色素瘤 / 肾细胞癌患者体内诱导持续的免疫反应，rIFN-α 可抑制高危型黑色素瘤患者肿瘤复发，这些发现促使美国食品药品监督管理局（Food and Drug Administration，FDA）批准细胞因子在肿瘤治疗中的应用，即首次获批的免疫疗法。但其他细胞因子（如 IL-1、IL-3、IL-4、IL-10、IL-12、IL-18、IL-25 等）的研究并未获得满意的疗效。并且，HD IL-2 促使免疫细胞进入组织并释放一系列二级因子，包括 IL-1β、IFN-γ、TNF、IL-5、IL-6 和淋巴毒素，随之而来的是严重的毒副作用，包括高热、寒战、毛细血管渗漏综合征（capillary leak syndrome，CLS）、高血压和多器官功能失调，称为系统自噬综合征。因此，单一细胞因子疗法的临床应用在一定程度上受限。

细胞因子促进免疫细胞活化的事实支撑着免疫治疗的进一步发展，体外细胞因子诱导的免疫细胞的成功制备催生了过继性免疫细胞疗法（adoptive cell transfer，ACT）。淋巴因子激活的杀伤细胞（lymphokine-activated killer cell，LAK）是最早出现的 ACT，其实质是由 IL-2 诱导激活 NK 细胞和 T 细胞。在 20 世纪 80 年代初，美国国立卫生研究院癌症研究所的 Rosenberg 研究组发现小鼠脾淋巴细胞经 T 细胞生长因子诱导后，其抗肿瘤活性明显增强，并将之命名为 LAK。1984 年 11 月美国 FDA 首次批准 LAK 细胞用于临床肿瘤治疗，在肿瘤治疗领域引起巨大轰动。在 1987 年，首次报道 IL-2 诱导的 LAK 在 157 位晚期黑色素瘤患者中的应用。然而，输注 LAK 的同时需要患者接受 HD IL-2，不可避免会出现系统自噬综合征等毒副反应。另有研究发现联合 IL-2 和 LAK 免疫治疗仅略优于单一 IL-2 治疗，完全缓解率仅提高 10% 左右，使得 LAK 疗法受到质疑。

在 20 世纪 80 年代后期，Rosenberg 研究组在 LAK 的基础上进一步开创了肿瘤浸润的淋巴细胞（tumor-infiltrating lymphocyte，TIL）过继性免疫细胞治疗，即从患者肿瘤微环境中分离出来免疫细胞，在体外经 IL-2 诱导扩增后，回输至患者体内。TIL 包含了多种淋巴细胞群，如 CD4$^+$ 和 CD8$^+$ 的 T 细胞、NK 细胞、NKT 细胞和 γδT 细胞。与 LAK 细胞相比，TIL 对肿瘤细胞具有更强的杀伤活性，并且无须联合 HD IL-2，避免由细胞因子引起的严重毒副作用。自体 TIL 对肿瘤抗原具有较强的特异性，在回输后快速准确地迁移到肿瘤原位。TIL 疗法涉及一系列过程：①从肿瘤组织碎片中提取 TIL；②特殊培养环境以利于气体交换；③应用非清髓化疗增强 TIL 的稳态增殖，同时清除残留的免疫抑制细胞；④培养早期细胞的快速扩增；⑤识别和选择新抗原活性 T 细胞。虽然在初期临床试验报道中 TIL 治疗黑色素瘤患者客观反应率可达 50%，完全有效率可达 10% ～ 20%，但依旧存在许多因素限制其广泛应用，包括：①某些肿瘤，特别是转移性肿瘤，其肿瘤样本很难获取；②只在少数肿瘤里获取可增殖的 TIL；③ TIL 的体外扩增并没有标准流程，现有操作程序耗时耗力；④回输至患者体内的 TIL 可能会在肿瘤微环境中被抑制。

细胞因子诱导的杀伤细胞（cytokine-induced killer cell，CIK）是继 LAK 后又一个在临床上广泛开展研究的免疫治疗策略。CIK 是在体外使用多种细胞因子（如抗 CD3 单克隆抗体、IL-2 和 IFN-γ 等）刺激人外周血单个核细胞一段时间后获得的一群异质性细胞，具有非主要组织相容性复合体（major histocompatibility complex，MHC）限制性的杀瘤优点，最早在 1991 年由美国斯坦福大学医学院骨髓移植研究中心报道。CIK 中的效应细胞主要是 CD3$^+$CD56$^+$ 细胞，该群细胞在人体外周血中极其罕见，仅 1% ～ 5%，而在体外经多因子扩增后，升幅可达 1000 倍以上。CIK 具有增殖速度快、杀瘤活性高、杀瘤谱广、对正常骨髓造血前体细胞毒性小的优势，并且能抵抗肿瘤细胞引发的效应细胞 Fas-FasL 凋亡和对多重耐药肿瘤细胞同样敏感。DC 属于专职提呈细胞，可以呈递抗原并活化 T 细胞和 NK 细胞。DC 可通过负载自体肿瘤细胞裂解产物形成抗原（antigen，Ag）-DC。当 Ag-DC 与 CIK 共培养后，可通过分泌 IL-12、IFN-γ 等细胞因子显著增强 CIK 对肿瘤细胞的杀伤活性，同时也对多种肿瘤有效并显示出良好的安全性。

以 LAK、TIL、CIK 为代表的非特异性过继性免疫细胞治疗兴起于 20 世纪末，在 21 世纪初达到巅峰，但随着肿瘤免疫理论的发展，以及对肿瘤抗原及抗原呈递过程的进一步洞悉，特异性免疫治疗策略逐渐取代非特性 ACT 成为近年肿瘤免疫治疗的焦点，如基因修饰的 T 细胞等。

T 细胞受体 T 细胞（T cell receptor T cell，TCR-T）是通过基因工程改造技术使其具有人工修饰 TCR 基因的 T 细胞，首先在 1985 年由 Dembic 研究组在小鼠体内发现，随后 1999 年 Clay 研究组成功研发 TCR-T 技术并在黑色素瘤患者体内成功进行临床试验。TCR-T 具有 MHC 限制性，能将 TCR-MHC 的结合作用放大并传导至下游信号通路并引发 T 细胞的扩增。但由于机体中枢和外周耐受机制的存在，TCR-T 在体内与抗原结合的能力大大下降，并且许多肿瘤细胞通过下调或突变其 MHC 分子逃逸免疫监视，进一步限制了 TCR-T 的临床应用。

不同于 TCR-T，嵌合抗原受体 T 细胞（chimeric antigen receptor T cell，CAR-T）能够直接识别肿瘤细胞表面抗原而无须 MHC 分子的处理和呈递，在临床上具有更广阔的应用前景。CAR 分子在结构和功能上与 TCR/CD3 复合物十分类似，是表达在细胞膜外的单链抗体（single-chain fragment of variable region，scFv）通过胞外铰链区和跨膜区与胞内 T 细胞活化序列组成的融合蛋白。第一代 CAR-T 出现于 1989 年，只具有单一活化信号，虽然可观察到以非 MHC 限制性杀伤肿瘤的现象，但在临床试验中并未发现肿瘤负荷的减少，原因可能为缺失胞内共刺激信号，并且第一代 CAR-T 体内扩增能力相当有限，不能持久存在。第二代 CAR 在胞内部分增加了共刺激分子信号结构域，如 CD28、4-1BB、OX40、CD27 和 ICOS，在提供活化信号的同时也提供共刺激信号。与第一代 CAR 相比，第二代 CAR 体内扩增、存活及抗肿瘤活性都明显提高。第三代 CAR 在胞内区采用不止一个共刺激分子信号结构域，以增强信号的传导。第四代 CAR 在上述结构基础上增加了"调节开关"，旨在人工控制 CAR-T 活性的启动或终止。靶向 CD19 抗原的 CAR-T 表达一个含抗 CD19 的单链可变片段（scFv），可特异识别 CD19 阳性的细胞，是迄今研发较为成熟的 CAR-T，主要应用于 CD19 阳性的 B 细胞型急性淋巴细胞白血病（B-cell acute lymphoblastic leukemia，B-ALL）或弥漫大 B 细胞淋巴瘤。从 2012 年 CD19-CAR-T 细胞首次在难治 / 复发（refractory/relapse，r/r）B-ALL 患者 Emily 上试验成功，到 2017 年 8 月 30 日美国 FDA 批准首款细胞产品 KYMRIAHTM（CTL019）用于（r/r）B-ALL 治疗，CAR-T 的基础研究和临床研究进入高速发展的新时代。近年针对不同肿瘤、不同表面抗原的 CAR-T 研发获得成功，如 CD20、CD22、CD138、CD38、GD2、CD138 等。虽然 CAR-T 有效率达 70% ～ 94%，但缓解时间短，短期内复发率高达 50%，在一定程度上使患者获益受限。为克服肿瘤逃逸的难题，研究者们进一步寻求新策略以扩大 CAR-T 疗效：①不同靶点 CAR-T 序贯治疗策略，如 CD19-CAR-T 序贯 CD20-CAR-T，CD19-CAR-T 序贯 CD123-CAR-T 等；②双靶点 CAR-T 的应用，如 CD19/CD20-CAR-T、CD19/CD22-CAR-T 等；③CAR-T 桥接造血干细胞移植术等。目前绝大多数的 CAR-T 治疗使用的是自体型 CAR-T（接受异基因造血干细胞移植的患者输注供者 CAR-T），但是患者自身的 T 细胞通常存在质量与数量的缺陷，并且自体型 CAR-T 需要个体化制备，时间及生产成本高，因此，研究者们引入通用型 CAR-T（UCART），其独特点在于：①细胞来源于健康捐献者的血液，并不依赖于患者的淋巴细胞；②并非个体定制细胞，能够现货供应（off-the-shelf），节约时间及材料成本，为更多的患者提供治疗；③通过类转录激活因子效应物核酸酶基因编辑技术，敲除 TCR 等相关基因，避免移植物抗宿主病，敲除程序性死亡-1（programmed death-1, PD-1）等免疫检查点，进一步增强 CAR-T 细胞的功能。

在细胞因子基础上发展而来的非特异性免疫治疗及过继性细胞治疗虽然取得了一定的成绩，但临床应用上的问题接踵而至，研究者们仍需要不懈努力，优化细胞制备流程，改进免疫治疗策略，以使更多患者受益。

二、肿瘤疫苗

肿瘤疫苗属于特异性主动免疫疗法，旨在激活机体主动免疫，达到清除肿瘤细胞的目的。除已上市的人乳头瘤病毒（human papilloma virus, HPV）疫苗是预防性疫苗外，绝大多数的肿瘤疫苗均属于治疗性疫苗。治疗性肿瘤疫苗发挥作用主要依赖 MHC 分子途径（图 1-1）：疫苗的抗原成分被抗原提呈细胞（antigen presenting cell, APC），主要是树突状细胞（dendritic cell, DC），识别并呈递至 T 细胞，T 细胞表面 TCR 识别抗原，在共刺激信号及细胞因子作用下，T 细胞特异性活化、扩增并输送、浸润至肿瘤部位，识别肿瘤表面相应抗原，通过 Fas/FasL、颗粒酶等途径杀伤肿瘤细胞。而肿瘤细胞溶解后释放更多抗原，进一步由 DC 呈递并激活 T 细胞，特异性杀伤肿瘤细胞，形成良性循环。

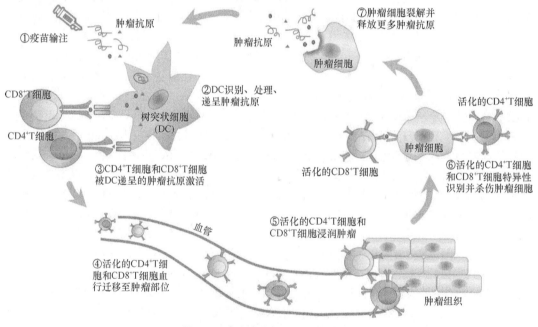

图 1-1 肿瘤疫苗作用机制示意图

早在 1902 年就有科学家尝试将肿瘤细胞疫苗用于治疗患者，但结果并不乐观。至 1959 年 Graham 使用自身瘤苗治疗妇科肿瘤患者，得出结论是：自身瘤苗治疗肿瘤患者不良反应少，但并不能有效改变疾病的自然病程，因此并不推荐该法。随着肿瘤抗原的不断发现及基因的克隆成果，肿瘤的主动免疫再次受到重视。2010 年美国 FDA 批准了首个治疗性肿瘤疫苗——Provenge 疫苗，该疫苗由外周血 APC 经前列腺癌抗原和粒细胞 - 巨噬细胞集落刺激因子融合蛋白刺激培养 24h 后制备而成。Provenge 疫苗虽然对前列腺癌患者无进展生存没有显著影响，但对患者的总生存时间具有显著的延长作用。

作为肿瘤疫苗靶标的理想肿瘤抗原应该能在肿瘤细胞表达并且对其生长或分化具有至关重要的作用，同时能够诱导强大的特异性免疫反应，而对正常组织毒副作用很小。肿瘤抗原根据其来源、表达部位及突变与否主要分以下 5 类：①过表达于肿瘤的分化抗原，该类抗原在肿瘤组织过表达而在正常组织表达量很低，绝大多数肿瘤疫苗作用于该类抗原。例如，黑色素瘤/黑色素细胞分化抗原 MART-1、癌胚抗原、白血病细胞中的 RHAMM 等。②染色体重组或变异所致表达的新抗原，如白血病细胞中费城染色体所致的 BCR-ABL 抗原。③病毒编码的抗原：参与肿瘤发生的病毒经常会导致外源病毒蛋白在肿瘤细胞上的表达，而正常组织则无此蛋白表达，如 EB 病毒潜伏膜蛋白 1 和 2、HPVE6、E7 蛋白等。④异基因抗原，如次要组织相容性抗原（mHAg）（HA-1、HA-2）。⑤个体肿瘤的独特突变抗原，基因突变是恶性肿瘤的普遍现象，也是细胞恶性转化的动因之一。

肿瘤疫苗的形式主要有多肽/蛋白疫苗、细胞性疫苗（包括肿瘤细胞疫苗和 DC 疫苗）和基因疫苗三大类。

多肽/蛋白疫苗是肿瘤疫苗的最常见形式。多肽/蛋白疫苗的制备流程中最关键的是高免疫原性抗原表位的鉴定，利用计算机或在线生物学网站预测并扫描出与人类白细胞抗原（human leukocyte antigen，HLA）分子具有高亲和力的有效肽段，可加速多肽/蛋白疫苗的制备。在佐剂的辅助下，疫苗中的多肽/蛋白（抗原成分）被 APC 识别、捕获并呈递，进而激活 T 细胞对高表达抗原蛋白的肿瘤细胞进行清除。多肽疫苗较蛋白疫苗组分简单、序列清晰，制备相对经济简便，但由于序列长度不够，仅包含抗原表达序列，在临床试验中诱导 $CD8^+T$ 细胞免疫应答有限。并且接受多肽疫苗的患者需满足两个条件，一是 HLA 限制性，二是抗原特异性，进一步缩小了多肽疫苗的受众。而蛋白疫苗常含有能诱导 $CD8^+T$ 细胞和 $CD4^+T$ 细胞反应的序列，较多肽疫苗诱导更强烈的免疫应答。但由于复杂的制备及提纯工艺，蛋白疫苗不良反应亦较多肽疫苗更多。受个体 HLA 差异和肿瘤异质性的影响，多肽/蛋白疫苗的疗效受到很大限制。

肿瘤细胞疫苗是最早开发和应用的肿瘤疫苗。早期研究发现，灭活的肿瘤细胞能有效激活小鼠的免疫应答，为后期的肿瘤细胞疫苗的研发奠定了基础。肿瘤细胞疫苗是将完整的肿瘤细胞经物理或化学方法处理后接种于患者，进入患者体内的肿瘤细胞释放抗原诱导产生抗肿瘤免疫反应。肿瘤细胞疫苗较多肽/蛋白疫苗含有更丰富的肿瘤抗原物质。肿瘤细胞疫苗分为自体肿瘤细胞疫苗和异体肿瘤细胞疫苗。最先应用于临床的是自体肿瘤细胞疫苗，其优势在于包含肿瘤的全部抗原，具有和患者正常组织相同的 HLA 限制性，但由于自体肿瘤细胞获取困难，尤其是晚期肿瘤患者，使得这类疫苗的临床应用受限。同种异体肿瘤细胞疫苗指使用人工培养的同种异体肿瘤细胞株制备疫苗，虽然这类肿瘤细胞来源充足，但 HLA 限制性及异体肿瘤细胞同自体肿瘤细胞抗原性的差异同样使其应用受限。典型的同种异体肿瘤细胞疫苗如 G-Vax，其在临床前和 II 期临床研究中均展示出良好的应用前景，但在后期研究中并未获得良好疗效。G-Vax 前列腺癌疫苗的 2 个 III 期临床试验于 2009 年被终止，原因是缺乏疗效甚至增加患者病死率。直至 2014 年 7 月，针对胰腺癌的 G-Vax 疫苗与 CRS-207 免疫组合疗法才最终获得美国 FDA 突破性疗法认定。

DC 疫苗是另一种临床应用广泛的肿瘤细胞疫苗。DC 是人体内最强大的抗原提呈细胞。DC 疫苗与前述 ACT 最大的区别在于，DC 疫苗治疗的目的在于重新激活机体抗肿瘤特异性免疫反应，并且 DC 疫苗治疗无须清髓性预处理。DC 可以从患者体内分离获得，更常用的方法是在体外利用细胞因子从患者外周血单个核细胞诱导扩增为幼稚 DC，然后负载不同形式的抗原，使其成熟活化，回输至患者体内。DC 疫苗发展的一个里程碑是 Dendreon 公司研发的 Provenge，2010 年 4 月，美国 FDA 批准 Provenge 用于治疗转移性前列腺癌，成功引发了 DC 细胞疫苗的研究热潮。然而，第一次临床试验结果发现，接受 Provenge 疫苗治疗组及安慰剂对照组患者的中位无进展生存没有显著差异，但疫苗组较对照组中位总生存时间却显著延长（4 个月）。后续 3 次临床试验均得出类似结果，最终入组患者 864 位，其中 605 位接受 Provenge 疫苗，259 位接受安慰剂对照治疗。该结果提示，DC 疫苗治疗疗效可能不会像手术、放化疗等方式一样获得立竿见影的效果，仍需要不断寻找增强 DC 疫苗免疫效应的方法。

基因疫苗主要指 DNA 疫苗和 RNA 疫苗。早在 1990 年即有科学家提出 RNA 可用于肿瘤疫苗，RNA 疫苗由于本身易降解而不易引起严重的自身免疫性疾病。但也正因为如此，RNA 疫苗常需要和稳定剂一起使用，如脂质体、精蛋白等。DNA 疫苗则较其稳定，但 DNA 疫苗的靶向肿瘤抗原能力一般较弱，单独使用存在疗效不佳的现象。随着基因工程技术的进步，在载体抗原序列上加上其他一些辅助因子促进序列有效表达，可能促进抗原的呈递作用。

随着基因测序及分析技术的飞速发展，肿瘤疫苗开启个体化治疗的新篇章。来源于病毒蛋白、翻译后修饰或体细胞突变，如点突变、插入缺失或开放阅读框架的变化的肿瘤抗原，被称为新抗原（neoantigen）。与传统肿瘤抗原不同，新抗原仅表达于肿瘤细胞，因此不受中心耐受的影响，诱导自身免疫疾病的风险明显降低。近 5 年，肿瘤疫苗的关注点转移至个体化新抗原疫苗（personalized neoantigen vaccine），即以基因测序为基础，针对每位患者不同突变位点的、包含多个位点的、个体化的"高级定制"疫苗。个体化新抗原疫苗在制备模式上与传统疫苗无二，其"精准"的地方在于利用基因组测序的方式确定疫苗作用靶点，因而，在制备流程上相对复杂，耗时较长。简而言之，个体化新抗原疫苗制备流程如下（图 1-2）：①新抗原识别，分离患者肿瘤组织 / 细胞及正常组织 / 细胞，全基因组 / 全外显子测序，比对识别突变抗原，即新抗原，确定新抗原突变位点；②利用在线生物学网站，如 IEDB、NetMHC、SYFPEITHI 等预测包含突变位点的氨基酸序列，主要是点突变，根据是否具有免疫原性，建立新抗原表位数据集；③体外免疫学实验，酶联免疫斑点试验（ELISPOT assay）、细胞杀伤试验等，验证具有免疫原性的新抗原表位，合成多肽库；④利用佐剂乳化多肽制备成多肽疫苗，或从患者外周血单个核细胞中分离培养 DC，多肽库体外负载 DC 制备成 DC 疫苗；⑤疫苗回输（皮下 / 静脉）；⑥疫苗免疫原性及疗效监测。

目前，个体化新抗原疫苗大多处于临床试验阶段，根据 clinicaltrials.gov 网站显示，截至 2018 年 10 月，全球共登记开展个体化新抗原疫苗临床试验 95 项，其中，开展项目最多的国家为美国，共 51 项，欧洲 17 项，中国 14 项。在已开展的个体化新抗原疫苗临床试验中，涉及肿瘤超过 40 种，最多为黑色素瘤（14 项），其次为乳腺癌（13 项），其余实体瘤包括肺癌、非小细胞肺癌、膀胱癌、胰腺癌、肝癌、头颈部鳞状细胞癌、卵巢癌、病毒相关肿瘤、结直肠癌等。血液系统肿瘤新抗原疫苗临床试验针对白血病、淋巴瘤、骨髓增生异常综合征、多发性骨髓瘤等。

从靶向肿瘤相关抗原的肿瘤疫苗至个体化新抗原疫苗，肿瘤疫苗的研发在逐步迈向精准治疗。"精准"的优势在于更精确地打击靶细胞，在增强疫苗疗效的同时降低毒副作用。但随之而来的是疫苗制备步骤的烦琐及制备时间的延长，在一定程度上减少获益的患者数量。随着大数据的积累及分析，"通用型"新抗原疫苗也许将会是疫苗治疗的曙光。

三、抗体治疗

抗体药物是肿瘤治疗的标准方案之一。过去抗体药物的作用机制主要是通过结合肿瘤细胞表面生长因子受体（epidermal growth factor receptor，EGFR）、造血细胞分化抗原等（CD20 等），进而阻断靶分子胞内信号传导途径，从而抑制肿瘤细胞的生长或促进凋亡，或通过抗体 Fc 段介导的固有免疫效应机制促进免疫系统对肿瘤细胞的清除。近年随着对肿瘤微环境的进一步认识，免疫细胞成为新型抗体的作用靶标，该类抗体通过阻断免疫抑制通路或直接发挥免疫刺激作用，来增强机体的抗肿瘤免疫反应。

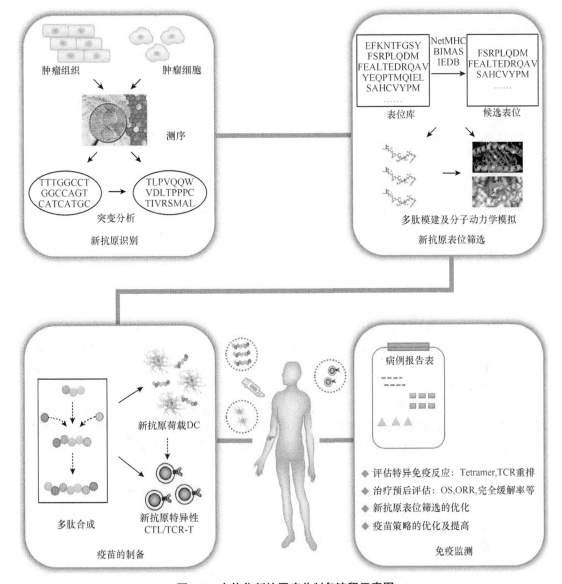

图 1-2 个体化新抗原疫苗制备流程示意图

在 20 世纪 70 年代，Kohler 和 Milstein 发明单克隆抗体技术，此后开启了抗体生产和使用的新纪元。单克隆抗体首先在病理诊断方面表现出极大的应用价值，但最早应用于临床的抗体治疗并不乐观。第一个用于临床评价的抗体是一株鼠源单抗，但异种单抗常会诱发机体针对抗体本身的免疫反应，从而造成机体对异种来源抗体的快速清除，极大限制了抗体的临床应用。所幸的是，在 1984 年科学家利用基因工程的方法把鼠源抗体的抗原结合部位和人源抗体的恒定区结合到一起，形成人 - 鼠嵌合抗体。经过十多年的发展，至 1997 年，美国 FDA 批准了第一个用于肿瘤治疗的抗体，即针对 B 细胞分化标志分子 CD20 的人 - 鼠嵌合型抗体——利妥昔单抗（rituximab）。体外噬菌体呈现技术的发展及表达人类免疫球蛋白基因的转基因动物的出现使人源化抗体和全人源抗体的生产得以实现。1998 年第一个人源化抗体——针对表皮生长因子受体 2（HER2）的曲妥珠单抗（trastuzumab）获批；2007 年第一个全人源抗体——针对 EGFR 的帕尼单抗（panitumumab）获批；2011 年，针对细胞毒性 T 淋巴细胞相关抗原 4 的全人源 IgG1 型单抗易普利姆玛（ipilimumab）获批，这是第一个被美国 FDA 批准用于肿瘤治疗的免疫检查点抑制剂，从此打开了肿瘤免疫治疗的新世界。2013 年，通过阻断免疫抑制通路增强免疫系统抗肿瘤作用的抗体在临床的成功应用被 *Science* 杂志评为年度十大科技突破之首。2018 年，免疫学家 James P Ailison 和 Tasuku Honjo 因在免疫检查点的突出贡献荣获诺贝尔生理学或医学奖。

根据不同的功能特点，抗体主要包含以下 5 类：①以生长因子受体为靶点的抗体，如靶向 EGFR 的西妥昔单抗（cetuximab，2005 年）和帕尼单抗（panitumumab，2007 年）、靶向 HER2 的曲妥珠单抗（trastuzumab，1998 年）和帕妥珠单抗（pertuzumab，2012 年）、靶向血管内皮细胞生长因子受体的雷莫芦单抗（ramucirumab，2014 年）；②以造血系统分化抗原为靶点的抗体，如靶向 CD20 的利妥昔单抗（rituximab，1997 年）和奥法木单抗（ofatumumab，2009 年）；③免疫偶联剂，即将特异性抗体与毒素或放射素偶联在一起的复合制剂，如抗 CD33 抗体与卡奇霉素的偶联剂吉姆单抗奥唑米星（gemtuzumab ozogamicin，GO）；④双特异性抗体，即由两种抗体的可变区单链组成，其中一个是肿瘤相关抗原，另一个识别 T 细胞表面抗原，如同时识别 CD19 和 CD3 的双特异性抗体博纳吐单抗（blinatumomab，2014 年）；⑤免疫调节类抗体，如靶向抑制性共刺激受体细胞毒性 T 淋巴细胞相关抗原 4（cytotoxic T-lymphocte-associated antigen 4，CTLA-4）的易普利姆玛（ipilimumab，2011 年）、靶向 PD-1 的帕姆单抗（pembrolizumab，2014 年）和纳武单抗（nivolumab，2015 年）。

综上，高效的免疫治疗制剂进入临床应用给肿瘤治疗方案带来巨大冲击，与常规疗法相比，免疫治疗的发展潜力最大，并且是精准医疗的关键武器。目前，免疫治疗与常规疗法常常取长补短，相互补充，在手术、放疗、化疗减小肿瘤负荷后，利用免疫治疗清除肿瘤微小残留病变是主流。但在将来，随着分子生物学、免疫学及生物大数据的进一步发展，以及临床研究的扩大补充，肿瘤治疗有可能发生翻天覆地的变化，以免疫治疗为基础的治疗方案将占主导地位，随之而来的是肿瘤疗效判定原则的更替，未来的治疗在注重疗效的同时，更重视生存质量的提高，甚至是长期带瘤生存。不管肿瘤治疗方案如何发展，联合治疗都是关键治疗原则。

（周炜均　李玉华）

第二章 血液系统恶性疾病免疫治疗现状

血液系统恶性疾病包括白血病、多发性骨髓瘤、骨髓增生异常综合征及淋巴瘤等，发病率及病死率呈逐年上升趋势。随着分子生物学、免疫学及基因组学的飞速发展，在过去一个世纪，血液系统恶性疾病的治疗已从既往的化学治疗、放射治疗逐步发展到生物和免疫治疗、靶向及基因治疗，患者完全缓解、无病生存及总生存率得到明显提高。尤其是 2017 年 8 月美国 FDA 批准首款细胞产品 Kymriah 用于（r/r）B-ALL 治疗，血液肿瘤免疫治疗获得空前的关注。本文就血液系统恶性疾病免疫治疗现状做一概述。

一、过继性细胞治疗

（一）CAR-T 细胞治疗与血液系统恶性疾病

CAR-T 细胞治疗因其不受主要组织相容性复合体（MHC）限制、识别抗原谱广、靶向多种 T 细胞亚群等优势，近年在血液系统恶性疾病的免疫治疗中占据至关重要的地位。目前，CAR-T 细胞在急性淋巴细胞白血病和淋巴瘤中的研究最成熟、应用最广，其次为急性髓系白血病和多发性骨髓瘤，在慢性粒细胞白血病、慢性淋巴细胞白血病中也有相应的临床研究。

1. CAR-T 细胞与急性淋巴细胞白血病 靶向 CD19 的 CAR-T 细胞（CART019）治疗是目前急性 B 淋巴细胞白血病（B-ALL）最热门的研究。2017 年 8 月，美国 FDA 批准首款基因治疗产品——诺华公司的靶向 CD19 的 CAR-T 细胞（Kymriah）用于治疗难治 / 复发（r/r）B 细胞前体 ALL 的儿童和青少年患者，适用年龄达到 25 岁，从此开启了 CAR-T 细胞治疗的新纪元。根据最新报道（表 2-1）：CART019 治疗 r/r B-ALL 完全缓解（complete response，CR）率为 67% ～ 93%，绝大部分微小残留病变（minimal residual disease，MRD）阴性；细胞因子释放综合征（cytokine release syndrome，CRS）发生率为 76% ～ 100%，其中严重的 CRS 发生率为 23% ～ 28%；神经毒性发生率不超过 50%。值得注意的是，异基因造血干细胞移植（allogeneic hematopoietic stem cell transplantation，allo-HSCT）后复发的患者输注供者来源的 CART019 同样有效。FHCRC 的临床研究发现，在移植前或移植后接受 CART019 治疗的 r/r B-ALL 患者，CR 率无显著差异。而在 MSKCC 和 NCI 的研究中发现，移植后复发患者接受供者来源的 CART019 细胞并未出现严重移植物抗宿主病（graft-versus-host disease，GVHD）。

表 2-1 CART019 治疗 r/r B-ALL 临床试验结果

机构	CAR（共刺激域）	患者（例数）	临床反应	CRS	神经毒性
CHOP/HUP	4-1 BB	30	CR 率，90%	100% 27% 重度	43%
多中心	Novartis 4-1 BB	75	CR 率，81% MRDNeg 率，81%	77%	13% Gr 3
MSKCC	CD28	53	CR 率，83% MRDNeg 率，67%	85% 26% 重度（1 Gr5）	42% Gr 3-4
NCI	CD28	21	CR 率，67%	76% 28% 重度	29%

续表

机构	CAR（共刺激域）	患者（例数）	临床反应	CRS	神经毒性
FHCRC	4-1 BB	30	CR 率，93%	83% CRS	50% 重度
FHCRC	4-1 BB	45	CR 率，93% MRDNeg 率，93%	93% 23% 重度	49% 21% Gr 3-4
中国多中心					

注：CHOP，Children's Hospital of Philadelphia（费城儿童医院）；HUP，Hospital of the University of Pennsylvania（宾夕法尼亚大学医院）；CRS，cytokine release syndrome（细胞因子释放综合征）；CAR，chimeric antigen receptor（嵌合抗原受体）；MSKCC，Memorial Sloane Kettering Cancer Center（纪念斯隆凯特琳癌症中心）；CR，complete remission（完全缓解）；NCI，National Cancer Institute（国家癌症研究所）；MRDNeg，minimal residual disease negative（微小残留病变阴性）；Gr，Grade（级别）

CART019 治疗缓解后是否需要桥接移植以获得长期生存是目前争论最激烈的热点问题之一。美国国家癌症研究所（national cancer institute，NCI）的临床试验数据显示，接受CART019 治疗的 28 位患者中，未桥接 allo-HSCT 的患者复发率（6/7；85.7%）显著高于桥接allo-HSCT 的患者（2/21；9.5%）（$P=0.0001$）；报道时桥接移植组未达到中位无病生存（在18 个月为 62%）。与之相反，MSKCC 的临床试验数据显示，51 位接受 CART019 治疗的患者中位生存时间为 18 个月，桥接或不桥接 allo-HSCT 的患者总生存率无显著差异。CHOP 临床试验入组 59 位患者接受 CTL019 治疗，12 个月无复发生存率为 55%，12 个月仍处于 CR 状态的 34 位患者中，仅 5 位桥接 allo-HSCT。与此类似，Novartis 多中心临床研究数据显示，大部分接受 tisagenlecleucel 治疗后获得 MRD 阴性 CR 的患者并未桥接 allo-HSCT。

CART019 治疗后持续的缓解与 CAR-T 细胞的活性相关，表现在 CAR-T 细胞在体内持续时间及 B 细胞发育不良。然而，即便在 CART019 细胞持续存活的情况下，仍有将近 50% 的患者在 12 个月后复发，其中 20% 的患者出现 CD19 阴性复发；并且，对 CD19 阳性复发的患者再次输注 CART019 细胞，仅 29.8% 有效。黄河教授总结 CART019 治疗后复发的可能机制（图 2-1），包括：①白血病细胞表面 CD19 抗原突变或缺乏；②白血病细胞发生髓系转变；③ IFN-γ 诱导免疫抑制分子增加（PD-1、IDO 等）；④ CART019 细胞耗竭；⑤ CART019 细胞体内扩增受限；⑥骨髓微环境的影响。

其中，导致白血病细胞表面 CD19 转阴的机制可能是：① 16 号染色体 CD19 基因座缺失；②转录子 Pax5 下调；③外显子（△ ex2）导致 CD19 截短子突变；④ CD81 缺乏导致 CD19 膜转运障碍。因此，尽可能清除 CD19 阴性克隆可能是提高 CART019 疗效的重要策略。研究发现，靶向 CD22 的 CAR-T 细胞对 CART019 治疗后 CD19 阴性复发患者有效。为了减少抗原逃逸，一些中心正在探索同时靶向多个抗原的 CAR-T 细胞的疗效，如 CD19/CD22-CAR-T 细胞、CD19/CD20-CAR-T 细胞；本中心尝试在 CART019 治疗后序贯输注 CD10/CD20/CD22 等不同靶点 CAR-T 细胞以降低复发率（NCT03125577）。

2. CAR-T 细胞治疗与 B 细胞淋巴瘤 非霍奇金淋巴瘤（non-Hodgkin lymphoma，NHL）为第 7 位高发肿瘤。预计在 2019 年将有 74 200 新病例被诊断为 NHL，并且约出现 19 970例肿瘤相关死亡。在所有 NHL 中，弥漫大 B 细胞淋巴瘤（diffuse large B-cell lymphoma，DLBCL）最常见，约占新发病例 32.5%，其次为滤泡性淋巴瘤（follicular lymphoma，FL，17.1%）及套细胞淋巴瘤（mantle cell lymphoma，MCL，3% ～ 5%）。

2017 年 10 月 18 日，美国 FDA 批准 Kite 制药 Yescarta（KTE-C10）细胞基因治疗用于其他疗法无效或既往至少接受过 2 种方案治疗后复发的特定类型的成人大 B 细胞淋巴瘤患者，包括弥漫性大 B 细胞淋巴瘤、转化型滤泡性淋巴瘤、原发纵隔 B 细胞淋巴瘤（primary mediastinal large B-cell lymphoma，PMBCL）。这是首款被批准用于 NHL 的 CAR-T 细胞疗法（靶向 CD19），从此翻开了 CAR-T 细胞治疗 NHL 的新篇章。

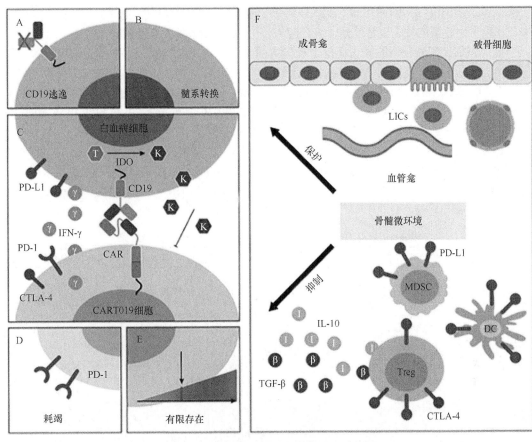

图 2-1　CART019 治疗后复发的可能机制

　　首先开始临床试验的是 NCI，使用 CD3ζ-CD28 CART019 细胞治疗 DLBCL 患者，清除淋巴细胞方案使用 FC（环磷酰胺 60mg/kg+ 氟达拉滨 25mg/m² d1 ～ d5），共入组 9 位 CD19⁺ 的 B 细胞淋巴瘤患者 [包括 4 位 DLBCL、4 位 PMBCL 及 1 位慢性淋巴细胞白血病（chronic lymphocytic leukemia，CLL）转化的 DLBCL 患者]。结果显示：在 7 位可评估的患者中，5 位获得 CR，2 位获得部分获得缓解（partial response，PR），缓解持续时间为 38 ～ 56 个月。扩大的临床研究入组 22 位 B 细胞淋巴瘤患者（包括 13 位 DLBCL、3 位 TFL、2 位 PMBCL、2 位 FL、1 位 MCL 及 1 位 CLL-RT 患者），在这个研究中清除淋巴细胞的 FC 方案剂量减低（环磷酰胺 300 ～ 500mg/m² + 氟达拉滨 30mg d1 ～ d3），结果显示在 DLBCL 患者中，总反应率（overall response rate，ORR）及完全缓解（CR）率分别为 68%、47%，中位缓解时间为 12.5 个月，12 个月无进展生存（progression-free survival，PFS）率为 63.3%。这一 CAR 载体由 Kite 公司继续研发出产品 Yescarta（axicabtagene ciloleucel）。

　　FHCRC 使用 4-1BB CART019 细胞治疗 34 位难治 / 复发 B 细胞 NHL（包括 11 位 HLB-CL、11 位 TFL、4 位 MCL 及 6 位 FL 患者），结果显示 ORR 和 CR 率分别为 63%、33%；在侵袭性淋巴瘤亚组（DLBCL 和 TFL）ORR 和 CR 率分别为 67%、38%。这一 CAR 载体被 JUNO 公司收购并开发出产品 JCAR017。

　　Penn 进行另一项 4-1BB CAR-T（CTL019）临床试验，入组 38 位患者（包括 23 位 DLB-CL、15 位 FL 患者），然而 10 位 DLBCL 患者因疾病进展、无法培养 CAR-T 细胞、自愿退出等原因并未进行细胞输注。在这个临床研究中，淋巴细胞清除由医师根据方案自行选择，CTL019 回输中位剂量为 5.79×10⁶ CAR-T 细胞 /kg[（3.08 ～ 8.87）×10⁶ CAR-T 细胞 /kg]。

结果显示：DLBLC 患者 ORR 和 CR 率分别为 50% 和 43%，中位 PFS 为 3.2 个月；生发中心型和非生发中心型结果无显著差异，双打击和转化 FL 亚组结果无显著差异。

  单中心临床研究获得的成功促使扩大样本的多中心研究的开展，其中不乏学术机构与医药公司合作的临床研究，其中最出名的包括 Kite 公司发起的 ZUMA-1 临床研究（单臂、多中心、Ⅰ/Ⅱ期）、诺华公司发起的 JULIET 研究、Juno 公司发起的 JCAR017（TRANSCEND）研究。根据最新公布的试验数据（表 2-2），CART019 细胞治疗 B 细胞淋巴瘤 ORR 为 52% ～ 82%，CR 率为 40% ～ 59%；6 个月 ORR 为 33% ～ 47%，CR 率为 29% ～ 41%；12 个月 PFS 率为 44% ～ 66%，总生存时间（overall survival，OS）率 49% ～ 63%；18 个月 PFS 率为 40% ～ 64%，OS 率为 43% ～ 53%。在不良反应方面，4-1BB CAR-T 细胞的 CRS 反应及神经毒性较 CD28 CAR-T 细胞轻，妥珠单抗使用率、激素使用率或重症监护（intensive care unit，ICU）率均较低。

表 2-2　靶向 CD19 的 CAR-T 细胞治疗 NHL 临床试验结果

试验名称	ZUMA-1	JULIET	JCAR017
CAR	CD28	4-1BB	4-1BB
入组患者（治疗）	111（101）	165（111）	134（114）
中位随访（月）	27.1	19.3	12
CAR-T 剂量	2.0×10^6/kg	3.1×10^8	① 5.0×10^7（6 位患者）② 1.0×10^8
淋巴细胞清除	Flu 30mg/m^2×3d Cy 500mg/m^2×3d	Flu 25mg/m^2×3d Cy 250mg/m^2×3d 或 B 90mg/m^2×2d	Flu 30mg/m^2×3d Cy 300mg/m^2×3d
疗效			
Best ORR（CR 率）	82%（54%）	52%（40%）	80%（59%）
6 个月 ORR（CR 率）	41%（36%）	33%（29%）	47%（41%）
持续 ORR（CR 率）	39%（37%）	NR	NR
中位缓解持续时间（DOR）	11.1 个月	尚未达到	9.2 个月
12 个月 PFS 率	44%	66%	NR
12 个月 OS 率	59%	49%	63%
18 个月 PFS 率	40%	64%	NR
18 个月 OS 率	53%	43%	NR
不良反应			
CRS			
中位持续时间	2 天（1 ～ 12 天）	3 天（1 ～ 9 天）	5 天（2 ～ 12 天）
3 ～ 4 级	8 天（NR）	7 天（2 ～ 30）	5 天（NR）
妥珠单抗使用率	93%	58%	37%
升压药使用率	13%	23%	1%
激素治疗率	43%	16%	21%
ICU 率	17%	6%（高剂量）	NR
感染			
发生率（3 ～ 4 级）	35%（31%）	34%（20%）	NR（NR）
神经毒性			
中位发病时间	5 天（1 ～ 17 天）	NR	10 天（3 ～ 23 天）
中位持续时间	17 天	NR	11 天
发生率（3 ～ 4 级）	64%（28%）	20%（11%）	23%（13%）

　　axi-cel 在真实世界临床研究数据显示（表 2-3），ORR 为 71%～82%，CR 率为 44%～57%；中位 PFS 为 5.6～6.18 个月，6 个月 OS 率为 72%；CRS 发生率为＞90%，严重 CRS（3～4级）发生率为 7%～16%；神经毒性发生率为 65%～76%，严重神经毒性发生率（3～4 级）＞30%；妥珠单抗使用率＞60%；激素使用率＞50%。

表 2-3　axi-cel 细胞治疗 NHL 真实世界研究结果

试验名称	ZUMA-1	Nastoupil 等（ASH 2018）	Jacobson 等（ASH 2018）
入组患者（治疗）	111（101）	295（274）	NR（104）
中位随访（月）	27.1	3.9	5.6
既往 auto-HSCT	21%	33%	27%
桥接化疗	0	55%	40%
疗效			
Best ORR（CR）	82%（54%）	81%（57%）	71%（44%）
6 个月 OS 率	78%	72%	NR
中位 PFS（月）	5.9	6.18	5.6
不良反应			
CRS 发生率（3～4 级）	93%（13%）	92%（7%）	94%（16%）
神经毒性（3～4 级）发生率	65%（31%）	69%（33%）	76%（39%）
妥珠单抗使用率	45%	63%	67%
激素使用率	29%	55%	64%
5 级不良反应发生率	4%	3%	7%

注：auto-HSCT，autologous hematopoietic stem cell transplantation，自体造血干细胞移植

　　虽然靶向 CD19 的 CAR-T 细胞治疗在 DLBCL 中获得令人鼓舞的效果，并将可能改变难治 / 复发 DLBCL 的分层治疗。然而，仍有 50%～60% 的患者在治疗后不能获得 CR 或再次复发。CD19 抗原逃逸或 PD-1/PD-L1 信号通路的激活是可能的分子机制。克服复发的方法之一是靶向另一靶点，如靶向 CD20 的 CAR-T 细胞治疗，ORR 和 CR 率分别达 80%～83%、17%～50%。靶向 CD22 的 CAR-T 细胞也在临床试验中（NCT02315612、NCT02794961）。双靶点 CAR-T 细胞治疗也有可能增强疗效，如 CD19/CD20 CAR-T 细胞在临床前研究中展现令人瞩目的杀伤能力，甚至在 CD19 阴性肿瘤细胞中也有作用。而斯坦福大学 Hossain 教授及其团队制备的 CD19/CD22 双靶向 CAR-T 细胞治疗 5 位 DLBCL 患者，获得 1 例 CR 和 2 例 PR 的疗效。PD-1 免疫阻断剂的使用也是克服复发的新探索。axi-cel 联合程序性死亡配体 -1（programmed death ligand-1，PD-L1）单抗 atezolizumab（ZUMA-6）在 12 位患者中获得 ORR 为 92%、CR 率为 58% 的疗效，3 级神经毒性（50%）较单独使用 axi-cel 的 ZUMA-1 高。其他免疫阻断点抑制剂 pembrolizumab 和 durvalumab 也在临床试验阶段（NCT03310619，NCT03630159）。其他抗体或抑制剂也被用于增强 CAR-T 细胞治疗效果，如 4-1BB 激动剂 utomilumab（NCT03331198）、ibrutinib（NCT03310619）和免疫调节剂 avadomide（NCT03704298）。

　　3. CAR-T 细胞治疗与急性髓系白血病　急性髓系白血病（acute myeloid leukemia，AML）是成年高发的血液系统恶性疾病。以蒽环类化疗药和阿糖胞苷为基础的传统化疗方案在年轻成人患者中可获得 60%～80% 的高 CR 率，在＞60 岁的老年患者中仅为 40%～60%。但由于白血病干细胞具有化学反应性，传统治疗后仍有较高的复发率，在

2008～2014年AML患者5年生存率仅为27.4%。allo-HSCT是唯一可能治愈中高危型AML的方法，然而，并非所有患者均适合接受allo-HSCT治疗，并且allo-HSCT具有非复发相关死亡和复发的风险。在接受allo-HSCT后实施供者淋巴细胞输注（donor lymphocyte infusion，DLI）的成功提示可在AML患者中使用细胞免疫治疗。因此，在CD19 CAR-T细胞在B细胞肿瘤获得巨大成功的同时，研究者们开始探索CAR-T细胞在AML患者中的应用。

适用于CAR-T细胞治疗AML的可能靶点包括CD33、LeY、CD123、CLL1、CD38、CD7等（图2-2）。

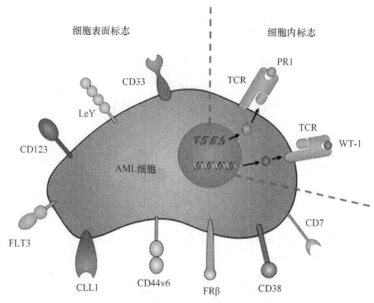

图2-2　CAR-T细胞治疗AML的可能靶点

CD33表达于大约90%白血病原始细胞，但在健康髓系及髓系祖细胞中也有表达。虽然其在早期多能性$CD34^+$造血干细胞中不表达，但在肝细胞中有表达，因此以其为靶点有可能造成静脉闭塞性肝病等血管外毒性。2000年美国FDA批准抗CD33抗体吉妥单抗（gemtuzumab）上市，但在2010年由于骨髓毒性及静脉闭塞性肝病被欧洲及美国退市，直到2018年Hills等荟萃分析显示低剂量、分次剂量的吉妥单抗联合化疗治疗280位AML患者可提高OS率，吉妥单抗才重新上市。吉妥单抗在AML患者的成功应用促使研究者们开发靶向CD33的CAR-T细胞。2015年报道的一项I期临床试验，1位AML患者接受总量为$1.12×10^9$的自体T细胞（CAR转染率为38%），输注细胞后出现CRS反应、全血细胞减少并且疾病在9周后进展，提示靶向CD33的CAR-T细胞需要新的、更安全的载体设计及输注形式。

Lewis Y（LeY）是另一可能的治疗靶点。2010年Peinert等进行了一项I期临床试验，使用LeY CAR-T细胞治疗4位AML患者，输注总量达$1.3×10^9$ T细胞（LeY CAR转染率为14%～38%），结果没有观察到3或4级毒性反应，疗效显示1位患者获得CR，1位患者原始细胞减少，另2位患者疾病稳定（stable disease，SD）；所有患者在输注后28天至23个月复发。监测LeY CAR-T细胞在体内持续可达10个月。

除此之外，其余更多的CAR-T细胞，如靶向CD123、CD7、CLL1等的CAR-T细胞，处于临床试验阶段（表2-4）。

4. CAR-T细胞治疗与多发性骨髓瘤　多发性骨髓瘤（multiple myeloma，MM）是血液系统第二常见的恶性疾病，美国2018年新发MM病例达20 770人。虽然目前有多种治疗MM

的方法，但 MM 仍是一种不可治愈的疾病，尤其是难治 / 复发 MM（r/r MM）患者或高危型 MM 患者，预后极差。免疫治疗为 r/r MM 患者带来新希望，尤其是 CAR-T 细胞疗法。目前，常用于 MM 的 CAR-T 细胞靶点为 B 细胞成熟抗原，BCMA、CD19、κ 轻链、CD38、CD138 及 SLAMF7 等，其中部分临床研究见表 2-5。

表 2-4　CAR-T 细胞治疗 AML 临床试验

试验编号	试验状态	试验阶段	靶点	招募患者	试验机构
NCT03585517	招募	I	CD123	CD123$^+$AML	北京免疫医疗科技有限公司
NCT03114670	招募	I	CD123	allo-HSCT 后复发 AML	军事医学科学院附属医院
NCT03556982	招募	I/II	CD123	r/r AML	军事医学科学院附属医院
NCT02799680	未知	I	CD33	r/r AML	军事医学科学院附属医院 中国人民解放军总医院
NCT01864902	未知	I/II	CD33	r/r AML	中国人民解放军总医院 长治医学院附属医院
NCT03672851	招募	I	CD123	r/r AML	西安交通大学附属第二医院
NCT03631576	招募	II/III	CD123/CLL1	r/r AML	福州医科大学附属协和医院
NCT02944162	未知	I/II	抗 CD33 NK CAR	r/r CD33$^+$ AML	博生吉医药科技（苏州）有限公司
NCT03018405	未知	I/II	CD7/NK92 细胞	CD7$^+$ r/r 白血病和淋巴瘤	博生吉医药科技（苏州）有限公司
NCT03291444	招募	I	CD33、CD38、CD56、CD117、CD123、CD34、Mucl	r/r AML, MDS	南方医科大学珠江医院
NCT03473457	招募	n.a.	CD33、CD38、CD56、CD123、CD117、CD133、CD34 或 Mucl	r/r AML	南方医科大学珠江医院
NCT03222674	招募	I/II	Mucl、CLL1、CD33、CD38、CD56、CD123	AML	南方医科大学珠江医院 深圳市基因免疫医学研究所
NCT02623582	终止	I	CD123	r/r AML	宾夕法尼亚大学艾布拉姆森癌症中心
NCT02159495	招募	I	CD123	r/r AML	希望之城国家医疗中心
NCT03766126	招募	I	CD123	r/r AML	宾夕法尼亚大学费城分校
NCT01864902	招募	I	UCART123	r/r AML 新诊断高危型 AML	威尔康奈尔医学院 MD 安德森癌症中心
NCT03126864	招募	I	CD33	r/r CD33$^+$AML	MD 安德森癌症中心
NCT02203825	完成	I	NKG2D	AML、MDS-RAEB、MM	Dana-Farber 癌症研究所
NCT03018405	招募	I/II	NKR2（NKG2D）	r/r AML、AML、MM	Celyad
NCT01716364	未知	I	Lewis Y	骨髓瘤、AML、MDS	Peter MacCallum 癌症中心

表 2-5　CAR-T 细胞治疗 MM 临床研究汇总

机构 NCT 编码	CAR（共刺激域）	预处理	状态	临床反应（ORR）	3 ~ 4 级 CRS/神经毒性
南京传奇生物科技有限公司 NCT03090659	BCMA	Cy	进行中（57 例）	88%（50/57）	7%/0

续表

机构 NCT 编码	CAR（共刺激域）	预处理	状态	临床反应（ORR）	3～4级 CRS/神经毒性
多中心（中国）NA	BCMA	Flu/Cy	进行中（16例）	100%（13/13）	6%/0
上海恒润达生 NCT03093168	BCMA（4-1BB）	Flu/Cy	进行中（17例）	79%（11/14）	7%/7%
华中科技大学 NA	BCMA（CD28）	Flu/Cy	进行中（28例）	87%（26/28）	14%/0
苏州大学 NCT03455972	BCMA/CD19（OX40/CD28）	BUCY + auto-HSCT	进行中（9例）	100%	0/0
苏州大学 NCT03196414	BCMA/CD19（OX40/CD28）	Flu/Cy	进行中（8例）	80%（4/5）	12.5%/0
中国人民解放军总医院 NCT01886976	CD138（4-1BB）	无	完成（5例）	80%（4/5）	0/0
NCI NCT02215967	BCMA（CD28）	Flu/Cy	完成（24例）	81%（高剂量组，13/16）	33%/19%（高剂量组）
Penn/诺华 NCT02546167	BCMA（4-1BB）	Cy 或无	完成（25例）	64%（高剂量组，7/11）	32%/12%
Bluebird NCT02658929	BCMA（4-1BB）	Flu/Cy	进行中（43例）	83%（高剂量组，29/35）	5%/2%
Bluebird NCT03274219	BCMA（4-1BB）	Flu/Cy	进行中（7例）	86%（6/7）	14%/14%
Juno NCT03338972	BCMA（4-1BB）	Flu/Cy	进行中（7例）	100%（6/6）	0/0
Poseida NCT03288493	BCMA（4-1BB）	Flu/Cy	进行中（12例）	83%（5/6）	0/0
Juno NCT03430011	BCMA（4-1BB）	Flu/Cy	进行中（19例）	100%（8/8）	0/12.5%
MSKCC/Juno	BCMA（4-1BB）	Flu/Cy	进行中（11例）	100%（高剂量组，5/5）	20%/0
Penn/诺华 NCT02135406	CD19（4-1BB）	马法兰 +auto-HSCT	完成（10例）	20%（2/10）	0/0
Baylor 大学 NCT00881920	κLC（CD28）	Flu/Cy	完成（7例）	0	0/0

BCMA/CD269 是肿瘤坏死因子受体超家族成员，主要表达于正常及恶性浆细胞表面，在一小部分成熟 B 细胞和浆细胞样树突状细胞中也有表达，但在造血干细胞或非血液细胞中无表达。2016 年 NCI 首次报道 BCMA CAR-T 细胞（鼠源 scFv，CD28）治疗 MM 的临床试验，26 位表达 BCMA 的 r/r MM 患者入组研究，其中 10 位患者接受低剂量 CAR-T 细胞（$3.0×10^6$ CAR$^+$细胞/kg），ORR 为 20%；16 位患者接受高剂量 CAR-T 细胞（$9.0×10^6$ CAR$^+$细胞/kg），ORR 为 81%，获得非常好的部分缓解（very good partial remission，VGPR）或 CR。中位无事件生存率（event free survival，EFS）为 31 周，6 位患者在治疗后 11～51 周仍处于缓解状态。在低剂量组不良反应轻微，2 级 CRS 发生率为 40%，无 3～4 级 CRS。高剂量组有 2 位患者接受 CAR-T 治疗时骨髓中浆细胞比例为 80%～90%，输注细胞后发生严重 CRS 反应。因此，

后续入组患者限制骨髓中浆细胞比例 < 30%。虽然如此，仍有 38% 和 19% 的患者分别发生了 3 ～ 4 级 CRS 和严重神经毒性。1 位患者在进展时发现 BCMA 表达缺失，在 12 周后发现 BCMA$^+$/BCMA$^-$ 混合 MM 细胞群。

Penn 进行 BCMA CAR-T 细胞（人源 scFv，4-1BB）治疗 MM 的 I 期临床研究，分为 3 个亚组：亚组 1 剂量为（1 ～ 5）× 10^8 CAR 转染的 T 细胞，入组 9 位患者；亚组 2 剂量为（1 ～ 5）× 10^7 CAR 转染的 T 细胞，入组 5 位患者；亚组 3 剂量为（1 ～ 5）× 10^8 CAR 转染的 T 细胞，但在 CAR-T 细胞输注前使用环磷酰胺，入组 11 位患者。这 25 位患者 96% 为细胞遗传学高危型，68% 具有 del17 或 TP53 突变，骨髓中中位浆细胞比例为 65%，在输注前中位治疗基线为 7 次。各亚组 ORR 分别为 44%、20%、64%。中位缓解持续时间（DOR）为 4 个月，3 位患者反应持续 11 ～ 32 个月。分别有 32%、12% 患者出现 3 或 4 级 CRS、神经毒性。值得注意的是，在 6 位获得 PR 以上疗效的患者中，5 位患者残留的骨髓瘤细胞中出现 BCMA 表达下调，表明抗原下调可能是 BCMA CAR-T 细胞耐受的机制。但在随后的进展阶段 BCMA 表达上升。

另有一项多中心临床研究数据显示，43 位患者接受 BCMA CAR-T 细胞（鼠源 scFv，4-1BB）治疗，在细胞输注前所有患者均接受氟达拉滨 + 环磷酰胺预处理，中位治疗基线为 7 或 8 次。在 ≥ 150× 10^6 CAR-T 细胞剂量组，ORR 为 83%（29/35），49% 获得 sCR/CR，中位 PFS 为 11.7 个月，而在获得 MRD（－）的患者中中位 PFS 为 17.7 个月。44% 患者在 6 个月后检测到持续的 CAR-T 细胞。分别有 5%、2% 患者出现 3 级 CRS、4 级神经毒性。

南京传奇生物科技有限公司发布的临床 I 期试验数据显示，57 位患者（中位治疗基线为 3 次）接受 LCAR-B38M CAR（4-1BB）细胞治疗，在输注细胞前接受环磷酰胺预处理，CAR-T 细胞输注量为（0.07 ～ 2.1）× 10^6 细胞 /kg（中位剂量为 0.5× 10^6 细胞 /kg），ORR 为 88%，CR 率为 68%；中位 DOR 为 16 个月，中位 PFS 为 15 个月。只有 7% 患者出现 3 级 CRS，没有患者出现 3 或 4 级神经毒性。

2017 年 ASCO 会议上，Bluebird/Celgene 公布了靶向 BCMA 的 CAR-T 细胞疗法 bb2121 治疗 MM 患者的 I 期临床研究（CRB-401）数据，入组 18 位接受过 3 ～ 14 种治疗的 MM 患者，其中 15 例接受高剂量（≥ 150× 10^6）bb2121 治疗，3 个月时 ORR 为 100%，其中 CR 率为 27%。同年 11 月 16 日，美国 FDA 和欧洲药品管理局（European Medicines Agency，EMA）分别授予 bb2121 治疗 r/r MM "突破性药物资格" 和 "优先药物资格"。在 2017 年 ASH 会议上，Bluebird 公布 CRB-401 临床研究更新结果，在美国 9 个中心入组 21 例 MM 患者，先予以 FC 方案（环磷酰胺 + 氟达拉滨）预处理，再分别输注（50 ～ 800）× 10^6 不同剂量 bb2121，中位随访 40 周（6.6 ～ 69 周）结果显示：全部患者 ORR 为 86%；在 18 例接受高剂量（≥ 150× 10^6）bb2121 治疗的患者中，ORR 为 94%，89% 患者获得 VGPR，56% 患者获得 CR；在 10 例可检测 MRD 的患者中，9 例为 MRD 阴性；6 个月和 8 个月 PFS 率分别为 81%、71%；在接受剂量递增治疗并产生应答的患者中，3 例病情进展。最新公布的数据显示，第一批连续 33 例患者入组 CRB-401 临床研究，剂量递增期分别接受 50× 10^6、150× 10^6、450× 10^6 或 800× 10^6 CAR-T 细胞输注，在扩增期接受（150 ～ 450）× 10^6 CAR-T 细胞，结果显示：ORR 为 85%，包括 15 例（45%）获得 CR，但 6/15 例 CR 患者复发。中位 PFS 为 11.8 个月（6.2 ～ 17.8 个月）。所有 16 例获得 PR 以上疗效并能评估 MRD 的患者均 MRD 阴性；血液毒性是最严重的 3 级以上毒副作用，包括中性粒细胞减少（85%）、白细胞减少（58%）、贫血（45%）及血小板减少（45%）；25 例（76%）患者发生 CRS，其中 13 例（70%）为 1 或 2 级，2 例（6%）为 3 级；14 例（42%）发生神经毒性，其中 13 例（39%）为 1 到 2 级，1 例（3%）为可逆的 4 级神经毒性。

2017 年 9 月 28 日，Bluebird 宣布第一例 MM 患者进入 CRB-402 临床试验（NCT03274219），该试验采用该公司研发的第二代 BCMA CAR-T 细胞（bb21217）治疗 r/r MM 患者。bb21217

是在 bb2121 的基础上进行的创新，与 bb2121 具有相同的 scFv、4-1BB 共刺激域及 CD3-zetaT 细胞活化域，但在体外培养过程中额外加入 PI3K 抑制剂 bb007 以刺激产生记忆型 CD62L$^+$ CD8 T 细胞亚群。2018 年 ASH 展示 CRB-402 临床试验阶段结果，截至 2018 年 6 月 15 日，共有 8 位 MM 患者接受 bb21217 治疗，剂量为 150×10^6 CAR-T 细胞。患者在细胞输注前已接受 4～17 次（中位 9 次）治疗，7/8 位患者输注前已接受 auto-HSCT，50% 患者具有高危细胞型。中位随访时间为 16 周（2～27 周），7 位患者可评估初始（1 个月）临床反应。ORR 为 86%，其中 1 例获得 sCR，3 例 VGPR，2 例 PR。5 例出现 CRS 反应，3 级 CRS 反应为 1 例。1 例高肿瘤负荷患者出现 3 级 CRS 和 4 级神经毒性，经妥珠单抗、激素和环磷酰胺治疗后，神经系统症状改善并获得 sCR。

Juno 研发的 BCMA CAR-T 细胞含有截短的非功能性表皮生长因子受体区（EGFRt），以利于当毒副作用不可控时使用西妥昔单抗清除 CAR-T 细胞。5 例患者接受 5×10^7 EGFRt$^+$ CAR-T 细胞输注（cohort A），2 例患者接受 15×10^7 EGFRt$^+$ CAR-T 细胞输注（cohort B），结果显示：在第 28 天 ORR 为 100%；无 3 或 4 级不良反应；1 例患者再次复发时 BCMA 表达下调。

P-BCMA-101 是一种新型 CAR-T 细胞，使用转座子系统（piggyBAC）代替病毒载体以促进干细胞记忆型 T 细胞的产生。理论上在体内 CAR-T 细胞随着时间延长可逐渐扩增。该载体还含有诱导性 caspase9 安全开关以防止毒性反应。截至目前共 12 例患者在 FC 方案预处理后接受 P-BCMA-101 治疗，在 6 位可评估患者中，ORR 为 83%，未观察到严重 CRS 或神经毒性。

Garfall 等探索大剂量马法兰 +auto-HSCT 后桥接 CD19 CAR-T 细胞疗法在 MM 中的可行性，入组 10 例在 auto-HSCT 后早期（< 12 个月）复发的 r/r MM 患者。结果显示：相较于单纯 auto-HSCT 治疗的患者，2/10 例患者在 auto-HSCT + CD19 CAR-T 细胞治疗后获得更长久的反应，并且这 2 例患者新出现针对干细胞抗原 Sox2 的免疫反应。

5. CAR-T 细胞治疗与慢性淋巴细胞白血病　慢性淋巴细胞白血病中位生存期一般为 35～63 个月，新的靶向抑制剂、抗体及联合治疗反应率可能高达 95%，但仅 10%～30% 的患者获得 CR，更少的患者达到 MRD 阴性，50% 的患者在 3～4 年复发。靶向 CD19 的 CAR-T 细胞治疗在 CLL 患者中获得令人鼓舞的疗效后（表 2-6），有学者开始探索 CAR-T 细胞联合靶向抑制剂的治疗方案。

2010 年 Penn 使用 CD19 CAR-T 细胞（CTL019）首先治疗 3 例 r/r CLL 患者，2 例获得 CR（持续 8 年），1 例获得 PR；CTL019 细胞在获得 CR 的患者体内扩增 1000～10000 倍，在 PR 患者中扩增比例及速度较低。这个临床试验最终入组 14 例患者，ORR 为 58%，4 例（29%）患者获得 MRD 阴性 CR，在文章发表时无患者复发（中位随访时间为 40 个月）。随之研究者进行 CTL019 剂量优化的 II 期临床试验，结果显示 CTL019 细胞较高剂量组（5.0×10^8 vs 5.0×10^7）获得更高的 ORR（55% vs 31%）及 CR 率（36% vs 8%）。可评估的 17 例患者使用最优高剂量 CTL019 细胞，9 例（53%）出现临床反应，包括 6 例（35%）CR，3 例（18%）PR。中位随访 26 个月，1 例 CR 患者出现进展并且 CD19 阴性。

Sloan-Kettering 小组进行第二代 CD19 CAR-T 细胞临床研究，入组 8 例 r/r CLL 患者，结果显示，没有进行清淋预处理的患者无临床反应，预先进行清淋的患者获得持续数月的 PR 或 SD。

NCI 入组 8 例 r/r CLL 患者，ORR 为 87%，4 例患者获得持续 CR（14～23 个月）。此前进行的临床试验在 CAR-T 细胞输注后静脉使用白介素 -2（interleukin-2，IL-2），以促进 T 细胞激活及扩增，然而，这一方式导致严重的毒性反应，因此在此后的研究中省去 IL-2 的注射。

JCAR019 临床研究入组 10 例 r/r CLL 患者，ORR 和 CR 率分别为 75%、50%，7 例可评估的患者中，6 例在输注后 30 天 MRD 阴性。分别有 80% 和 30% 的患者出现 CRS 反应或神经毒性。

许多 r/r CLL 患者接受过伊布替尼治疗并对伊布替尼耐药，为了验证 CAR-T 细胞对这部分患者是否有效，有研究 CD19 CAR-T 细胞治疗 24 例对伊布替尼耐药的 CLL 患者，结果显示 ORR 为 71%，CR 率为 17%（4/23）。

CAR-T 细胞治疗后获得 CR 的 CLL 患者复发率低，但目前的问题是较少患者获得 CR，其中一个可能的原因是 CLL 患者特征性免疫失调影响 CAR-T 细胞效应。临床前研究显示伊布替尼调节 T 细胞功能，促进 CTL019 细胞疗效。在 CAR-T 细胞输注前接受伊布替尼的患者 ORR 为 80%，而未接受伊布替尼的患者 ORR 仅为 45%。最近，有研究利用 CD19 CAR-T 细胞（CTL019）联合伊布替尼治疗 CLL，入组 19 例使用伊布替尼 6 个月尚未获得 CR 的患者，在 CTL019 细胞输注前接受清淋预处理。结果显示，在 14 例可评估的患者中，3 个月的 ORR 为 71%，其中 6 例 CR（43%）；17/18 获得骨髓形态学 CR，15/17 获得 MRD 阴性，14/18 获得 IgH 阴性。另有研究在清淋前至 CAR-T 细胞输注后 3 个月持续使用伊布替尼，入组 19 例患者，ORR 为 88%，CR 率为 85%。而未使用伊布替尼的患者 ORR 仅为 65%，CR 率为 50%。

表 2-6　CAR-T 细胞治疗 r/r CLL 临床试验汇总

机构	例数	CAR（共刺激域）	清淋方案	剂量 /kg	ORR（%）	CR（%）
Penn（2011）	3	4-1BB	苯达莫司汀（1）苯达莫司汀 / 利妥昔单抗（1）喷司他丁 / 环磷酰胺（1）	$1.46 \times 10^5 \sim 1.6 \times 10^7$	3/3（100%）	2/3（67%）
Penn（2014）	13	4-1BB	Flu/Cy（13）	5.0×10^7	4/13（31%）	1/13（8%）
Penn（2016）	17	4-1BB	Flu/Cy（17）	5.0×10^8	9/17（53%）	4/19（21%）
Penn（2018）	14	4-1BB	Flu/Cy（14）	$1.0 \times 10^8 \sim 5.0 \times 10^8$	10/14（71%）	6/14（43%）
NCI（2012）	8	CD28	Flu/Cy（8）	$1.0 \times 10^6 \sim 5.5 \times 10^7$	7/8（87%）	4/8（50%）
NCI（2016）	5	CD28	—	$0.4 \times 10^6 \sim 8.2 \times 10^6$	8/20（40%）	4/20（20%）
FHCRC（2017）	24	4-1 BB	Flu（2）Cy（1）Flu/Cy（21）	$2.0 \times 10^5 \sim 2.0 \times 10^7$	14/19（74%）	4/19（21%）
FHCRC（2018）	17	4-1BB	Flu/Cy（17）	2.0×10^6	14/16（88%）	NR
MSKCC（2011）	8	CD28	无预处理（3）环磷酰胺（4）	$0.4 \times 10^7 \sim 1.0 \times 10^7$	1/8（12%）	0
多中心（2018）	10	4-1BB	Flu/Cy（10）	$5.0 \times 10^7 \sim 1.0 \times 10^8$	6/8（75%）	4/8（50%）

6. CAR-T 细胞治疗不良反应及管理

（1）细胞因子释放综合征：细胞因子释放综合征（CRS）是 CAR-T 细胞治疗最常见的毒性反应，在以 CD19、CD22 及其他 B 细胞成熟抗原为靶点的 CAR-T 细胞疗法中被广泛报道。CRS 在 CD19 CAR-T 细胞治疗中发生率为 35%～93%，发生率及严重程度与 CAR 的分子结构、CAR-T 细胞制备、疾病诊断、入选标准及 CRS 等级评估系统密切相关。

1）CRS 临床表现：CRS 临床表现包括发热、血流动力学异常、毛细血管渗漏及多器官功能衰竭，所有接受 CAR-T 细胞输注的患者均应考虑到这些临床表现。发热是 CRS 的标志性特征，也是最先观察到的表现。发热出现的时间不固定，并且在以 CD28 为共刺激分子的 CAR-T 细胞产品中较在以 4-1BB 为共刺激分子的 CAR-T 细胞产品中更早出现。患者接受以

4-1BB 为共刺激分子的 CAR-T 细胞产品，发热出现的时间可能延迟至输注后 1～2 周，但在患者最终发展为严重 CRS 前 1～2 天常出现发热。血流动力学异常常在严重 CRS 时或之后出现，伴随骨髓的发育不良。CRS 患者还可出现高铁蛋白血症、高 C 反应蛋白、高脂血症及高细胞因子血症等反映巨噬细胞激活及噬血细胞性淋巴组织细胞增生的表现，但骨髓中噬血细胞增多及新出现的肝脏增大、淋巴结增大的现象并不常见。在 CRS 引起的发热消退后通常出现消耗性凝血异常，包括凝血酶原时间、活化部分凝血活酶时间延长，D-二聚体增加和低纤维蛋白原血症，但出血性并发症并不常见。

2）CRS 病原学基础：CRS 的发生和严重程度与体内 CAR-T 细胞激活和扩增因素相关，如高肿瘤负荷、高剂量 CAR-T 细胞及氟达拉滨 / 环磷酰胺清淋方案的使用。可能的原因为，过继性 T 细胞输注后，CAR-T 细胞被肿瘤或正常细胞上的同源抗原激活，导致 CAR-T 细胞的激活及增殖、靶细胞裂解、输注的 T 细胞和旁观者免疫细胞释放炎症细胞因子。

来自异种模型的临床前数据显示，单核 / 巨噬细胞与 CRS 相关。在过继性输注前清除巨噬细胞可改善由 CAR-T 细胞诱导的 CRS 反应；由 CD19 CAR-T 细胞募集和激活的肿瘤相关巨噬细胞是 CRS 的介导者，并且是 IL-6 的主要来源。单核 / 巨噬细胞亦可通过 IL-1、IL-6 诱导产生的一氧化氮合酶（诱导血管扩张和低血压）促进 CRS。在人源化小鼠模型中，单核细胞主要引起 CD19 CAR-T 细胞输注后全身性 IL-1 和 IL-6 的释放，并且 IL-1 的释放先于 IL-6，表明 CRS 可能由 IL-1 启动。在这个模型中，清除单核细胞可减弱 CRS 反应；阻断 IL-1 或 IL-6 同样可以成功预防 CRS，并且对 CAR-T 细胞的抗白血病效应无影响。

内皮细胞的级联激活反应也可能导致 CRS 患者的血流动力学异常、毛细血管渗漏和消耗性凝血功能异常。在严重的 CRS 过程中，高水平的 IL-6 和 γ 干扰素可以诱导内皮细胞激活，内皮细胞被激活后释放储存的 vWF 因子和血管生成素 2，血管生成素 2 进一步增强内皮细胞活化。对一名 CD19 CAR-T 细胞输注后因严重 CRS 死亡的患者的研究提示，体内活化的血管内皮细胞（vWF 阳性）是 IL-6 的源头。

3）CRS 评估体系：NCI 的不良事件常用术语标准（common terminology criteria for adverse events，CTCAE）包含 CRS 的严重程度评分标准，然而，CTCAE 4.0 版本重度 CRS 评分标准更适用于药物或输血相关 CRS，而非 CAR-T 细胞免疫治疗后的 CRS。因此，不同的研究机构分别制订了免疫细胞治疗后不良反应的评分标准（表 2-7）。

表 2-7　不同研究机构对 CAR-T 细胞治疗后 CRS 的分级标准

分级标准	1 级	2 级	3 级	4 级
Lee（2014 年）	症状不威胁生命，仅需要对症治疗（如发热、恶心、疲劳、头痛、肌痛及乏力）	症状需要中度干预：氧需求 < 40%；低剂量升压剂；2 级器官毒性	症状需要积极干预：氧需求 ≥ 40%；高剂量或多重升压剂；3 级器官毒性或 4 级氨基转移酶升高	威胁生命的症状。需要呼吸机支持或 4 级器官毒性（不包括氨基转移酶升高）
Penn	轻微反应：对症支持治疗，如退热药、止吐药	中度反应：CRS 相关的器官功能障碍（如 2 级肌酐升高或 3 级肝功异常）；需要住院治疗的 CRS 相关症状，包括伴有中性粒细胞减少症的发热，需要静脉药物治疗的症状（不包括需要液体复苏的低血压）	严重反应：需住院治疗的重度器官功能障碍，包括 CRS 相关的 4 级肝功异常或 3 级肌酐升高，但不包括发热或肌肉疼痛；包括需要多种静脉药物或低剂量升压药治疗的低血压，需要补充新鲜冰冻血浆或冷沉淀或纤维蛋白原的凝血异常，以及需要补充氧气的缺氧（鼻导管给氧、高流量氧气、CPAP 或 BiPAP）	威胁生命的症状：需要高剂量升压药治疗的低血压；需要机械通气

续表

分级标准	1级	2级	3级	4级
MSKCC	轻微反应： 观察或仅需要对症治疗（如退热、止吐、止痛等药物治疗）	中度反应： 低血压使用升压药＜24h；缺氧/呼吸困难需要给氧＜40%	重度反应： 低血压使用升压药≥24h；缺氧/呼吸困难需要给氧≥40%	威胁生命的反应： 升压药难以维持的低血压；缺氧/呼吸困难需要机械通气
CARTOX	发热（体温≥38℃）或1级器官毒性	低血压（收缩压＜90mmHg）对低剂量升压药有反应；和（或）缺氧需要给氧＜40%；和（或）2级器官毒性	低血压需要高剂量或多个升压药；和（或）缺氧需要给氧≥40%；和（或）3级器官毒性或4级转氨酶升高	威胁生命的反应： 低血压；和（或）缺氧需要机械通气；和（或）4级器官毒性（除外氨基转移酶升高）
ASBMT	发热（体温≥38℃，伴或不伴全身症状）	发热伴低血压，不需要使用升压药；和（或）缺氧需要低流量鼻给氧	发热伴低血压，需要一种升压药或不使用升压药；和（或）缺氧，需要高流量鼻导管、面罩、非循环呼吸面罩或文丘里面罩给氧	发热伴低血压，需要多种升压药（不包括血管加压素）；（和）或缺氧需要正压通气（如CPAP、BiPAP、插管和机械通气）

注：CPAP，持续气道正压通气；BiPAP，双气道正压通气；
A，高剂量升压药定义为以下任意一种：去甲肾上腺素≥20μg/min，多巴胺≥10μg/（kg·min），去氧肾上腺素≥200μg/min，肾上腺素≥10μg/min；若使用血管加压素，血管加压素＋去甲肾上腺素相当于≥10μg/min；若使用升压药（不包括血管加压素），去甲肾上腺素相当于≥20μg/min。使用VASST试验计算去甲肾上腺素剂量等效方程：[去甲肾上腺素（μg/min）]＋{多巴胺[μg/（kg·min）]/2}＋[肾上腺素（μg/min）]＋[去氧肾上腺素（μg/min）/10]；
B，低流量鼻通道给氧定义为氧气流量≤6L/min；高流量鼻通道给氧定义为氧气流量＞6L/min；
C，器官毒性分级标准采用CTCAE 4.0版本

（2）神经毒性：CAR-T细胞相关神经毒性通常指在CAR-T细胞输注后的1～3周内新出现的神经系统或症状，需除外其他原因。但延迟和非典型神经毒性事件也时有报道。神经毒性临床表现具有异质性，一部分在CAR-T细胞输注后4～5天出现，在CRS纠正后不再出现。神经毒性中位持续时间为5～10天，持续异常不常见。典型的症状包括头痛、震颤、语言障碍、癫痫、谵妄和复杂处理功能障碍。其他症状也有报道，如肌无力、精神障碍、共济失调、周围神经病变和视力改变。急性脑水肿是一种罕见但危及生命的并发症，通常在最初神经功能恶化的数小时内发生脑死亡。迄今为止仅在CD19 CAR-T细胞治疗后有所报道。使用以CD28为共刺激域的CAR-T细胞治疗后癫痫发生率（48%）高于包含4-1BB共刺激域的CAR-T细胞（8%），但通常不会导致长期预后不良。

神经毒性的发病机制尚不明确。CAR-T细胞治疗后发生严重神经毒性的患者出现内皮细胞功能障碍的表现，包括血管不稳定、毛细血管渗漏、弥漫性血管内凝血和血-脑屏障（blood-brain barrier，BBB）破坏。高血清细胞因子和内皮细胞活化可能导致级联反应，促进内皮细胞进一步激活和BBB通透性增加，使高浓度细胞因子扩散和T细胞被运输至中枢神经系统。脑脊液检验显示白细胞计数和蛋白质含量增加，进一步证明BBB通透性增加。在一例患者中观察到血管内微血管病变伴内皮激活和血管破坏，以及血管周围CD8[+] T细胞浸润。但在尸检中并不存在T细胞浸润，或局限于血管周围部位或局限于脑实质，并没有统一的模式。在CD20 CAR-T细胞非人灵长类动物模型中，神经毒性与脑脊液及脑实质中CAR-T细胞和非CAR转染T细胞的积累及脑脊液中多种促炎性细胞因子的浓度增加有关。在人源化小鼠模型中，蛛网膜下腔出现伴有人巨噬细胞浸润的多灶性脑膜增厚，并且单核细胞衍生的IL-1是神经毒性的靶向介质，而非IL-6。

目前神经毒性的分级标准采用CTCAE标准，但不同研究机构均把出现谵妄和（或）癫痫被定义为3～4级神经毒性。ASBMT共识分级系统将免疫细胞相关性脑病评分纳入12岁以上儿童及成人神经毒性评分标准，12岁或低于12岁的儿童采用康奈尔儿科谵妄评估。

（3）CRS 和神经毒性的处理：不同临床试验或不同 CAR-T 细胞产品存在不同的 CRS 和神经毒性评估及处理办法，尚未有广泛使用的统一评估标准及治疗指标。共通点是，轻度 CRS 以支持治疗和退热为主，并应积极评估以排除其他病因和使用抗生素控制感染。抗癫痫药物常被用于预防以降低神经毒性癫痫发作的风险。CRS 引起的轻度低血压通常通过静脉输液纠正，但如果药物剂量或输液需求增多，大多数研究者会考虑使用皮质醇干预细胞因子释放，以减少对升压药和重症监护的需求。

妥珠单抗是一种人源抗 IL-6 受体单克隆抗体，已被美国 FDA 批准用于 CAR-T 细胞输注后 CRS 的治疗。难治性 CRS 可能需要 6 ～ 24h 重复给药，并且以 CD28 为共刺激结构的 CAR-T 细胞产物需要妥珠单抗剂量较以 4-1BB 为共刺激结构的 CAR-T 细胞产物更多。使用妥珠单抗并不会显著影响 CAR-T 细胞的抗肿瘤效应。早期使用妥珠单抗可能降低 CRS 的严重程度，但并不会降低神经毒性的发生率。

皮质醇（如地塞米松 10mg bid）通常与妥珠单抗一起被认为是 CRS 的一线药物，但一些中心建议皮质醇作为二线用药，在 CRS 严重或对妥珠单抗耐受的情况下使用。

其他细胞因子阻断疗法，如 siltuximab（嵌合 IL-6 单抗）和 anakinra（IL-1 受体拮抗剂）已经被使用，但尚未有数据可证实其在控制 CRS 和神经毒性中的功效。

（4）其他不良反应：由于 CAR-T 细胞的靶点并非肿瘤特异性靶点，在正常细胞中也有表达，因此"脱靶"效应（off-target）时有发生，如靶向 CD19 CAR-T 细胞的有效治疗将伴有 B 细胞发育不良。可通过定期输注人免疫球蛋白进行治疗。

感染是 CAR-T 细胞输注后另一不良反应。大多数感染是化疗期血液肿瘤患者的典型病原菌引起的，在 CAR-T 细胞输注早期、中性粒细胞减少期间及 CRS 发生后出现。但威胁生命的感染发生率较低。目前降低感染风险的策略不一，通常为预防性使用抗菌药物、粒细胞集落刺激因子（granulocyte colony stimulating factor，G-CSF）促进粒细胞生成及在 CAR-T 细胞治疗期间输注人免疫球蛋白。

过敏反应是 CAR-T 细胞输注时不常见的不良反应，常在使用冷冻剂处理的细胞回输时发生，新鲜制备的 CAR-T 细胞一般不出现。但 Maus 等曾报道，一位Ⅳ期间皮瘤患者接受重复鼠源性间皮素特异性 CAR-T 细胞输注时发生了严重的过敏反应和心搏骤停。因此，异种来源或重复输注 CAR-T 细胞时仍应警惕过敏反应的发生。

肿瘤细胞溶解综合征（tumour lysis syndrome，TLS）也可能发生在 CAR-T 细胞治疗过程中。常见于高肿瘤负荷患者，尤其是伴随骨髓大量侵犯的 ALL 患者和巨大肿瘤的 NHL 患者。许多研究组通过清淋预处理或 CAR-T 细胞输注前使用别嘌醇预防 TLS 的发生。

7. CAR-T 细胞治疗后复发的应对策略

（1）靶向 CD22 的 CAR-T 细胞：与 CD19 类似，CD22 同样广泛表达于 B 细胞及绝大部分 B-ALL 细胞表面。在 CD19 CAR-T 细胞治疗后 CD19 阴性复发患者中仍可检测到 CD22 的表达。

一项以 CD22 为靶点的 CAR-T 细胞临床研究（NCT02315612）共入组 21 例 r/r B-ALL 患者，其中 17 例为 CD19 CAR-T 细胞治疗失败的患者。结果显示，临床反应率与 CAR-T 细胞剂量相关，在接受 CD22 CAR-T 细胞输注量 ≥ 1×10^6/kg 的亚组，CR 率为 73%（11/15），其中包括 5 例 CD19 低表达或无表达患者。中位缓解时间仅为 6 个月（1 ～ 20 个月），再次复发患者出现 CD22 抗原丢失。

该研究最近更新的数据显示，入组 43 例患者，中位年龄为 17.5 岁（4 ～ 20 岁），其中 58% 患者 CD19 阴性，91% 为 CD19 CAR-T 细胞治疗后复发患者。结果显示 CD22 CAR-T 细胞治疗适用于曾接受 CD19 CAR-T 细胞治疗的患者，但对曾接受过 CD22 CAR-T 细胞或伊曲木单抗奥佐米星（抗 CD22 单抗）患者的反应率较未曾接受抗 CD22 治疗者低。

（2）CD19/CD22 双靶点 CAR-T 细胞：AUTO3，一种双顺反子 CAR19/22 双靶点 CAR，包含一个以 OX40 为共刺激域的 CD19 CAR 及一个以 4-1BB 为共刺激域的 CD22 CAR，并且为了克服 r/rALL 细胞上 CD22 表达强度较低的问题，CD22 CAR 设计为五价。在 2018 年 ASH 会议上公布的临床 I / II 期数据显示，入组 13 例患者（4 ～ 16 岁），均成功制备 CAR-T 细胞，中位转染率为 16%（9% ～ 34%）。最终 10 例接受 AUTO3 细胞治疗，中位基线治疗为 3 次，包括 7 例 allo-HSCT 后复发、1 例 CD19 CAR-T 细胞治疗后复发及 1 例博纳吐单抗治疗后复发。随访 4 周后结果显示，未观察到剂量相关毒性反应，7 例出现 1/2 级 CRS，4 例 1 级神经毒性，1 例 3 级神经毒性。ORR 为 90%，9/10 例 MRD 阴性 CR；在 6 例接受剂量 ≥ 3×10^6/kg 的患者中 MRD 阴性率为 100%，4/6 例在随访 4 个月时仍处于 MRD 阴性 CR 状态。而 3 例接受剂量为 < 3×10^6/kg 的患者反应时间较短。

Hossain 等研发了另一种同时以 CD19 和 CD22 为靶点、以 4-1BB 为共刺激域的双顺反子 CAR 结构（CD19/CD22.BB.z）。随之进行剂量递增临床 I 期试验（1×10^6/kg，3×10^6/kg 及 1×10^7/kg）。最终入组 6 例 r/r ALL 或 NHL 患者，所有患者终止于第一剂量。6 例出现 1 或 2 级 CRS 反应，3 例出现神经毒性。2 例患者获得 CR，其中 1 例为 ALL 伴中枢浸润，该患者在第 28 及 60 天时仍持续 MRD 阴性。

Schults 等研发另一种二价 CAR，同时以 CD19 和 CD22 为靶点，以 4-1BB 为共刺激域。临床 I 期试验结果显示，入组 4 例 r/r B-ALL 患者，3 例出现 1 或 2 级 CRS，2 例出现 1 级神经毒性；4 例患者在第 28 天均获得 CR，其中 3 例 MRD 阴性。

鸡尾酒式 CD19 CAR-T 和 CD22 CAR-T 细胞是另一种双 CAR-T 细胞输注形式。临床 I 期试验结果显示，入组 19 例 r/r ALL 患者，中位 CD19 CAR-T 细胞剂量为 1（0.9 ～ 5）$\times 10^5$/kg，中位 CD22 CAR-T 细胞剂量为 0.36（0.4 ～ 12）$\times 10^5$/kg。在 CAR-T 细胞输注后第 30 天，18/19（94.7%）获得 CR/Cri，其中 94.4%MRD 阴性。CRS 及神经毒性发生率低。14/19 例患者迅速桥接 allo-HSCT（中位时间为 61 天），桥接移植的患者无一复发，而 3/4 例未桥接移植的患者复发（CD19$^+$/CD22$^+$）。

另有研究利用 CD19 CAR 和 CD22 CAR 两种慢病毒载体同时转染 T 细胞，获得 3 种 CAR-T 细胞混合物：CD19 CAR-T 细胞、CD22 CAR-T 细胞及 CD19/22 CAR-T 细胞。临床 I 期研究入组 7 例患者（1 ～ 26 岁），4 例接受剂量为 1（1×10^6/kg）CAR-T 细胞输注、3 例接受剂量为 2（3×10^6/kg）CAR-T 细胞输注。在混合细胞中，21.6% 为 CD19 CAR，37.8% 为 CD22 CAR，40.6% 为 CD22/CD19 CAR。5/7 患者获得 CR，其中 4 例 MRD 阴性，1 例发现 1 级 CRS。另 2 例未获得 CR 患者体内未检测到 CAR-T 细胞。

序贯输注 CD19 CAR-T 和 CD22 CAR-T 细胞也是一种双靶点 CAR-T 细胞输注方式。我国临床试验 ChiCTR-OPN-16008526 结果显示，截至 2018 年 4 月 30 日，中位随访时间为 7.6 个月（1.3 ～ 22.2 个月），入组患者序贯接受 CD22 CAR-T 细胞 [（1 ～ 4）$\times 10^6$/kg] 和 CD19 CAR-T 细胞 [（1 ～ 5）$\times 10^6$/kg]。81 例首先接受 CD22CAR-T 细胞随之接受 CD19 CAR-T 细胞输注，8 例首先接受 CD19 CAR-T 细胞随之接受 CD22CAR-T 细胞输注。在可评估的 50 例患者中，48 例（96%）在第 30 天获得 CR/Cri，其中 94% 获得 MRD 阴性。中位 PFS 为 12.0 个月，中位 OS 未达到。47 例（92.2%）出现 CRS，其中 11 例（21.6%）出现 3 级 CRS，1 例出现 5 级 CRS；7 例（13.7%）出现神经毒性。23 例患者复发且 CD19 和 CD22 阳性。

（3）供者来源异基因 CAR-T 细胞：allo-HSCT 后复发的 r/r ALL 患者预后极差，供者来源的异基因 CAR-T 细胞输注是一种新的尝试。2018 年 ASH 报道了一项供者来源 CD19 CAR-T 细胞治疗 r/r ALL 的临床试验，入组 6 例 allo-HSCT（5 例全相合，1 例半相合）后复发患者，CAR-T 细胞剂量为（1.25 ～ 3.5）×10⁶/kg，结果显示，2 例获得 MRD 阴性缓解，4 例 MRD 阳性。所有 6 例患者出现 1/2 级 CRS，无急性或慢性 GVHD。中位随访 243.5 天，6 例患者均持续 MRD 阴性缓解，并且与供者完全嵌合。

2 例 allo-HSCT 后复发的 CML 患者接受了供者来源的 CD19 CAR-T 细胞输注，均获得分子学缓解，其中 1 例出现 4 级 CRS 需使用激素和妥珠单抗。

CD123 是 AML 祖细胞相关表面抗原。最近研究显示在复发 ALL 患者中 CD123 高表达。在笔者所在南方医科大学珠江医院血液科进行的临床试验 NCT03125577 中，3 例 allo-HSCT 后复发的 ALL 患者接受了供者来源的 CD19 CAR-T 细胞和 CD123 CAR-T 细胞治疗，CAR-T 细胞输注剂量为（0.26 ～ 1.38）×10⁶/kg，其中 2 例患者 p190 BCR-ABL 阳性且有 *T315I* 突变。结果显示，所有 3 例患者在 CAR-T 细胞输注后均获得完全缓解，2 例 BCR-ABL 阳性患者分别在 7 个月、11 个月仍处于完全分子缓解；第 3 例患者在第 7 个月形态学缓解但 MRD 阳性。值得注意的是，MRD 阳性患者接受的是最低剂量 CAR-T 细胞输注（0.26×10⁶/kg）。所有患者均未出现严重 CRS 及神经毒性。

（4）通用型 CAR-T 细胞：大多数 CAR-T 细胞均由外周血单个核细胞或者纯化后的 T 细胞体外转导培养后获得，部分患者由于长期化疗其 T 细胞无法在体外有效扩增，即便使用供者来源 CAR-T 细胞，也面临个体化培养的时间成本问题，通用型 CAR-T 细胞一方面能解决细胞扩增的问题，另一方面有效解决产业化的需求，实现 CAR-T 细胞的现成及即用。

2 例在 allo-HSCT 后复发的幼儿 r/r B-ALL 患者接受靶向 CD19 的通用型 CAR-T 细胞（UCART19）治疗，均获得完全缓解并接受第二次 allo-HSCT。

UCART19 进行 2 项多中心临床研究，一项在 16 ～ 70 岁成人 r/r ALL 患者中进行（NCT02746952，CALM 研究），另一项在 6 个月至 18 岁儿童及青少 r/r ALL 患者中进行（NCT02808442，PALL 研究）。2018 年 ASH 上公布的数据显示，21 例患者入组并接受 UCART19 细胞输注，CR/Cri 率为 66.7%（14/21）。4 例患者未接受阿伦单抗（FC 方案）并导致 UCART19 扩增失败，这 4 例患者并未出现临床反应。剩余 17 例患者接受阿伦单抗联合 FCA 清淋方案，14 例患者出现临床反应，CR/Cri 率为 82%，其中 71%（10/14）获得 MRD 阴性。3 例患者接受 UCART19 后再次复发，接受第二剂量 UCART19 细胞输注，2/3 获得 MRD 阴性。17 例患者出现 CRS，1 例患者因 4 级 CRS 及中性粒细胞减少败血症死亡。6 例患者出现 1 或 2 级神经毒性。2 例患者发生 1 级急性皮肤 GVHD。

（二）DC 细胞治疗与血液系统恶性疾病

负载抗原表位多肽的 DC 细胞治疗在血液病中的应用一般有 3 个阶段：①在 allo-HSCT 移植后复发患者中使用；②应用于常规治疗无效的难治 / 复发患者；③在化疗缓解后应用 DC 以预防复发或延长缓解期。

一项临床研究对比 DC 输注与 DLI 在 allo-HSCT 后复发 AML 患者中的作用，共入组 48 例患者，其中 23 例接受 DC（负载 survivin-MUC1 融合蛋白），25 例接受 DLI。结果显示，DC 疫苗组 *vs* DLI 组 3 年 OS 率为 48.9% *vs* 27.5%，DC 疫苗组 CR 率为 57%（13/23），DLI 组 CR 率为 48%（12/25）。在第 Ⅱ 期研究中，12 例 allo-HSCT 后分子遗传学复发的 AML 患者接受 DC 治疗，CR 率为 83%（10/12）。值得指出的是，所有 12 例患者在 DC 输注后接受 2 次 CIK 细胞输注。

WT1 是一种转录因子，在白血病 MRD 监测中具有重要意义，尤其是髓系白血病及骨髓增生异常综合征，并且是 AML 患者复发的预测指标。仅有 1 项研究报道 WT1 负载的 DC 在难治 / 复发 AML 患者中获得 CR 或 PR，但患者同时接受化疗及 CIK 细胞输注，难以区分 DC 疫苗的疗效。在晚期 AML，免疫抑制细胞（Treg 细胞及骨髓来源的抑制细胞）可能对抗 CTL

和 NK 的抗肿瘤作用。因此，在高肿瘤负荷情况下，即在常规治疗无效的难治 / 复发患者 DC 中，疫苗疗效有限。

DC 疫苗被证明最有效的应用是用于低肿瘤负荷或清除 MRD 阶段。这一治疗理念是将DC 疫苗作为巩固治疗手段，以预防或延迟复发。一项临床研究入组 17 例在化疗后获得缓解的 AML 患者，接受 DC 疫苗，结果显示，在中位随访 57 个月后，71% 患者无复发生存。另有一项研究使用 hTERT 负载的 DC 治疗 22 例化疗后缓解的中高危型 AML 患者（中位年龄为58 岁），结果显示，患者对疫苗具有良好的耐受性，52 个月后，58% 的患者无复发。这明显优于报道的中高危型 AML 患者 3 年复发率为 60% ～ 90%。

在 clinicaltrials.gov 编号为 NCT01734304 的临床试验中，Felix 团队使用 TLR-7/8 促成熟并荷载 WT1、PRAME、CMVpp65 mRNA 的 DC 免疫 AML 患者（标准化疗后获得缓解的高危型患者）。在评估安全性的 Ⅰ 期临床研究后（6 例），入组人数扩增至 13 例。可评估的 9例患者均可在注射部位观察到迟发性超敏反应，但无 3/4 级毒性反应。7/7 例患者检测到 CM-Vpp65 特异性免疫反应，2/7 例患者检测到 PRAME 及 WT1 特异性免疫反应。随访至 840 天，7/10 例患者接受免疫的患者仍存活，5/10 例患者获得 CR。

在最近完成的一项 Ⅱ 期临床研究中（NCT01686334），入组 30 例 AML 患者，在 *WT1*mRNA 电转染的 moDC 后桥接标准诱导化疗方案。27/30（90%）例患者获得 CR，3/30（10%）例患者获得 PR。3 例 PR 患者在 DC 治疗后获得 CR。大部分患者在 DC 治疗前处于形态学缓解状态，但分子学残留阳性 [即通过 qRT-PCR 在外周血和（或）骨髓中检测到 WT1 阳性]。9 例分子学残留阳性的患者通过 DC 治疗后 WT1 持续转阴，并且其中 5 例患者在确诊 5 年后仍获得完全分子学缓解。ORR 为 43%，11/30 例患者获得 CR 后仍存活，中位 OS 为 8 年（72.6 ～ 125.5 个月）。

DC 疫苗并非在所有患者中均诱导出特异性免疫应答，或有部分患者虽然出现针对 DC 负载抗原的特异性 T 细胞，但并未获得临床反应。可能的原因之一为目前用于免疫疗法的 DC免疫原性太弱而不能诱导临床上有益的免疫应答和（或）不能诱导"正确"类型的免疫应答：

· DC 的免疫刺激活性太弱而不能诱导高亲和力、长寿命的、有效杀伤肿瘤细胞的特异性 CTL；

· DC 的免疫刺激活性太弱而不能激活 NK 细胞或 γδT 细胞进而利用天然免疫攻击肿瘤细胞；

· DC 的免疫刺激活性太弱而不能有效克服 Treg 细胞和骨髓来源的抑制性细胞的免疫抑制功能；

· 用于治疗的 DC 可能更容易诱导 Th2 反应而非诱导 Th1 反应，而 Th1 反应是在肿瘤免疫治疗中的优选免疫类型；

· 用于治疗的 DC 可能诱导免疫耐受并诱导产生不利于免疫杀伤功能的细胞，如 Treg 细胞和骨髓来源的抑制性细胞。

针对上述原因，一个可能的改进方式是使用 IL-15 诱导分化的 DC。与传统 IL-4 moDC 疫苗不同，IL-15 DC 在抗原呈递方面更具优势，并且通过 IL-15 的表达可在抗肿瘤免疫应答中抑制 NK 细胞和 γδT 细胞。

联合治疗似乎是另一行之有效的优化方式，如联合 DC 治疗及免疫检查点抑制剂，或联合 DC 治疗及特异性抗体或在传统标准化疗的基础上联合 DC 疫苗，这些方式都在积极探索中。

二、抗 体 治 疗

首个获批应用于血液系统肿瘤治疗的抗体是嵌合型 IgG₁ 抗体利妥昔单抗（Rituxan），

1997 年被美国 FDA 批准应用于非霍奇金 B 细胞淋巴瘤的治疗。截至目前，除了 CD20 阳性 B 细胞来源的恶性肿瘤外，许多免疫系统相关疾病，如多发性硬化症、系统性红斑狼疮、免疫相关性血小板减少症、溶血性贫血及冷球蛋白血症等，都被纳入到利妥昔单抗的应用范围。近年来靶向 CD20 的人 IgG₁ 抗体、含放射标记的抗体等获批准应用于临床（表 2-8）。

表 2-8　临床获批应用于血液肿瘤治疗的靶向 CD20 的抗体类药物

抗体药物	类型	美国 FDA 批准适用范围	首次获批时间
利妥昔单抗 （Rituxan/MabThera, Genentech/ Roche/Biogen Idec）	嵌合型 IgG₁ 抗体	用于治疗 CD20 阳性 B 细胞非霍奇金淋巴瘤及慢性淋巴细胞白血病，并用于未经治疗的滤泡性 CD20 阳性非霍奇金淋巴瘤的维持治疗	1997 年
奥法木单抗 （Arzerra, Genmab/ GlaxoSmithKline）	人 IgG₁ 抗体	用于氟达拉滨及阿伦单抗难治性慢性淋巴细胞白血病，与苯丁酸氮芥（瘤可宁）联用，治疗未经治疗且不适于氟达拉滨治疗的慢性淋巴细胞白血病	2009 年
阿托珠单抗 （Gazyva, Genentech）	人源化 IgG₁ 抗体	与苯丁酸氮芥联用，治疗未经治疗的慢性淋巴细胞白血病	2013 年
替伊莫单抗 （Zevalin, Biogen Idec）	鼠 IgG₁（⁹⁰Y 标记）	治疗复发性或难治性低级别或滤泡性 B 细胞非霍奇金淋巴瘤，之前未接受治疗，接受一线化疗治疗后部分或完全缓解的滤泡性非霍奇金淋巴瘤	2002 年
托西莫单抗 （Bexxar, GlaxoSmithKline）	鼠 IgG₂（¹³¹I 标记）	治疗 CD20 阳性的复发性或难治性低级别或滤泡性 B 细胞非霍奇金淋巴瘤	2003 年 （2014 年撤市）

CD52 是细胞表面的糖蛋白，表达于正常 B 细胞、恶性转化的 B 细胞及 T 细胞，不表达于造血干细胞。靶向 CD52 的阿伦单抗（alemtuzumab）2001 年被美国 FDA 批准可作为单一制剂治疗慢性 B 淋巴细胞白血病。通过与 CD52 结合，阿伦单抗可诱导针对 CLL 细胞的依赖抗体的细胞毒性作用。2012 年，由于严重毒副作用，该药退市，但目前仍用于化疗失败的难治性白血病患者的治疗。

CD30 是细胞膜上的糖蛋白，表达于活化的 T 细胞和 B 细胞表面，在肿瘤细胞中高表达，尤其是淋巴细胞来源的恶性肿瘤。苯妥昔单抗（brentuximab vedotin）由靶向 CD30 的单克隆抗体与单甲基（一种微管破坏剂）通过蛋白酶敏感的交联剂偶联而成。2011 年被美国 FDA 批准用于治疗复发性或难治性霍奇金淋巴瘤（Hodgkin lymphoma, HL）及系统性间变性淋巴瘤。2017 年 ASH 会议报道的 ECHELON-1 临床研究，比较苯妥昔单抗 +AVD（阿霉素、长春碱、达卡巴嗪）与标准 ABVD 方案（阿霉素、博来霉素、长春碱、达卡巴嗪）作为既往未曾治疗的晚期 HL 患者的一线治疗。结果显示，中位随访 24.9 个月，苯妥昔单抗 +AVD 组 vs ABVD 组 PFS 率为 81.0% vs 74.4%，OS 率及客观缓解率分别为 73% vs 70%、86% vs 83%，一线治疗完成后的 Deauville 评分 ≤ 2 的患者比例分别为 85% vs 80%。

CD33 是一种在成髓细胞表面表达的抗原，表达于 90% 以上急性髓系白血病患者。靶向 CD33 的 gemtuzumab ozogamicin（GO, Mylotarg）是首个抗体偶联药物，含有靶向 CD33 的单克隆抗体及与之链接的细胞毒素卡奇霉素，当 GO 与细胞表面 CD33 抗原结合时，可被吸收进细胞，并在肿瘤细胞内释放卡奇霉素将其杀死。2000 年 5 月 17 日 Mylotarg 凭借 26% 的应答率被美国 FDA 加速批准上市，用于治疗 60 岁以上首次复发、不适合细胞毒化疗的 CD33 阳性急性髓系白血病患者。但 2004 年上市后的验证性 Ⅲ 期临床研究（SWOG106）初期即发现 mylotarg 治疗组有严重的致命性肝损伤，联合用药组的病死率高于单独使用化疗组（5.7% vs 1.4%），且未表现出明显的生存获益，SWOG106 研究随之提前终止，并在 2010 年 6 月宣布将 Mylotarg 自主撤市。Mylotarg 撤市之后，辉瑞公司重新启动 ALFA-0701 研究，招募 278 例 50～70 岁新确诊的 AML 患者，给予 TA 方案（柔红霉素＋阿糖胞苷）± 更低剂量 Mylotarg（3mg/m²）的联合治疗，结果显示，在第 3 年，联合用药组的 EFS 得到显著改善；联合用药组在第 2 年时有总生存期获益，但第 3 年时的总生存期的改善不明显。基于 ALFA-0701 临床及对 5 项总共涉及 3000 例患者的Ⅲ期研究的荟萃分析结果，辉瑞公司重新递交上市申请，并在 2017 年重新获得美国 FDA 批准重新上市，用于治疗 CD33 阳性的新诊断 AML 的成人患者和 2 岁及以上复发或对初始治疗无反应的 CD33 阳性 AML 患者。值得一提的是，Mylotarg 是首款包括儿童 AML 适应证的药物，也是唯一一款靶向 CD33 的 AML 治疗方法。

虽然以 CAR-T 细胞、DC 细胞为代表的过继性细胞治疗及抗体治疗在血液系统恶性肿瘤中获得巨大成功，但科学工作者及医务工作者均清醒地认识到，任何一种单一治疗方法都不可能完全治愈肿瘤，基于免疫治疗的联合治疗成为当前肿瘤研究和临床试验最受关注的热点之一，化疗后 CAR-T 细胞治疗桥接移植或移植后 CAR-T 细胞治疗、化疗后 DC 细胞巩固治疗、CAR-T 细胞联合疫苗治疗、抗体联合化疗等联合治疗新策略的研发仍然任重而道远。

（周炜均）

第二篇

基 础 篇

第三章　血液恶性疾病的免疫基础

第一节　免疫治疗的基础理论

肿瘤免疫治疗这个概念出现至今已有一百多年的历史，整个过程经历了萌芽、曲折、快速发展阶段（图 3-1）。最早由 Paul Ehrlich 提出假说：宿主的自我保护力量可以阻止肿瘤的形成。20 世纪 50 年代，Lewis Thomas 和 Frank Burnet 进一步提出免疫监视理论（immune surveillance），将免疫系统类比于一个监测防御系统。然而，在 1974 年，美国顶尖癌症研究机构纪念斯隆 - 凯特琳癌症中心的科学家 Osias Stutman 在 *Science* 上发表一篇在当时被认为无可辩驳的文章，将肿瘤免疫的理论彻底打入冷宫。这篇文章通过大规模裸鼠实验证明，缺乏免疫系统的裸鼠和正常老鼠的肿瘤发生率没有差别。

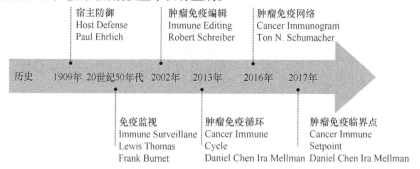

图 3-1　肿瘤免疫治疗发展过程

华盛顿大学的教授 Robert D. Schreiber 是肿瘤免疫重新兴起的关键人物。20 世纪 90 年代，人们逐渐意识到 Stutman 教授使用的裸鼠缺乏的只是后天免疫，而先天免疫系统是完整的，这些裸鼠仍然具有部分免疫功能。Schreiber 教授通过剔除免疫需要的基因 Rag2 和 stat1，获得了完全免疫缺陷的裸鼠，否定了 Stutman 教授的结论，证明免疫系统在肿瘤形成中的重要作用。并在 2002 年提出著名的免疫编辑的概念（immune editing）。该理论将免疫和肿瘤发生的因果关系总结为三个 E，清除（elimination）、平衡（equilibrium）和逃逸（escape），将肿瘤的发生归结于免疫系统和肿瘤细胞的相互作用。这个概念后来成为现代肿瘤免疫疗法最重要的理论基础。

进入 21 世纪，肿瘤免疫疗法理论体系得到快速发展和完善。2013 年，基因泰克的免疫负责人 Daniel Chen 和 Ira Mellman 发表了肿瘤免疫循环（cancer immune cycle）理论，将肿瘤免疫简化成 7 个首尾相连的环节。2016 年，荷兰肿瘤研究所的 Schumacher 教授等在 *Science* 上发文，提出了一个肿瘤免疫网络（cancer immunogram）的概念，用于指导患者筛选和开发联合用药。2017 年，基因泰克的 Chen 和 Mellman 教授又在 *Nature* 上发表综述文章，提出了肿瘤免疫临界点（cancer immune setpoint）的概念，试图采用一个框架的形式来描述肿瘤免疫疗法的个体差异。

一、免疫监视理论

20 世纪 50 年代，Lewis Thomas 和 Frank Burnet 提出肿瘤免疫监视理论，该理论将免疫系统类比于一个监视防御系统，在生长发育过程中经历了以下过程：

（1）体细胞发生突变且该突变致细胞恶性转化为肿瘤细胞时，大量免疫细胞识别并将其清除。

（2）肿瘤细胞发生变异并逐渐耐受机体的杀伤作用。

（3）一段时间后，产生大量的肿瘤变异体，携带新的抗原决定簇。

（4）逃脱机体杀伤的变异体株不断增殖，募集调节性细胞维持免疫耐受，成为肿瘤。

免疫监视学说主要阐述了免疫系统通过识别肿瘤细胞的新抗原的表达来破坏肿瘤的作用，当肿瘤细胞的生长超过了机体免疫监视功能的控制时，肿瘤细胞可以在体内继续生长并形成肿瘤。

此后，多个研究表明体内确实存在抗肿瘤的免疫监视过程，但肿瘤与免疫系统的关系及相互作用是极其复杂的，该理论仅描述了这一复杂关系的一个方面。

二、肿瘤免疫编辑理论

后续研究发现，在肿瘤发展进程中，免疫系统作用于"宿主保护"的同时也作用于"免疫雕刻"（immunologic sculpting），免疫监视学说或许不再适用准确地描述这一过程。因为免疫监视理论仅仅提出了免疫系统保护宿主的功能，只在早期细胞转化中发挥作用。

2002 年，Robert D. Schreiber 提出免疫编辑学说（immune editing），该学说认为肿瘤免疫一共经历免疫清除、免疫平衡和免疫逃逸 3 个阶段，又称为肿瘤免疫编辑的"三 E 过程"。

（一）免疫清除

免疫清除其实代表了传统免疫监视概念。如同对待病原微生物入侵机体的防御一样，免疫系统要清除一个生长中的肿瘤必须依赖于固有免疫系统和获得性免疫系统的相互配合。第一步，当机体免疫系统探测到肿瘤时，即启动肿瘤免疫反应。NKT 细胞、NK 细胞、$\gamma\delta$T 细胞和巨噬细胞等先天性免疫细胞募集到肿瘤局部，刺激分泌 INF-γ 等炎症因子，通过抗增殖或诱导凋亡引起部分肿瘤细胞死亡，同时促进肿瘤本身与肿瘤周围的正常组织释放更多趋化因子，通过炎症过程募集更多的 NK 细胞和巨噬细胞发挥非特异性抗肿瘤作用。第二步，刺激分泌 INF-γ 启动一系列 INF-γ 依赖的过程，包括抗增殖、促凋亡、血管钙化反应；由 INF-γ 激活的巨噬细胞产生具有破坏肿瘤功能的物质如活性氧和活性氮中间产物；通过 INF-γ 或刺激受体而激活的 NK 细胞则以肿瘤坏死因子相关细胞凋亡诱导配体（tumor necrosis factor-related apoptosis-inducing ligand，TRAIL）依赖的方式或以穿孔素依赖的方式直接杀伤肿瘤细胞。第三步，部分死亡的肿瘤细胞进一步启动获得性免疫系统，CD4$^+$T 细胞和 CD8$^+$T 细胞在各种趋化因子的帮助下进入肿瘤组织中特异性地杀死更多的肿瘤细胞。数轮下来，肿瘤就被消灭了，而且有些 T 细胞会转化成记忆细胞，快速扑灭肿瘤细胞的反复。

（二）免疫平衡

免疫细胞和细胞因子不能完全杀伤肿瘤细胞，免疫系统和肿瘤细胞彼此相互作用进入了一个动态平衡过程，称为"免疫平衡"。一方面，淋巴细胞和细胞因子（如 INF-γ 等）继续向肿瘤细胞施加免疫选择的压力，抑制但不能完全消除残存的肿瘤细胞；另一方面，肿瘤细胞具有基因组不稳定的特点，在免疫系统施加的生存压力下，不断进化突变而产生新的变异，部分细胞逐渐具有了对抗免疫系统的能力如表达新抗原、对 INF-γ 信号不敏感或获得一些能够逃避或者抑制机体免疫攻击的突变等，这称为免疫系统对肿瘤的"免疫雕刻"（immunologic sculpting）。敏感的肿瘤细胞不断被消灭，不敏感的肿瘤细胞逐渐增多，并逐渐获得了抑制和控制免疫系统的能力。在这个阶段，免疫系统不能完全消灭肿瘤，但可以控制其发展，这个过程可以长达数年，甚至数十年。

（三）免疫逃逸

由于环境的变化、生活习惯的改变、生病、年龄增长等原因，人体免疫能力下降，免疫压力筛选出的新肿瘤细胞变异体在遗传学或表观遗传学上发生明显变化，能够抵抗免疫清除，具有不受控制的自主增殖能力，从而形成临床上可以检测到的肿瘤，即"免疫逃逸"。此时，肿瘤微环境中的免疫细胞或免疫因子有促进肿瘤细胞生长转移的可能性。之后，一些肿瘤细胞开始具有躲避免疫细胞监视的能力或对免疫攻击不敏感，开始转移，最后导致机体的死亡。免疫逃逸的机制可以分为 3 类（图 3-2），A 为通过强肿瘤抗原和肿瘤提呈机制的调节或丢失，以及刺激分子缺乏降低免疫识别和免疫细胞刺激；B 为对免疫细胞毒性效应器（如 STAT3）或生长因子基因的表达（如 Bcl-2，Her2/neu）的抵抗机制预调节；C 为通过细胞因子（如 VEGF、TGF-β）和代谢因子（如腺苷酸、PGE2）建立免疫移植肿瘤微环境。为了发展新型的肿瘤免疫治疗方案，过去二十几年针对这些路径的治疗策略一直是深入研究的对象。

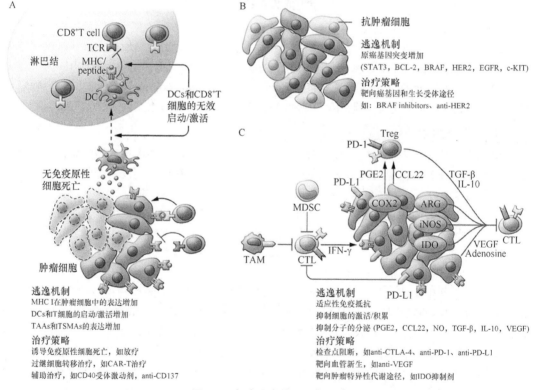

图 3-2 免疫逃逸的主要机制

免疫编辑理论不同于免疫监视理论，它将肿瘤的发生归结于免疫系统和肿瘤细胞的相互作用，也就是免疫系统对肿瘤细胞不断编辑，精雕细刻，全面参与了肿瘤的形成和发展。

三、肿瘤免疫循环理论

肿瘤免疫疗法说到底就是要用药物或其他手段逆转上述的三个阶段。然而，从谁身上动手（who），从哪里入手（where），什么时候（when），干预什么（what），干预到什么阶段（which），如何有效逆转（how）呢？这些 5W1H 的问题贯穿了整个免疫疗法的发展过程。一种可以有效地杀死肿瘤细胞的抗癌的免疫反应，必须有一系列允许启动和迭代展开的循序发展事件。为此，2013 年，基因泰克的免疫负责人 Daniel Chen 和 Ira Mellman 提出了肿瘤免疫循环理论。将肿瘤免疫简化成 7 个首尾相连的环节，包括肿瘤抗原的释放、肿瘤抗原的呈递、T 细胞的启动和激活、T 细胞的迁移、T 细胞对肿瘤组织的渗透、T 细胞识别肿瘤细胞、杀死肿瘤细胞。文中详细列举了 7 个步骤中调控信号通路和可干预的靶点及因素（图 3-3）。

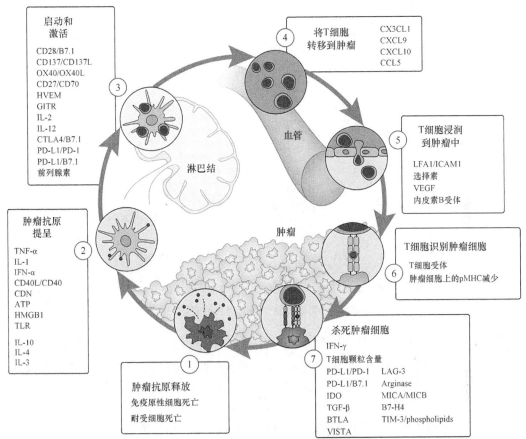

图 3-3　免疫循环理论的刺激和抑制因素

肿瘤免疫循环理论认为在肿瘤免疫循环中发挥作用的众多因素提供了广泛的潜在治疗靶点。目前已有免疫疗法的例子应用于临床前期或临床评估中（图 3-4）。

尽管化疗、放疗和靶向治疗不是作为免疫疗法发展起来的，三者可以促进循环步骤 1；疫苗可以主要作用于循环步骤 2；anti-CTLA-4 等主要作用于循环步骤 3；而 VEGF 抑制剂可以潜在地促进 T 细胞浸润到肿瘤而在循环步骤 5 发挥作用；抗 -PD-L1 或抗 -PD-1 抗体主要作用于循环步骤 7。

肿瘤免疫循环理论认为认识机体内部肿瘤相关的免疫生物学特征是为了选择更好的治疗策略去利用人类免疫系统应答对抗肿瘤，使患者获得持久安全的反应和（或）根治肿瘤。治疗肿瘤的方法有很多，但是很少像免疫疗法这样复杂。众多因素可以影响或促使免疫治疗的成功和失败，同时也可以增加免疫治疗的复杂性。正如免疫反应可以完全并安全地消除病毒感染一样，肿瘤免疫疗法的目标应该是完全并安全地从每一个个体身上根除肿瘤。为了达到这个目标，有的个体可能只需要单一治疗方式，而另一些则可能需要联合疗法。通过了解特定病人的生物学特性和免疫相关的生物标记，可以绘制出针对个体患者的肿瘤免疫循环图谱，使临床可以根据每一个体制订出特定的免疫疗法或联合免疫疗法。

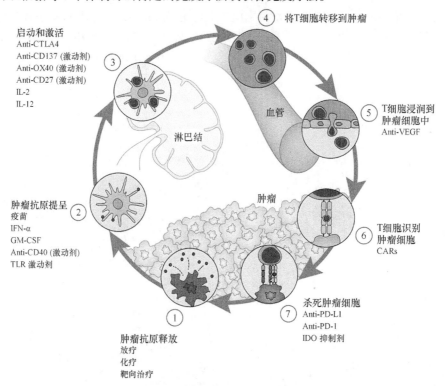

图 3-4 影响免疫循环的潜在治疗靶点

四、肿瘤免疫网络

近年来，肿瘤免疫治疗对临床肿瘤治疗的影响力正在迅速增长。对于每一患者个体来说最有效的治疗方法是什么？2016年，荷兰肿瘤研究所的 Schumacher 教授等在 *Science* 上发文，提出了一个肿瘤免疫网络（cancer immunogram）的概念，为了协助指导治疗方案的选择，提出用一个框架来描述每一患者个体的肿瘤和免疫系统之间的不同相互作用。

肿瘤与免疫系统相互作用的结果基于大量不相关联的参数，如肿瘤异质性和 T 细胞抑制机制，这些参数值在每一个患者中都有所差异。"肿瘤免疫网络"理论假设，T 细胞活动是人类肿瘤的最终效应机制，运用 7 个分类参数组成一个基础网络框架，以评估个体的免疫状况，从而预测免疫治疗干预的能力。免疫肿瘤网络运用雷达图描绘了 7 个参数，这些参数描述了肿瘤与免疫系统相互作用的特征，这些生物标志物已经被识别或是可信的，斜体显示的为不同参数的潜在生物标记。雷达图的理想状态以蓝色标识，不理想的状态以红色显示，黑色代表了每个假定患者情况的各个参数值连线（图 3-5）。这个理论可以用来指导患者的筛选和开发联合用药。

当然，肿瘤免疫网络图需要结合新的生物标志物进行不断完善，如 T 细胞启动的能力。尽管如此，Schumacher 教授等基于现有知识理论提出的肿瘤免疫网络图让个体患者的肿瘤和免疫系统相互作用形象化及可视化成为可能，从而以一种更精细、更个性化的方式讨论治疗方案。

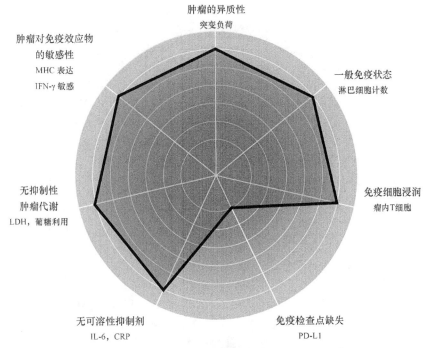

图 3-5　肿瘤免疫网络

五、肿瘤免疫临界点

2017 年，基因泰克的 Chen 和 Mellman 又在 *Nature* 上发表综述文章，提出了肿瘤免疫临界点（cancer immune setpoint）理论。该理论假设免疫疗法要产生疗效，患者的免疫状态必须越过一个门槛，这个门槛称为免疫临界点，也可以理解为所有免疫刺激因素和抑制因素的一个平衡。免疫治疗的目的就是要增加免疫刺激或减少免疫抑制，推动免疫系统越过这个平衡点，使 T 细胞重新激活进入攻击状态。每个肿瘤患者，由于肿瘤本身和患者的基因组不同，微生物和病毒感染，不同治疗情况甚至照射程度等内外因素不一样，免疫临界值不同，免疫治疗的效果也会不一样。肿瘤免疫临界点理论在肿瘤免疫循环的 7 个步骤中增加了各种因素（如肿瘤遗传学、生殖遗传学、微生物组、环境和药物制剂）如何建立人类免疫状态简况图（图 3-6）。

肿瘤免疫临界点理论认为，每一患者个体必须要克服这个阈值才可以产生有效的肿瘤免疫效应。这个临界点可以理解为免疫刺激因素（F_{stim}）减去抑制因素（F_{inhib}）必须等于或大于 1，超过肿瘤抗原信号总和。该临界值被定义为 MHC-TCR 肽相互作用的频次和抗肿瘤的 $CD8^+T$ 细胞中对抗肿瘤细胞抗原的 TCR 信号（主要是指抗原 MHC Ⅰ类复合物的 TCR 亲和力）的总和。一个肿瘤患者可能有比较低的肿瘤免疫临界值，更容易产生抗肿瘤的免疫应答；而拥有比较高的肿瘤免疫临界值，使这个过程更艰难。免疫疗法的目的是增加 F_{stim}、减少 F_{inhib} 或增加 TCR 信号以推动肿瘤免疫周期的前进。但这些参数以当今的科学技术水平很难进行量化，但肿瘤免疫临界值的提出仍代表了一个有用的理论结构。

$$\int (F_{stim}) - \int (F_{inhib}) \geq 1 / \sum_{n=1,y} (TCR_{affinity} \times frequency)$$

同时还提出，虽然每一个体的免疫状态应该是动态和可变的，但现有证据表明，这个变化一般是暂时的，很容易回到原始状态。个体的肿瘤遗传因素、基因和肿瘤的原发状态很大程度上提前决定了这个免疫临界点。

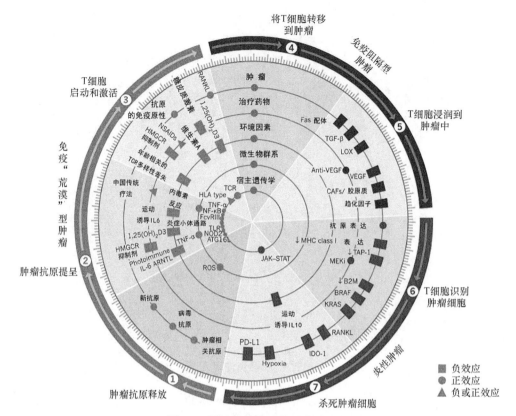

图 3-6　影响肿瘤免疫临界点的因素

　　尽管，目前这个理论很大程度是概念上的，但是肿瘤免疫临界值的概念提供了一个框架来帮助整编将在不远的未来涌现的大量的临床和生物标记数据。多个靶点发现证明肿瘤免疫治疗是非常有效的，值得临床期待，而潜在的联合药物治疗直接针对这些靶点是更值得期待的。值得一提的是，该理论将传统中药纳入影响免疫平衡点的因素。免疫疗法将来也许是中西结合的切入点，值得开展临床探索。

（邱洁蕾）

第二节　血液系统恶性疾病免疫应答及免疫逃逸机制

一、免疫应答

　　机体免疫系统可监视肿瘤的发生、发展，并通过特异性和非特异性免疫应答清除体内的肿瘤细胞。

（一）自然杀伤细胞（NK 细胞）

　　NK 细胞作为非特异性免疫的重要效应细胞，是机体自我保护的一道强有力的防线，在杀伤肿瘤细胞及机体病变细胞的过程中发挥不可忽略的作用。NK 细胞无须预先致敏，亦无MHC 限制性，即可快速直接发挥其杀伤肿瘤细胞的效应，其功能受细胞表面受体的调节，分为活化型细胞受体和抑制型细胞受体。活化型细胞受体包括天然细胞毒性受体（CD16，NKp46，NKp30，NKp44，NKp80），免疫球蛋白样受体（NKG2 家族，DNAM-1/CD266 家族，SLAM 家族，2B4，NTB-A，CD84），识别非己抗原分子受体（Ly49H）及其他受体（CD18，CD2），其相应配体是非己分子，如肿瘤细胞异常高表达的细胞膜分子等。抑制型细胞受体包括多种能识别 MHC-I 类分子的特异性受体（Ly49s，KIR，CD94/NKG2 A/B），在抗肿瘤治疗中发挥效应的主要是抑制型 KIR，能识别并结合 MHC-I 类分子，传导抑制信号来调节 NK 细胞活性。

NK 细胞杀伤肿瘤的免疫应答既无 MHC 限制性，也无须肿瘤抗原预先致敏或记忆反应，NK 细胞杀伤肿瘤细胞的主要机制包括：①穿孔素和颗粒酶介导的细胞毒作用，NK 细胞通过释放穿孔素、颗粒酶等杀伤颗粒活化 caspase 相关信号传导通路诱导肿瘤细胞凋亡。②通过死亡受体介导的凋亡，活化的 NK 细胞膜能够表达肿瘤坏死因子（TNF）家族分子，如 FasL 或 TNF-α 配体，与肿瘤细胞表面受体 Fas 或 TNFR-1 相互作用，启动肿瘤细胞凋亡信号通路，最终诱导肿瘤细胞凋亡。③ NK 细胞膜表达 CD16 与肿瘤特异性抗体结合，通过抗体依赖性细胞介导的细胞毒作用（antibody-dependent cell-mediated cytotoxicity，ADCC）作用杀伤肿瘤细胞。NK 细胞除可直接识别并杀伤肿瘤细胞外，还能通过分泌多种细胞因子（如 IFN-γ 等）参与免疫调节，抑制血液肿瘤细胞增殖。

NK 细胞既是抗肿瘤效应细胞，亦是免疫调节细胞，能与 DC、巨噬细胞、T 细胞及内皮细胞相互作用，产生多种细胞因子（如 IFN-γ、TNF-α、IL-10）及生长因子。NK 细胞来源的 IFN-γ 能够诱导 CD8[+]T 细胞分化成细胞毒性 T 淋巴细胞（cytotoxic T lymphocyte，CTL）；IFN-γ 能促进 DC 成熟，一方面导致 IL-12 分泌增多，反过来促进 NK 细胞的杀伤作用，另一方面增强 DC 抗原呈递能力，进而促进抗原特异性 CTL 免疫应答。近年来有研究发现 NK 细胞同样具有免疫记忆效应。

除 NK 细胞外，多种固有免疫细胞如巨噬细胞、γδT 细胞、NKT 细胞、粒细胞等，均参与对肿瘤细胞的免疫应答（图 3-7）。

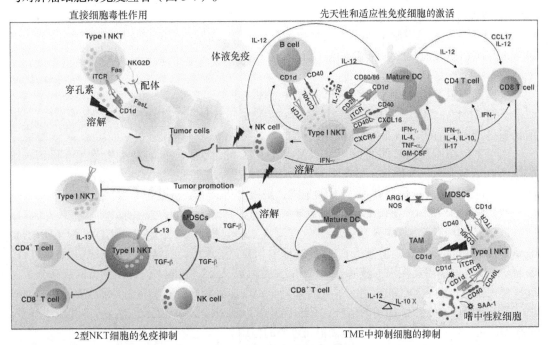

图 3-7　NK 细胞杀伤肿瘤细胞示意图

（二）T 细胞免疫应答

T 细胞免疫应答在机体抗肿瘤效应机制中起着最关键的作用，包括了 CD8[+] CTL 和 CD4[+] 辅助性 T 淋巴细胞（T helper cell，Th）。与 NK 细胞不同，T 细胞识别并杀伤肿瘤细胞需抗原激活，且具有 MHC 限制性。T 细胞的激活是一个复杂的过程，首先，其表面的 T 细胞受体（T cell receptor，TCR）特异性识别并结合于 MHC 分子凹槽中的抗原肽段，经 CD3 将信号传入胞内，提供 T 细胞活化的第一信号；其次，抗原提呈细胞（APC）与 T 细胞表面多种黏附分子结合，提供 T 细胞活化的第二信号（共刺激信号），其中 CD28/B7 是 T 细胞激活的重要共刺激分子。在识别并结合特异性抗原肽的过程中，若缺乏共刺激信号，特异性 T 细胞则不能被激活，进入不应答状态或发生凋亡；另外 T 细胞表面的 CTLA-4 与 B7 结合可启动抑制性信号。此外，T 细胞的充分激活还需依赖多种细胞因子的参与，如 IL-1、IL-2、IL-6、IL-12 等，在 T 细胞的激活中发挥重要的作用（图 3-8）。

1. CTL　肿瘤抗原被 MHC-I 类分子提呈后，可被 CD8$^+$T 细胞识别，在协同刺激及 CD4$^+$辅助性 T 细胞分泌细胞因子的作用下，CD8$^+$T 细胞活化后，具有特异性 CD8$^+$CTL 作用，既可特异地直接靶向杀伤肿瘤细胞，也可通过分泌 IFN-γ 等细胞因子，间接杀伤肿瘤细胞。

CTL 被特异抗原激活化后可杀伤肿瘤细胞，主要依赖以下两种机制：①通过释放穿孔素和颗粒酶，穿孔素是导致靶细胞溶解的重要介质，可使靶细胞形成跨膜孔道并导致细胞解体；颗粒酶可激活 caspase10，诱导 caspase 级联反应，诱导肿瘤细胞凋亡。②通过 Fas/FasL 途径，活化后 CTL 表面大量表达 FasL，与靶细胞表面的 Fas 结合，通过 Fas 胞内段的死亡结构域激活 caspase8，最终激活内源性 DNA 内切酶，导致细胞结构坏死和死亡。

CTL 细胞还能通过释放 IFN-γ、TNF-α 等细胞因子来发挥作用，其中 IFN-γ 可增强 MHC-I 类分子抗原提呈能力及 Fas 介导的溶细胞效应；而 TNF-α 则与肿瘤细胞表面受体结合启动级联反应，诱导肿瘤细胞凋亡。

CTL 主要为 TCRαβ$^+$T 细胞。近年来研究发现 TCRγδ$^+$T 细胞具有类似 NK 细胞杀伤肿瘤细胞的作用，在抗肿瘤效应中有一定应用。

2. 辅助性 T 淋巴细胞（Th）　大量研究证实了 Th 细胞在抗肿瘤免疫应答中发挥着不可忽略的作用，不仅能分泌各种细胞因子以调控肿瘤免疫，而且具有免疫记忆和直接杀伤肿瘤细胞的作用。

肿瘤细胞脱落的肿瘤抗原经 APC 摄取并处理成小分子多肽后，可与 MHC-II 类分子结合而提呈至 CD4$^+$Th 细胞，在协同刺激下激活 CD4$^+$Th 分泌大量细胞因子，最终促进 CTL、NK 细胞和 B 细胞等活化，增强抗肿瘤作用。

CD4$^+$T 细胞能加速 CTL 的增殖，以及保持 CTL 的记忆并与固有免疫细胞相互作用，还能促使 B 细胞分化成浆细胞，生产中和抗体，促使记忆 B 细胞产生快速的记忆性免疫应答。同样，经过细胞因子或信号刺激，Th 细胞同样可以分化成记忆性辅助 T 细胞。

利用抗 CD4 抗体或敲除 CD4 基因动物实验均证实 CD8$^+$CTL 细胞的激活需依赖 CD4$^+$Th 细胞，缺乏 Th 的辅助不能激活抗肿瘤免疫反应。研究提示 Th 细胞表面 CD40 配体（CD40 ligand，CD40L）可能在辅助激活 CTL 的过程中起着关键作用，CD40L 与专职提呈细胞如 DC 表面的 CD40 分子相互作用，激活 DC，产生细胞因子 IL-12 和 IL-15，并高调节共刺激分子，这些变化都可以刺激 DC 的成熟，导致后来的免疫反应，刺激针对特定抗原的 CD8$^+$CTL 细胞反应。CD40L 是一个很强的刺激信号，能够上调 DC 表达 ICAM I、CD80、CD86 等共刺激分子，这在 DC 向 CTL 提呈抗原过程中起着相当重要的作用。

近年来研究发现肿瘤特异性 Th 细胞具有直接杀伤肿瘤和白血病细胞的作用。Greenberg 等利用红白血病细胞株 FBL-3（由 Friend MuLV 病毒感染引起，MHC-II 类分子阴性）免疫小鼠，从小鼠体内分离 CD4$^+$Th 亚群以及 CD8$^+$CTL 亚群，分别回输到同系小鼠，再以 FBL-3 肿瘤细胞成瘤，实验结果显示 CD4$^+$Th 亚群和 CD8$^+$CTL 亚群各自发挥作用，均清除了小鼠的白血病细胞。因此，CD4$^+$Th 细胞能不依赖于 CD8$^+$CTL 而发挥直接清除肿瘤细胞的作用，其作用机制可能与 CTL 相似，通过释放穿孔素、颗粒酶等物质溶解肿瘤细胞，或直接与肿瘤细胞相互作用，诱导肿瘤细胞凋亡或死亡。

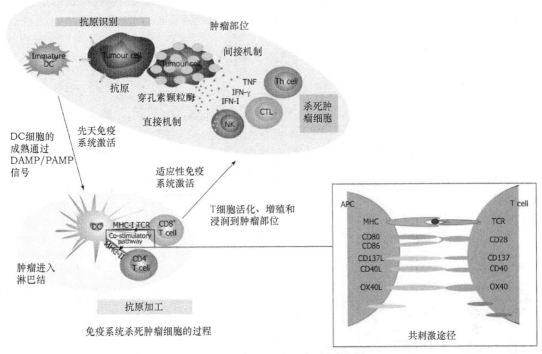

图 3-8　免疫系统杀伤肿瘤细胞的过程

（三）体液免疫应答

肿瘤的体液免疫应答是指 B 细胞及其抗体依赖的杀伤作用。在肿瘤患者血清中所检测到的对肿瘤细胞产生应答的抗体支持了肿瘤免疫应答中宿主抗体应答的潜在能力。

目前认为，体液免疫主要从以下 5 个方面发挥抗肿瘤作用：①激活补体系统溶解肿瘤细胞，通过抗体与肿瘤细胞结合，激活补体，补体成分的接触破坏肿瘤细胞膜的双脂层，形成小孔，引起细胞渗透压的改变和生化物质的丢失，导致细胞溶解；② ADCC，抗白血病等肿瘤细胞特异性抗体与肿瘤细胞表面抗原结合，导致携带抗体 Fc 受体的粒细胞和巨噬细胞与吸附在肿瘤细胞上抗体 Fc 部分结合，并释放毒素，引起肿瘤细胞的死亡。其作用较补体介导的细胞毒作用更有效；③抗体的调理作用；④抗体的封闭作用；⑤抗体改变肿瘤细胞的黏附特性。

近年来研究证实 B 细胞具有效应细胞和调节性细胞的功能。B 细胞表达死亡诱导配体（death-inducing ligand，DIL），在 Fas 配体（Fas ligand，FasL）、肿瘤坏死因子相关细胞凋亡诱导配体（TRAIL）、程序性死亡配体 1（PD-L1）和 2（programmed death ligand-2，PD-L2）及颗粒酶（granzyme B，GrB）的参与介导对肿瘤细胞的直接毒性作用。CD40 激活 B 细胞被认为是一个专业的 APC 来源，体外用 CD40L 激活的鼠和人 B 细胞能上调其自身的 MHCI/II、共刺激分子的表达，通过 MHC I/II 提呈外源性抗原并刺激抗原特异性 T 细胞，促进 T 细胞的增殖、IFN-γ 的生成，诱导特异性 CTL 的免疫应答，达到杀伤肿瘤细胞的目的。

B 细胞在表型和功能上具有多样化，其在肿瘤免疫中的作用也不是单一的（图 3-9），既表现为积极杀伤肿瘤的效应，能作为 APC 促进 T 细胞杀伤功能；能作为效应细胞直接引起肿瘤细胞裂解；能分化为浆细胞，分泌抗体，通过 ADCC/CDCC 靶向作用于肿瘤细胞；还能转化为肿瘤浸润 B 细胞（tumor-infiltrating B cell，TIB）诱导体液免疫和细胞免疫（B 细胞直接杀伤肿瘤细胞）。又表现消极的促肿瘤生长的作用，Breg 通过生成免疫调控细胞因子 IL-10 来下调抗肿瘤免疫应答，抑制 Th1 细胞，上调 Treg 和 Tr1 的应答。

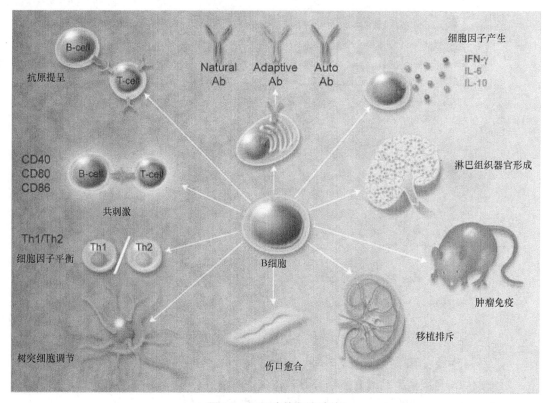

图 3-9　B 细胞的免疫功能

二、免疫逃逸机制

近年来，研究者对肿瘤发病机制的研究越发深入，越来越意识到肿瘤的发生、发展是肿瘤细胞与机体相互对抗、相互博弈的复杂过程，机体的免疫系统及其形成的免疫微环境在肿瘤的进展、转移乃至转归中起着至关重要的作用。在正常情况下机体通过识别"非我"的肿瘤细胞，启动天然免疫反应和获得性免疫反应，利用多种免疫细胞来杀伤、清除肿瘤。然而事实上肿瘤的发病率和病死率逐年上升，可见，这场对抗战的结果是肿瘤细胞逃避机体的免疫防御和攻击，进而转移并扩散到全身各个器官。2011 年 Hanahan 和 Weinberg 在 *Cell* 上提出，在肿瘤现有 6 大特征的基础上新增：基因组不稳定性和突变、促肿瘤炎性反应、逃避免疫清除和细胞能量代谢异常。

1. 肿瘤细胞与免疫逃逸　肿瘤细胞自身的特点决定其常能够逃避机体免疫系统的识别和攻击，通过改变其抗原和抗原相关提呈基因的表达及自身表面分子的结构，分泌免疫抑制因子改变肿瘤微环境，介导肿瘤细胞逃避宿主的免疫攻击（图 3-10）。

在癌变过程中，肿瘤细胞会产生新抗原、过表达抗原物质。但当机体免疫系统攻击肿瘤细胞，其表面的抗原突变或减少甚至缺失，影响 DC 的抗原提呈过程，致使 CTL 无法识别和杀伤肿瘤细胞。

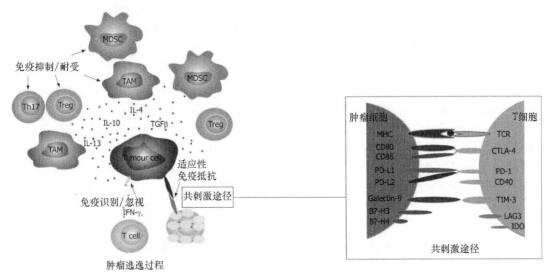

图 3-10 肿瘤逃逸的过程

在免疫应答过程中，抗原肽需与 MHC 分子形成 MHC- 肽复合物才能被免疫细胞所识别。同样，在抗肿瘤免疫反应中，肿瘤细胞正常水平表达 MHC 分子是关键步骤。研究表明正常体内所有有核细胞均表达 MHC-I 类分子，但肿瘤细胞常不表达或低表达 MHC 分子，导致肿瘤细胞不能或弱提呈抗原，致使特异性 CTL 不能被活化及杀伤肿瘤细胞。

T 细胞的激活除需 MHC- 肽复合物外，还需共刺激分子提供第二信号。然而肿瘤细胞低表达 B7-1（CD80）、B7-2（CD86）分子，降低了 T 细胞活化的第二信号，使得 T 细胞发生无能而免疫耐受。肿瘤细胞下调 B7-1、B7-2 分子，同时过表达 B7-H1（PD-L1 或 CD274）、B7-H3、B7-H6 等负刺激分子，抑制 T 细胞的增殖，使肿瘤细胞逃避免疫应答。

Fas/FasL 系统是免疫细胞诱导肿瘤细胞凋亡的重要途径，与肿瘤的发生、发展、转移和预后都密切相关。正常情况下，Fas/FasL 系统负责清除机体内过生长的细胞群，是维持细胞增殖与凋亡平衡的重要力量。有研究发现肿瘤细胞中 Fas 会向胞内传递抗凋亡信号，导致肿瘤的发生。一方面，肿瘤细胞下调或沉默自身 Fas 的表达来逃避免疫应答，另一方面，肿瘤细胞通过高表达 FasL 与 T 细胞或 NK 细胞相互作用，下调其杀伤能力且介导其凋亡，使微环境中的 CTL 细胞处于耗竭状态，降低肿瘤细胞的死亡率，促进肿瘤生长。

肿瘤细胞还能分泌一系列免疫异质性因子，如转化生长因子 -β（transforming growth factor-β，TGF-β）、IL-10、IL-4 和 IL-6 等，抑制 T 细胞和 NK 细胞对肿瘤的杀伤功能，介导巨噬细胞向免疫抑制方向极化。此外，肿瘤细胞还可以分泌血管内皮生长因子（vascular endothelial growth factor，VEGF）等，促使血管生成，为肿瘤迁移和浸润提供条件。

近年来研究认为肿瘤干细胞是肿瘤的起源和动力，也是逃避机体免疫应答的关键，通过下调 NK 细胞的活化配体 MICA 和 MICB，减轻和逃避 NK 细胞对其的识别和杀伤，达到逃逸的目的。

2. 机体免疫抑制与免疫逃逸 肿瘤微环境除包含肿瘤细胞外，还有细胞外基质、免疫细胞和免疫因子等，是保护和支持肿瘤发生、发展、复发的必要结构和功能单元。其中 T 细胞、NK 细胞等免疫细胞的功能缺陷，大量调节性 T 细胞、髓源性抑制细胞和肿瘤相关巨噬细胞等免疫抑制细胞的聚集，是肿瘤细胞逃逸机体免疫应答的重要原因。

机体清除肿瘤细胞主要是通过细胞免疫，T 细胞起着不可替代的作用。肿瘤浸润淋巴细胞（tumor infiltrating lymphocyte，TIL）表面可同时表达 Fas 和 FasL，通过其表面的 FasL 和肿瘤细胞的 Fas 结合杀伤肿瘤细胞，但也可表达 Fas，经肿瘤抗原活化、T 细胞抗凋亡因子减少等生理过程，使得浸润肿瘤的 T 细胞对肿瘤细胞的 FasL 敏感性提高而导致 T 细胞的死亡，使得肿瘤细胞得以逃逸。T 细胞还能通过表面高表达 FasL 和靶细胞的 Fas 结合，诱导靶细胞凋亡。

然而并非所有 T 细胞对肿瘤细胞都具有杀伤作用。$CD4^+CD25^+Foxp3^+$ 调节性 T 细胞（Treg）是重要的 Th 亚群，大量研究已证实，Treg 动态调节机体的免疫功能，抑制自身的免疫反应，因此，Treg 被认为能促进肿瘤生长，在抗肿瘤免疫应答中起负向调控作用。Treg 抑制效应主要通过分泌 TGF-β/IL-10 来实现，IL-10 是维持 Treg 的重要因子，促使初始 T 淋巴细胞向 Treg 细胞分化；通过分泌 TGF-β，抑制 NK 细胞由 NKG2D 介导的细胞毒性杀伤效应。研究发现肿瘤患者外周血及肿瘤组织中 Treg 含量均较正常组织高，说明 Treg 的增多影响肿瘤患者的免疫环境，削弱抗肿瘤应答，促进肿瘤生长。

研究发现，肿瘤浸润 Th17 细胞表面高表达 CXCR4 和 CCR6 等趋化因子，与肿瘤局部的 CXCL12（CXCR4 配体）、CCL20（CCR6 配体）相互作用，促进 Th 细胞浸润至肿瘤局部。

调节性 B 细胞（regulatory B cell，Breg）首先在自身免疫性疾病模型中提出，通过调节 Th1 和 Th17 的平衡来减轻自身免疫病，但近些年来在肿瘤模型的研究中，发现多种表型 Breg 能通过不同机制来抑制肿瘤免疫。在多种肿瘤模型中，T 细胞来源的 IL-12 诱导 B 细胞表达颗粒霉 B，而这种 B 细胞介导 T 细胞凋亡，抑制 T 细胞的抗肿瘤活性。以前 B 细胞在肿瘤免疫中并不受重视，随着研究的深入，Breg 在肿瘤逃逸中也有重要作用。因此进一步发现更多亚型和表面标志，利用相应特异性抗体减少其在肿瘤局部的浸润，也是抗肿瘤免疫治疗的一个可以参考的新的思路。

髓源抑制性细胞（myeloid derived suppressor cell，MDSC）是一类在肿瘤局部大量聚集、具有抑制性的不成熟髓系细胞亚群，小鼠 MDSC 表型为 $CD11b^+Gr^+$，人 MDSC 的表型较为复杂，主要是 Lin-HLA-DR^{low}CD11b$^+$CD33$^+$。MDSC 抑制免疫应答主要通过下列机制来实现：①通过消耗物质影响 CD3 ζ 链的合成和产生大量自由基抑制 T 细胞受体信号及其信号转导；②阻断 AKT 信号通路，诱导 T 细胞凋亡；③分泌 TGF-β、IL-10 等抑制性分子，抑制 NK 细胞功能和促进 TAM 的极化，产生 VEGF 和基质金属蛋白酶（matrix metallo proteinase，MMP）促进血管生成和肿瘤侵袭；④诱导 Treg 迁移至肿瘤组织局部浸润，抑制抗肿瘤应答。MDSC 通过上述机制共同抑制免疫细胞的抗肿瘤效应，促进肿瘤生长。

肿瘤相关巨噬细胞（tumor associated macrophage，TAM）是一类在肿瘤局部富集并且促进肿瘤生长的巨噬细胞。TAM 通过以下途径介导肿瘤逃逸：①通过分泌抑制性的共刺激分子，如 PD-L1、CTLA-4，抑制 CTL 的功能；②分泌趋化因子 CCL22，募集 Treg 集中于肿瘤局部；③产生 VEGF，促进血管生成和肿瘤侵袭。

肿瘤细胞可通过多种途径逃避或反击机体免疫系统，各个机制之间相互影响，密切联系，目前对肿瘤与免疫系统之间关系的研究不断深入，但仍未能将两者之间相互攻击、相互防御所涉及的细胞与分子所构成的网络研究清晰。肿瘤微环境与肿瘤免疫逃逸的关系是目前肿瘤研究领域的热点问题。国内外研究均已证实，局部微环境中促炎因子的长期存在与反复炎症发作可能促进肿瘤的形成、生长和转移，肿瘤微环境相关免疫细胞因子参与了肿瘤逃逸，但机制仍未明确。肿瘤细胞自身的生物学特性复杂多变，可以在各个水平逃避或抑制机体清除作用而对自身抗原进行修饰、改变等。而活化的免疫细胞既能杀伤清除肿瘤细胞，但同时也可能介导并促进了肿瘤免疫逃逸。因此，我们对肿瘤免疫逃逸的认识还远不够充分，但对免疫逃逸的机制及相关分子进展的研究可能彻底阐明肿瘤免疫逃逸的产生机制，并探索出有效的免疫治疗方法。

（杜静文　阳　兵）

第三节　血液系统恶性疾病的细胞和分子遗传学

自 1960 年 Nowel 和 Hungerfordfa 发现了慢性粒细胞白血病（CML）的 Ph 染色体以来，许多血液系统恶性疾病的原发性和继发性的遗传学异常相继被发现，促进了大家对遗传学异常和血液疾病表型及预后之间关系的了解。一些克隆性染色体异常、独立的分子生物标志的检出对血液疾病的确诊和亚型分类具有重要的临床和生物学意义。

一、细胞遗传学

细胞遗传学作为 MICM[细胞形态学（morphology）、免疫学（immunology）、细胞遗传学（cytogenetics）、分子生物学（molecular biology）] 诊断的一部分，被纳入 WHO 分类诊断和 NCCN 指南已有许多年历史。一些染色体异常可以作为明确诊断特定类型白血病的依据，如 CML 患者的 Ph 染色体；有些染色体易位与白血病预后相关，可以作为病人治疗风险分层的依据，如近单倍体（< 30 条染色体）儿童急性淋巴细胞白血病（ALL）患者预后较差，应归类到高危组。同时，在复发时，细胞遗传学分析和相关技术还可用于发现原始克隆的存在及鉴定克隆的演化。细胞遗传学多年来主要应用的技术是染色体核型分析，虽然传统染色体核型分析的分辨率比较有限，但在血液系统疾病的排查、诊断及预后分层仍处于主流地位。

（一）染色体畸变特征

染色体畸变经常涉及部分而非全部的染色体，畸变分布具有不均一性和非随机性。

1. 获得性　许多研究证据认为，血液系统疾病的染色体畸变通常为后天获得性的而非先天遗传性的，如同卵双生子之一患有 CML，Ph 染色体只见于患者而不见于其健康的兄弟；伴有染色体畸变的白血病患者所生的子女通常无同样的白血病和核型异常证据。但部分带有遗传病的患者，如伴唐氏综合征（Down syndrome，DS）的患者据研究发生白血病的概率比无 DS 者发生率增高 10 ～ 100 倍。

2. 克隆性　所谓克隆性是指来自同一个恶性转化细胞的一群白血病细胞具有同样的染色体异常。血液系统恶性疾病患者的染色体畸变常是克隆性的，这种克隆性明确提示疾病的恶性本质。在初发病例中，这种克隆性的染色体畸变可能提示白血病亚型，如 t（15；17）（q22；q22）常提示急性早幼粒细胞白血病（AML-M3）。

3. 集中倾向性　急性白血病常较多累及第 1、5、7、8、14、21 和 22 号等染色体，ALL 和 AML 累及的染色体又有所不同，ALL 常累及第 1、14、21 和 22 号染色体，AML 常累及第 5、7、8 和 21 号染色体。CML 和慢性淋巴细胞白血病（CLL）累及的染色体也有一定的集中倾向性，CML 较多累及第 8、9、17 和 22 号染色体，而 CLL 较多累及 1、13、14 和 17 号染色体。

4. 年龄分布　涉及 11q23 重排是婴儿 AML 患者最常见的细胞遗传学异常，在成人发生率仅为 5% ～ 10%。t（12；21）是儿童 ALL 中最常见的亚型，但仅见于 2% 的成人患者。而 t（15；17）（q22；q22）和 t（8；21）（q22；q22）在婴儿患者中则未见报道。-5/5q-、-7/7q- 和 i（17）及复杂核型多见于年纪较大的患者。

（二）《造血和淋巴组织肿瘤 WHO 分类》

《造血和淋巴组织肿瘤 WHO 分类》是当今世界上普遍参照的分类标准，已经逐渐成为指导临床诊断工作的基础。随着基础及临床研究的不断进步，特别是遗传学方面的进展，人们对疾病的诊断、预后及治疗都有了新的认识。

1. 急性髓系白血病 根据细胞遗传学将 AML 患者预后分为低危组、中危组及高危组，以进一步指导 AML 的分层治疗及预后判断。2010 年，David 等在英国医学研究委员会统计了 5876 例 AML 患者重现性染色体异常对预后的影响（图 3-11）。

国际上目前常用分层标准包括美国国立综合癌症网络（National Comprehensive Cancer Network，NCCN）国际临床实践指南、英国研究理事会（Medical Research Council，MRC）指南、美国西南肿瘤组（Southwest Oncology Group，SWOG）指南，但同种核型在不同指南中的预后意义仍有不少争议（表 3-1）。

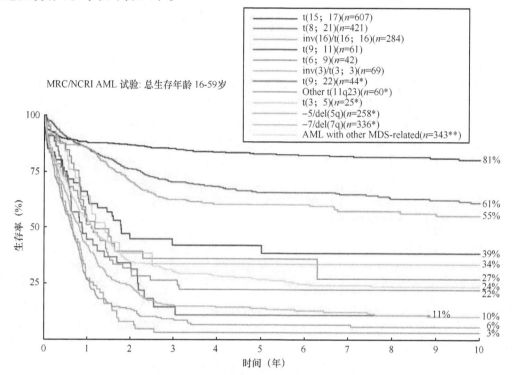

图例：
- t(15；17)(*n*=607)
- t(8；21)(*n*=421)
- inv(16)/t(16；16)(*n*=284)
- t(9；11)(*n*=61)
- t(6；9)(*n*=42)
- inv(3)/t(3；3)(*n*=69)
- t(9；22)(*n*=44*)
- Other t(11q23)(*n*=60*)
- t(3；5)(*n*=25*)
- −5/del(5q)(*n*=258*)
- −7/del(7q)(*n*=336*)
- AML with other MDS-related(*n*=343**)

MRC/NCRI AML 试验：总生存年龄 16-59 岁

图 3-11 重现性染色体异常对总生存的影响

表 3-1 AML 国际细胞遗传学预后分组

组别	NCCN	MRC	SWOG
低危组	t(15；17)、t(8；21)、inv(16)/t(16；16)	t(15；17)、t(8；21)、inv(16)/t(16；16)、无论伴或不伴有第 2 种核型异常	t(15；17)、t(8；21)、inv(16)/t(16；16)、del(16q)、无论伴或不伴有第 2 种核型异常，不伴 9q- 或者复杂核型的 t(8；21)异常
中危组	正常核型、单独 +8、t(9；11)及其他所有未定义异常	正常核型、+8、9q-、11q23 重排、+21、+22 及其他所有未定义异常	正常核型、+8、+16、12p-、-Y
高危组	复杂核型（≥3 种克隆性染色体异常）、单体核型、-5/5q-、-7/7q-、11q23 重排 [非 t(9；11)]、inv(3)/t(3；3)、t(6；9)、t(9；22)	复杂核型（≥5 种克隆性染色体异常）、-5/5q-、-7、3q 异常、t(6；9)、t(9；22)	复杂核型（≥3 种克隆性染色体异常）、-5/5q-、-7/7q-、3q、9q、11q、20q、21q、17p 等异常、t(6；9)、t(9；22)
预后未知	无	无	其他所有未定义异常

（1）AML 伴 t(8；21)(q22；q22)；RUNX1-RUNX1T1：在 WHO 分类中，t(8；21)(q22；

q22）（图3-12）重现性遗传学异常定义了一种独特类型的AML亚型，其具有独特的形态学和免疫学特征。在成人AML中发生率为7%～8%，其独立预后分组属于低危组（表3-1），在FAB分类的M2b亚型检出率达90%。t（8；21）（q22；q22）伴随其他染色体异常预后与独立t（8；21）异常预后有显著性差异（图3-13），最常见伴有性染色体的丢失（50%），通常被视为主导克隆和持续复发状态，提示在RUNX1-RUNX1T1中该伴随异常是一个重要角色。

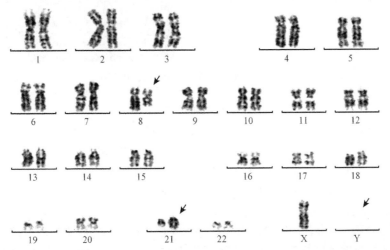

图3-12　核型图：45，X，-Y，t（8；21）（q22；q22）（箭头所指为异常染色体）

（2）AML伴inv（16）（p13.1；q22）或t（16；16）（p13.1；q22）；CBF：β-MYH11
该亚型一般见于FAB分类的AML-M4Eo，骨髓中可见各阶段的嗜酸性粒细胞，少数患者骨髓嗜酸性粒细胞不增多，外周血嗜酸性粒细胞也不增多。细胞遗传学常以inv（16）（p13.1q22）居多（图3-13），而t（16；16）（p13.1；q22）少见，两者都形成CBFβ-MYH11融合基因。CBFβ-MYH11融合基因可导致基因表达异常，阻断细胞分化。inv（16）是一种微小的染色体异常，早期文献报道隐匿性inv（16）（p13.1；q22）高达25%～57%，现主要利用原位荧光杂交（fluorescence in situ hybridization，FISH）融合基因检测（图3-14），其敏感性和特异性可大大提高。对发现该重现性遗传异常的患者，采用HD-AraC治疗完全缓解（CR）率高，生存期长。

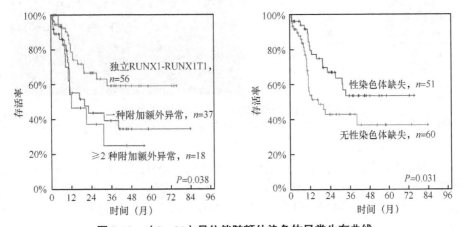

图3-13　（8；21）易位伴随额外染色体异常生存曲线

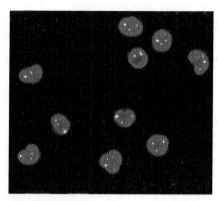

图 3-14 原位荧光杂交融合基因监测

左图为核型图：46，XY，inv（16）（p13.1；q22）（箭头所指为异常染色体）；右图为 Vysis CBFβ Dual Color，Break Apart Rearrangement Probe

（3）急性早幼粒细胞白血病伴 PML-RARA：约占 AML 病例的 10%，FAB 分类的 M3a 和 M3b 大多有特征性的 PML-RARA，即 t（15；17）（q22；q22）（图 3-15），少数患者因复杂易位或隐匿性插入而检查不到，可行 FISH 或 PCR 检测 PML-RARA 融合新基因。t（15；17）及其 PML-RARA 基因融合在其他疾病中未被发现。RARA（维 A 酸受体 α 基因座）位于 17q22，调节髓系细胞分化。易位导致 RARA 与编码一种生长抑制转录因子的 PML（早幼粒细胞白血病）基因融合，产生的嵌合蛋白导致髓系细胞成熟停滞于早幼粒细胞阶段，并伴有肿瘤性的早幼粒细胞增殖。急性早幼粒细胞白血病（acute promyelocytic leukemia，APL）是使用靶向治疗白血病的典范，全反式维 A 酸（all-transretinoic acid，ATRA）和三氧化二砷（As₂O₃）联合治疗能达到 90%～100% 完全缓解，总生存率为 86%～97%。ATRA 和 As₂O₃ 都可以引起 PML-RARA 嵌合蛋白降解，ARTA 针对 RARA 部分，As₂O₃ 通过 PML SUMO 化后使 PML-RARA 致病蛋白降解，APL 细胞分化和凋亡。一些罕见的变异易位，如 t（11；17）和 t（5；17）中，也可以与 RARA 融合，形成 PLZF-RARA 和 NPM-RARA 融合基因。

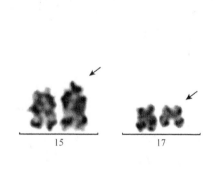

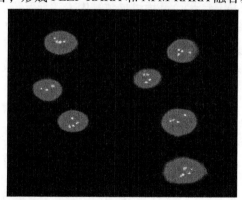

图 3-15 急性早幼粒细胞白血病伴 PML-RARA

左图为 t（15；17）（q22；q22）（箭头所指为异常染色体）；右图为 Vysis PML/RARa Dual Color，Dual Fusion Translocation Probe

（4）AML 伴 t（9；11）（p21.3；q23.3）；MLLT3-KMT2A：11q23/MLL（也称为 KM-T2A）重排见于 9%～10% 儿童 AML，约 3% 成人 AML，多见于 AML-M4 或 AML-M5。t（9；11）（p21.3；q23.3）/MLL-AF9（又称 MLLT3-KMT2A）是 AML 中最常见的 KMT2A 基因易位之一（图 3-16），它主要出现在有单核细胞分化的 AML 中，也可见于其他类型 AML，患

者可出现髓外肉瘤和组织浸润。前几年有人认为在儿童急性单核细胞白血病中，存在该易位 5 年总共生存率达 64.9%，相对其他类型 11q23 易位者预后较好，而其他类型的 KMT2A 基因易位预后差。然而，在近几年的研究中，t（9；11）（p21.3；q23.3）/MLLT3-KMT2A 也有出现提示中等或差的预后，其具体预后意义仍存在争议。

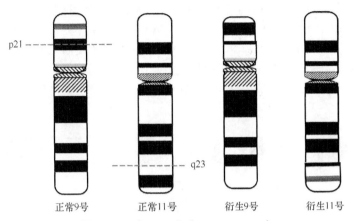

图 3-16 t（9；11）（p21.3；q23.3）

（5）AML 伴 t（6；9）（p23；q34）；DEK-NUP214：t（6；9）（p23；q34）首次出现在 2008 版《造血和淋巴组织肿瘤 WHO 分类》中，被定义为 AML 的一个独立亚型，见于 0.7% ～ 1.8% 的 AML 或者是骨髓增生异常综合征（myelodysplastic syndrome，MDS）中（图 3-17），在儿童和成人中预后都较差。6p22 上的 DEK 基因与 9q34 上编码核孔蛋白 214kDa 的 NUP214 基因融合后，作为一种异常的转录因子通过结合至可溶性转运因子影响核转运。根据 WHO 分类，多系发育不良和骨髓或外周血嗜碱性细胞（＞2%）常与 t（6；9）相关。AML 患者中存在 t（6；9）对标准化疗反应差，缓解后复发风险高的情况。在多数病例中，t（6；9）易位是唯一的核型异常。

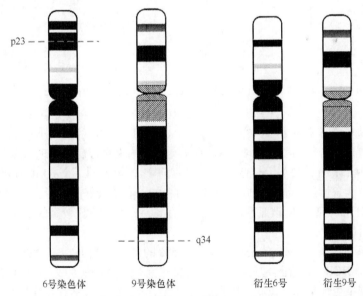

图 3-17 t（6；9）（p23；q34）

（6）AML 伴 inv（3）（q21.3；q26.2）or t（3；3）（q21.3；q26.2）；GATA，MECOM：

inv（3）（q21.3；q26.2）或 t（3；3）（q21.3；q26.2）在 2016 版 WHO 中重新定义为激活 MECOM 表达的远端 GATA2 增强子及协同 GATA2 单倍剂量不足。GATA2 基因参与造血过程中髓系细胞分化，在白血病细胞中高表达反映白血病恶性细胞克隆的存在、白血病细胞分化、发育阻滞、进而导致幼稚细胞增多。inv（3）（q21.3；q26.2）或 t（3；3）（q21.3；q26.2）导致 G2DHE（GATA2 远端造血增强子）更靠近 EVI1 基因，从而激活 EVI1 的表达及伴随的 GATA2 内源性增强子减少，以致 GATA2 单倍剂量不足（图 3-18）。该亚型主要见于成人，约占 AML 病例的 1%。可见于原发或由 MDS 转发而来的病例，常有血小板减少，骨髓中单叶或二叶核的不典型巨核细胞增多，伴多系病态造血。伴有 inv（3）（q21.3；q26.2）或 t（3；3）（q21.3；q26.2）的 AML 病例，预后差，生存期短，据报道平均总生存期为 7.9 个月。

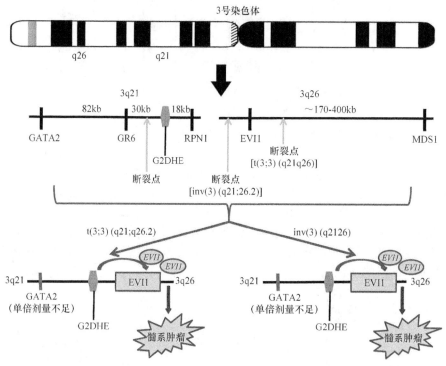

图 3-18　inv（3）（q21.3；q26.2）或 t（3；3）（q21.3；q26.2）原理图

（7）AML 伴 t（1；22）（p13.3；q13.3）；RBM15-MKL1：在婴儿急性巨核细胞白血病中，最常见的细胞遗传学异常是 t（1；22）（p13.3；q13.3），70% 的病例小于 1 岁且多为女性。患者通常为患唐氏综合征的婴儿并伴有 GATA1 突变。绝大多数病例表现为显著的肝脾肿大和骨髓纤维化。由于 t（1；22）（p13.3；q13.3）属于比较罕见的一个 AML 亚型，以前的少量病人数据研究认为急性巨核细胞白血病伴有 t（1；22）有比较好的预后，然而 Hiroto Inaba 等 2015 年回顾性分析研究 51 例该亚型病例认为伴有 t（1；22）有比较高的早期病死率，是一个中度危险的预后因素。

2. 慢性髓系白血病　CML 的是在 90%～95% 的患者中检出 t（9；22）（q34；q11.2）（图 3-19），即 BCR-ABL 融合基因。9 号和 22 号易位后的缩短的 22 号染色体成为 Ph 染色体，有时候常规染色体呈一个点状。少数患者可有变异易位，包括涉及 9 号和 22 号易位在内的 3 条或更多染色体之间的复杂易位或 9 号和 22 号以外的染色体之间的简单易位。复杂易位时其他染色体的物质易位到 Ph 染色体可掩盖 Ph 染色体典型形态，成为隐匿或者隐蔽 Ph。

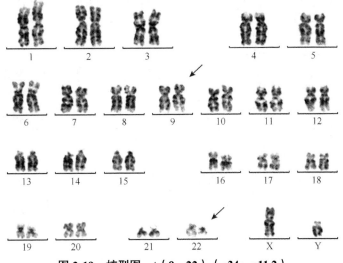

图 3-19 核型图：t（9；22）（q34；q11.2）
箭头所指为异常染色体

CML 治疗方案自 50 年代开始经历了白消安、羟基脲、干扰素 α 及酪氨酸激酶抑制剂（tyrosine kinase inhibitor，TKI），其患者生存时间和生存率有了极大的提高（图 3-20）。

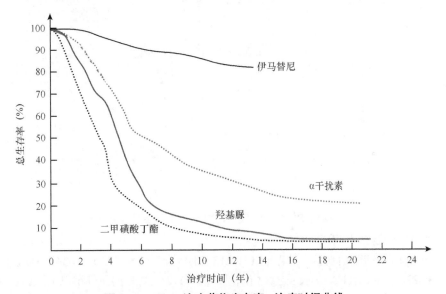

图 3-20 CML 治疗药物生存率 - 治疗时间曲线

酪氨酸激酶抑制剂是针对 BCR/ABL 位点的 CML 靶向治疗药物，至今已有三代药物面世。第一代 TKI 是伊马替尼（imatinib、gleevec）主要通过三磷酸腺苷（ATP）竞争性结合 BCR/ABL 致病蛋白上的 ATP 位点，从而阻止 BCR/ABL 蛋白持续磷酸化作用，从而达到抑制信号传导途径的作用（图 3-21）。2001 年美国 FDA 批准伊马替尼用于慢性粒细胞白血病 BCR-ABL 基因阳性患者的治疗。第二代 TKI 主要针对伊马替尼耐药和不耐受，包括达沙替尼（dasatinib）、尼罗替尼（nilotinib）和博舒替尼（bosutinib），是比第一代伊马替尼更强效的一种酪氨酸激酶抑制剂，增加了 ABL 激酶集合区的亲和力，对 *T315I* 突变以外其他的 BCR-ABL 突变位点均有较好效果。第三代 TKI 如帕纳替尼（ponatinib），主要靶向抑制目标是 T315I 突变者（图 3-22）。

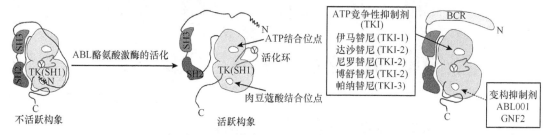

图 3-21　TKI 作用位点

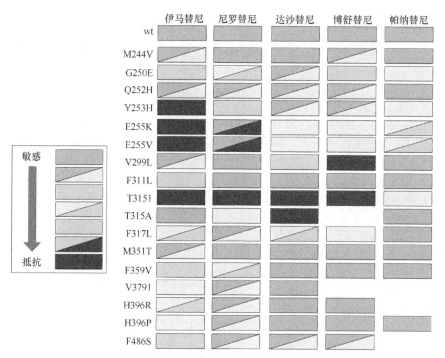

图 3-22　BCR-ABL 突变区对不同 TKI 药物敏感度

3. 急性淋巴细胞白血病

（1）B 淋巴母细胞白血病 / 淋巴瘤（B-ALL/LBL）伴 t（9；22）（q34；q11.2）；BCR-ABL1：t（9；22）（q34；q11.2）不仅见于 CML，也见于 11%～29% 的急性淋巴细胞白血病（acute lymphocytic leukemia，ALL）患者。在 ALL 中此重现性遗传学异常发生率的大小与年龄相关，儿童发生率为 1%～3%，而成人发生率约 25%，大于 60 岁的成人发生率高达 50%。Ph+ ALL 患者为 B-ALL 多见。在任何年龄组，均为预后不良。ALL Ph+ 患者与 CML Ph+ 患者一样，可用 TKI 治疗。据报道，Ph+ ALL 患者使用伊马替尼治疗，能达到 95% 完全缓解，3 年存活率达 55%。TKI 作用原理和 BCR-ABL 突变位点详见 CML 章节。

（2）B-ALL/LBL 伴 t（v；11q23.3）；KMT2A 重排：在小于 1 岁的婴儿 ALL 中，KMT2A 基因（11q23）重排（旧称 MLL 基因）发生率近 80%，是最常见的伙伴基因产生易位，如 t（4；11）（q21；q23）（图 3-23）产生的 MLL-AF4 融合基因；t（11；19）（q23；

q1.3）产生的 MLL-ENL 融合基因；t（9；11）（p21；q23）产生的 MLL-AF9 融合基因，其无事件生存率（EFS）与无 MLL 重排患儿有显著性差异（图 3-24）。儿童 ALL 中最常见的是 t（4；11）（q21；q23），产生 MLL-MLLT2（MLL-AF4）融合基因，预后极差。

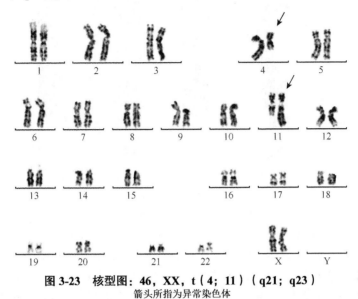

图 3-23　核型图：46，XX，t（4；11）（q21；q23）
箭头所指为异常染色体

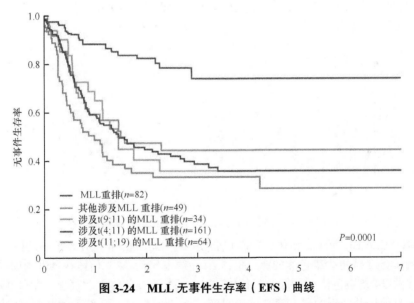

图 3-24　MLL 无事件生存率（EFS）曲线

（3）B-ALL/LBL 伴 t（12；21）（p13.2；q22.1）；ETV6-RUNX1：t（12；21）（p13.2；q22.1）（图 3-25）在儿童 B-ALL 中最为常见，发病率为 25%，预后良好。因常规染色体核型分析检出率较低，常采用 FISH 方法 ETV6-RUNX1 探针筛查。同时，该探针可以鉴定 21 号染色体的染色体体内扩增（intrachromosomal amplification of chromosome 21，iAMP21）异常。B-ALL/LBL 伴 iAMP21 近几年也被纳入造血与淋巴组织肿瘤 WHO 新分类。该异常患者约占 2% 儿童 B-ALL 病例，一般为年龄较大的儿童（中位年龄为 9 岁），同时伴有低血小板和低白细胞计数，标准治疗预后差。

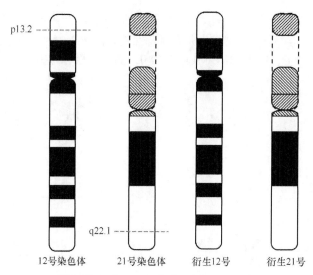

p13.2

q22.1

12号染色体　　21号染色体　　衍生12号　　衍生21号

图 3-25 t（12；21）（p13.2；q22.1）

（4）B-ALL/LBL 伴超二倍体染色体：B-ALL/LBL 伴＞50条染色体数目的高超二倍体（51-67）比 AML 多见，见于 20%～25% 的 ALL 患者，以儿童病例多见。染色体总数以 55 最为常见。高超二倍体患者一般为非随机的染色体增加，以 4、6、10、14、17、18 和 21 三体和男女性均增加 1 条 X 染色体多见。Lily S 等统计了 126 名 2～15 岁儿童 ALL 患者，其中可见 21 号染色体出现三体概率最高（图 3-26）。该亚型 B-ALL/LBL 一般认为预后较好，其中近 2/3 的患者可伴有结构性异常，其中 1q、6q、12p 和 19p 均易发生结构异常，这类病例预后一般。

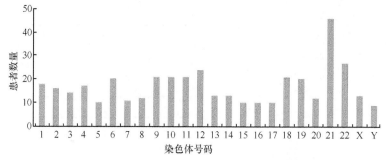

图 3-26 B-ALL/LBL 伴超二倍体常见染色体增加情况

（5）B-ALL/LBL 伴亚二倍体：WHO 所定义的"亚二倍体"ALL 病例是指少于 45 条染色体的病例。45 条或更少染色体的亚二倍体 ALL 约占 5%。亚二倍体在 ALL 中主要分为"近单倍体"（＜30 条染色体）、低亚二倍体（31～39 条染色体）和高亚二倍体（40～45 条染色体），目前以前两者的研究意义比较明确。亚二倍体 ALL 病例若为"近单倍体"，这类型病例提示预后不良。近单倍体经常伴随着二倍近单倍体染色体数目的超二倍体细胞群，形成四体性染色体增加。这些四体性染色体的出现使该异常有别于经常形式的高超二倍体，两组间有不同的预后。低亚二倍体是另外一种罕见但独特的类型，在成人中比在儿童中更常见。该类型染色体结构异常比近单倍体更常见。与近单倍体一样，常可见低亚二倍体染色体倍增的细胞群，称为近三倍体。91% 的低亚二倍体 ALL 患者存在 TP53 基因突变。

（6）B-ALL/LBL 伴 t（5；14）（q31.1；q32.3）；IL3-IGH：B-ALL/LBL 伴 t（5；14）（q31.1；q32.3）是一类罕见的具有特征性的高循环嗜酸性粒细胞水平的急性淋巴细胞白血病，

被 WHO 纳为特定分类。它涉及免疫球蛋白重链（IgH）基因座和 IL-3 受体，易位后 IgH 启动子与 IL-3 拼接，导致 IL-3 过度表达，增加了嗜酸性细胞的成熟（图 3-27）。

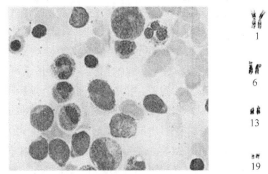

图 3-27　B-ALL/LBL 伴 t（5；14）（q31.1；q32.3）
左图为骨髓涂片所见；右图为核型图：46，XY，t（5；14）（q31.1；q32.3）

（7）B-ALL/LBL 伴 t（1；19）（q23；p13.3）；TCF3-PBX1：在 3%～5% 的 ALL 中，可见此易位，所有年龄组均可以发生，儿童相对常见。通常与前 B 细胞免疫表型相关，原始细胞表达 CD10 和胞质免疫球蛋白。t（1；19）导致染色体 19p13 上的 TCF3（转录因子 3，曾称作 E2A 免疫球蛋白增强子结合因子）基因与染色体 1q23 上的 PBX1（前 B 细胞白血病同源异性盒 1）融合形成 TCF3-PBX1。有功能的融合基因位于 19 号衍生染色体，75% 的病例 1 号衍生染色体丢失，出现不平衡形式的易位。

（8）T 淋巴母细胞白血病 / 淋巴瘤：T 淋巴母细胞白血病 / 淋巴瘤（T-ALL/LBL）患者中约有 15% 为儿童 ALL，细胞遗传学分析的检出异常核型 50%～70%，其中常见染色体见下表（表 3-2）。最常见的异常涉及染色体 14q11.2 上的 TCRα/δ（TRA/TRD）和染色体 7q34 上的 TCRβ（TRB），每一个都有一系列的伙伴基因，该伙伴基因具有上调 TCR 基因的增强子区域的转录功能。

表 3-2　T-ALL/LBL 常见染色体异常

染色体异常	T-ALL 中出现频率	预后
t（5；14）（q35；q32）；TLX3-Bcl11B	20%	差
TAL1 基因重排（1p32）	20%	好
LMO2（RBTN2）基因重排（11p13）	15%	未知
t（10；11）（p12；q14）；PICALM-MLLT10	10%	差

4. 慢性淋巴细胞白血病　40%～50% 的慢性淋巴细胞白血病（CLL）患者白血病细胞中检测出染色体异常，结合间期 FISH 技术可在 80% 患者中发现遗传学异常，常见异常包括 13q-、+12、11q-、17p- 等。其中 del（13）（q14.3）是 CLL 患者最常见的细胞遗传学异常，总的发生率可达 14%～40%，其缺失区域包括 2 个小分子核糖核酸（micro-RNA）基因 miR15a 和 miR16，两者表达水平的下调可提高抗凋亡蛋白 Bcl2 的表达水平。单独 13q- 异常的 CLL 患者通常预后较好，中位生存期可达 133 个月。正常核型患者预后也较好。CLL 患者预后较差的是 del（11）（q22-q23）和 del（17）（p13）。del（11）（q22-q23）累及的是 ATM 基因，与疾病进展和较短中位生存时间（79 个月）相关。而 del（7）（p13）累及的是 TP53 基因，伴有该异常患者对传统化疗反应欠佳，疾病进展快，生存期短。del（7）（p13）的预后意义与存在该异常的细胞比例相关。当 del（7）（p13）≥10% 时，预后较差，中位生存时

间＜6个月。

5. 其他   细胞遗传学除了在 AML、ALL 和 CML 中存在特异性染色体畸变有助于鉴别诊断、白血病亚型辅助诊断和治疗方案选择，在其他血液系统疾病诊治中也起着重要作用，如自 2008 年 WHO 分型标准将细胞遗传学染色体异常作为 MDS 诊断和分型不可缺少的依据之一。MDS 国际预后积分系统（international prognostic scoring system，IPSS）将初诊的染色体异常核型列入影响预后的主要因素中。在淋巴系统恶性肿瘤诊疗中，细胞遗传学同样是不可缺少的，如在多发性骨髓瘤（MM）中，亚二倍体组与较差的 OS 相关，而高超二倍体组预后较好。绝大多数 MM 原发性染色体易位为单独的平衡易位，原癌基因与某个免疫球蛋白增强子区域发生并置，导致原癌基因的异常表达，最常涉及 14q32（IGH）的重排，发生率随疾病进展逐渐增高。在淋巴瘤侵犯骨髓的病例中，某些重现性的染色体异常与淋巴瘤分型密切相关，尤其是 B 细胞淋巴瘤，如 t（14；18）与滤泡性淋巴瘤；t（8；14）与 Burkitt 淋巴瘤；t（3；14）与弥漫大 B 细胞淋巴瘤；t（11；14）与套细胞淋巴瘤等。

随着近几年血液系统恶性疾病的遗传学发展，对遗传学的检出率和检出限的要求越来越高。虽然以传统骨髓染色体核型分析为主的细胞遗传学有覆盖全基因组的优势，仍处于主流地位，但其分辨率和检出率都比较有限。FISH、荧光定量 PCR（qPCR）及基于芯片的高分辨率分析技术使遗传学的应用与研究得到延伸。

二、分子遗传学

肿瘤的发生演变是一个多因素参与的多复杂步骤的累积过程，血液系统恶性疾病也是如此。当造血干细胞受到打击后，可在一定潜伏期内再次受到内在缺陷因素或额外事件（如射线、化学物质、病毒或化疗药物等）产生影响，即造血干细胞再次或多次受到打击促使疾病进入临床期或终末期。2001 年 Gilliland 等提出关于 AML 发病的"双重打击"学说（图 3-28）。

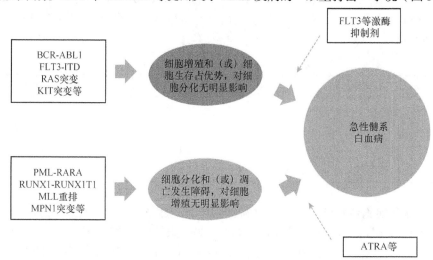

图 3-28　AML 双重打击学说
箭头为促进作用方向，虚线为抑制作用方向

该学说认为，在 AML 的发生过程中至少有两种体细胞基因突变（包括点突变、基因重排及表达异常）共同起作用，仅一种突变并不能使正常的细胞转化为肿瘤细胞。这两种突变分别为：第一种突变，它们通过刺激信号通路使细胞具有增生或存活异常，但对分化无影响，主要包括 FLT3、KIT 等基因突变和 BCR-ABL1 等融合基因；第二种突变是编码转录因子的基因异常，可干扰细胞分化和凋亡，包括 RUNX1-RUNX1T1、PML-RARA 融合等。如第一种突变主要引起 CML 样造血异常，第二种突变主要引起 MDS 样改变，两种突变的协同作用可以导致血液系统恶性疾病的发生。

（一）基因突变、高表达和失活

原癌基因是"静止"或"隐蔽"或"保守"的一类细胞固有的正常基因。在外界致癌因素作用下，发生了变异，使之具有致癌的作用，这种变化称为原癌基因激活。活化的方式主要有基因扩增或产物高表达（量变）、基因突变和缺失（质变）等。特定基因的突变、产物高表达、抑癌基因的失活及凋亡基因的受抑等都可以为血液系统恶性疾病的诊断、病情预测和治疗提供信息。

1. 胎肝激酶 3 基因突变 胎肝激酶 3（fetal liver kinase-3，FLT3）又称 FMS 样酪氨酸激酶（FMS like tyrosine kinase-3），基因位于 13q12。FLT3 与 KIT、PDGFR 同属于 Ⅲ 型受体酪氨酸激酶家族，主要在造血系统表达。FLT3 与成纤维细胞和造血细胞等产生的 FLT3 配体结合激活酪氨酸激酶，通过激活磷脂酰肌醇 -3 激酶（PI3K）-AKT、RAS-MAPK 信号通路，参与造血细胞的增殖、凋亡抑制和造血干细胞的自我复制。FLT3 突变参与疾病进展，与患者预后不良和高白血病细胞负荷相关。FLT3 基因突变见于 1/3 核型正常的 AML 患者。突变内有串联重复（internal tandem duplication，ITD）和点突变。FLT3-ITD 是最常见的 FLT3 突变，见于 30% 的成人 AML 患者和 12% 的儿童 AML 患者，还见于 5%～10% 的 CML 和 MDS 患者，且随 MDS 患者年龄增加而增加。AML 伴有 FLT3-ITD 患者预后较差，在正常核型 AML 病例中存在 FLT3-ITD 对比野生型 FLT3，预后较差，表现为复发率增长和无病生存率及总生存率降低且复发风险高。小分子的 TKI 和 FLT 抑制剂（表 3-3）作为伴有 FLT3-ITD 患者分子靶向治疗正在尝试中。

表 3-3 主要 FLT3 抑制剂及其靶点和毒性作用

FLT 抑制剂	是否有选择性	靶点	毒性
sunitinib（SU11248）	否	c-KIT、KDR、PDGFR 和 FLT3	食欲减低、发热、消化道症状
lestaurtinib（CEP701）	否	突变型和野生型 JAK2 和 FLT3	感染、败血症、心肌梗死
tandutinib（CT53518）	否	PDGFR、c-KIT 和 FLT3	肌无力
quizartinib（AC220）	否	PDGFR、c-KIT 和 FLT3	QTc 间期延长
sorafenib	否	RAF-1、VEGFR、PDGFR、c-KIT 和 FLT3	皮疹、疲乏、腹泻
midostaurin（PKC412）	有	FLT3-ITD 和 FLT3-TKD	发热、流感样症状、口腔溃疡、不正常出血和淤血
gilteritinib（ASP2215）	有	FLT3/AXL	腹泻、疲乏、肝功能检测异常

2. KIT 基因突变 KIT 是一种原癌基因，位于染色体 4q11-12，其编码的跨膜受体是 Ⅲ 型受体酪氨酸激酶家族成员之一。KIT 受体与其配体——干细胞因子结合触发 KIT 受体二聚体化和细胞膜内酪氨酸残基的磷酸化，从而将细胞外信号传导至胞内。KIT 基因获得突变，造成 KIT 不依赖配体的自发性受体二聚体化，引起 KIT 受体的持续激活，致使细胞过度增殖或细胞凋亡受阻。AML 中 KIT 基因突变的总发生率为 5%～10%，见于 12.8%～46.8% 的 AML 伴 t（8；21）和 33.3%～45% 的 AML 伴 inv（16）。在核心结合因子（core-binding factor，

CBF）基因重排的 AML 中，发生率约为 20%，但在 APL 中未发现 KIT 突变。因此，有人认为 KIT 和 FLT3 基因突变间存在显著的功能互补性：KIT 基因突变 CBF 基因重排的 AML 无 FLT3 基因突变；而 FLT3 突变发生在 APL 无 KIT 基因突变。KIT 基因突变的 CBF 基因重排的 AML 患者复发风险比较高。

3. NPM1 基因突变 NPM1 基因首先在 2005 年由 Falini 教授等作为正常核型 AML 患者最为常见的遗传学变化予以报告。NPM1 基因编辑的是一种细胞核的穿梭蛋白，其突变发生在 12 号外显子，95% 以上在 960 位置有 4bp 的插入序列，导致 NPM1 蛋白 C 末端区域的框移（NPM1c$^+$），以致核仁定位丢失和获得核输出信号。在正常核型 AML 中，28% ～ 35% 有 NPM1 突变，在正常核型 AML（NK-AML）高达 50% ～ 60%。2016 年 WHO 分类将 AML 伴 NPM1 突变定位为单独的亚型。单独存在 NPM1 基因突变与正常核型 AML 和具有野生型 NPM1 相比，提示较高的完全缓解率和无病生存率（disease-free survival, DFS），预后较好。NPM1 突变还与 FLT3 突变相关，在 60% 的 NPM1 患者中可以检出 FLT-ITD。NPM1c$^+$/FLT3 野生型患者预后比其他正常核型 AML 患者好（图 3-29）。

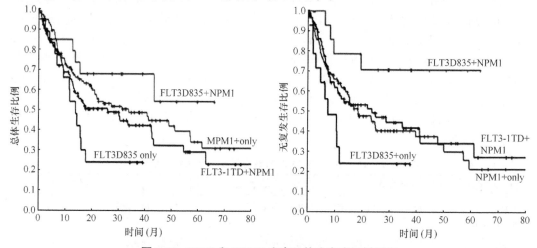

图 3-29 FLT3 和 NPM1 突变总体生存率和缓解率

4. RUNX1（AML1）基因突变 AML 伴 RUNX1 突变（暂命名）是 2016 版 WHO 新增的一个亚型。RUNX1 点突变而无染色体易位也是诱发急性白血病的原因。在 AML 中，M0 是 RUNX1 突变最常见的亚型，突变率为 20% 左右。RUNX1 突变，失去对造血细胞的调控能力，造血细胞分化障碍。在约 25%MDS 患者中同样可见 RUNX1 突变，包括治疗相关 MDS/AML 和辐射相关的 MDS/AML 患者。

5. MYC 产物高表达 MYC 家族的 C-MYC 基因影响白血病细胞的增殖和程序性死亡。高表达的 MYC 促进细胞增殖，阻止和抑制细胞分化；另一方面也影响程序性死亡。MYC 蛋白可被酪氨酸蛋白激酶 II 磷酸化，能与 DNA 结合。ALL-L3 和 Burkitt 淋巴瘤中 MYC 基因产物不但大量表达，而且失去了具有多种调节功能的第一外显子，替代的是 Ig-DNA，这是 MYC 基因产物高表达的原因。

6. TP53 基因失活 TP53 基因是高肿瘤相关性的基因，定位于 17 号染色体 p13.1。TP53 蛋白是一种细胞核磷酸蛋白，有调控细胞周期的作用。同时，TP53 有促进细胞凋亡的作用，被认为是影响白血病细胞程序性死亡的主要基因之一。TP53 见于多种类型肿瘤，其中大多为错义突变，血液系统恶性疾病突变大多为胞嘧啶 - 尿嘌呤二核苷酸（CPG）位点的转化 A：T → G：C，在 A：T 位点突变率较高，其次是等位基因缺失（17p-）。TP53 突变后，表达异常 P53 蛋白是细胞获得生长优势和异常增长的原因。

（二）基因重排

在基因激活异常中染色体易位引起的基因重排是最为常见的，可以分为酪氨酸激酶相关基因重排白血病，以 CML 为代表；核心结合蛋白基因重排白血病，以 AML-M2 和 M4Eo 为代表；维 A 酸基因重排白血病，以 AML-M3 为代表等。

1. 酪氨酸蛋白激酶相关基因重排 染色体易位导致的酪氨酸蛋白激酶相关基因与其他基因融合，其编码蛋白表现出很强的酪氨酸蛋白激酶活性而触发多重生化调节通路，促发细胞恶性转化。以 CML 中的 t（9；22）（q34；q11.2）易位形成的 BCR-ABL 融合基因为例，染色体 9q34 上的 ABL 基因断裂点在编码酪氨酸蛋白激酶结构域的上游，染色体 22q11 断裂点在主要断裂点丛集区（major breakpoint cluster region，M-BCR），两者基因重排后编码 P210 融合蛋白，比正常 ABL 基因编码的蛋白 P145 有更强的酪氨酸蛋白激酶活性。而在 ALL 和 AML 中，有 1/2 左右的 BCR 基因断裂位点与 CML 一样，另外的断裂点位于次要断裂点丛集区（minor breakpoint cluster region，m-BCR），其融合基因产物蛋白为 P190。P190 融合蛋白有更强力的酪氨酸蛋白激酶活性和转化活性，在体外刺激未成熟淋巴细胞增殖作用强于 P210，因此有 P190 融合蛋白的 ALL 预后极差。还有一种少见类型 BCR 基因断裂位点位于少数断裂丛集区（micro breakpoint cluster region，μ-BCR），编码 P230 融合蛋白（表 3-4）。

丝氨酸 / 苏氨酸激酶的 BCR 和酪氨酸激酶的 ABL 均有多功能结构域，当两者融合时与 ATP 和底物蛋白有更高的亲和力，结合后由 ATP 提供 γ 磷酸基磷酸化信号转导途径而使造血细胞转化，以一种癌性方式具有恒定的活化特征行使新的结构信号，还可通过不同的结合基和不同的通路出现多功能的侵袭性生物学活性。

表 3-4 BCR 断裂点、融合基因编码蛋白和白血病

BCR 断裂点	major-BCR（M-BCR）	minor-BCR（m-BCR）	micro-BCR（μ-BCR）
基因相应位置	第 1 个内含子	第 12 ~ 16 外显子	第 17 ~ 20 外显子
重排方式	e13a2（b2a2） e14a2（b3a2）	ela2	e19a2（c3a2）
融合基因	BCR-ABL1	BCR-ABL1	BCR-ABL1
编码蛋白	P210	P190	P230
白血病	CML	多见于 ALL	伴中性粒细胞增多 CML，CNL
预后	好	差	

注：CNL，慢性中性粒细胞白血病

2. 核心结合因子基因重排 CBF 又称多瘤病毒增强子结合蛋白 2（polyomavirus enhancer binding protein 2，PEBP2），是一种识别和结合特定 DNA 调控序列并调节其靶基因转录的蛋白，为造血的必要基因。与白血病相关的 CBF 基因有两种，RUNX1 基因（又称 AML1、CBFα）和 CBFB（又称 CBFβ）。CBF 基因分布于许多组织，以异二聚体复合体的方式调控血细胞生成和发育的一些重要靶基因的转录。RUNX1 基因本身没有稳定的 DNA 结合功能，它可以通过 runt 结构域及与 CBFβ 结合后稳定性作用而特异地与 TGTGGT 的 DNA 序列（PEBP2 序列）结合，而 PEBP2 序列正好是 RUNX1 靶基因结合区，RUNX1 基因调控靶基因的转录。在白血病中，与 CBF 基因受累的另一基因最常见是 RUNX1T1（ETO，MTG8）基因和平滑肌肌浆蛋白重链 11（myosin heavy chain 11，MYH11 或 smooth muscle myosin heavy chain 11，SMMHC），它们可能有着共同的发病机制。

3. 维 A 酸受体基因重排 维 A 酸受体基因重排 RARA 基因位于染色体 17q12-21 上，其编码的蛋白质 RARA 为维 A 酸的胞核受体，属于胞核激素受体家族成员。RARA 通过与核激素受体成员组成异二聚体的辅助蛋白 RXR（retinoid acid X receptor）复合体而被激活，诱导分化信号，也可通过非配体介导的分子机制，共同调节多种类型细胞的分化成熟。RARA 的靶基因多与髓系细胞分化相关。RARA 不与配体结合时，RARA 的配体结合区域与核辅阻遏物结合，募集组蛋白去乙酰化酶，从而使组蛋白脱乙酰化而抑制靶基因的转录。当 RARA 与配体结合时，因构象发生改变，与核辅阻遏物解离，核辅激活物则与之结合并募集组蛋白乙酰基转移酶使组蛋白乙酰化，从而激活靶基因的转录。

　　RARA 最常见且最重要的伙伴基因是 PML，位于 15 号染色体上，所形成的 PML-RARA 融合基因见于 t（15；17）（q22；q22）的 APL 中。PML 基因有 3 个不同断裂点丛集区（BCR），产生 3 种不同的 PML-RARA 异构体，约 55% 的 M3 患者为 L 型，40% 为 S 型，5% 为 V 型（表 3-5）。S 型或 V 型的 APL 多与高白细胞相关，具有较差预后。S 型的 APL 患者的 CR 率、DFS 率、复发率和病死率都比 L 型的差。

表 3-5　PML-RARA 融合基因

PML 断裂点	BCR1（L 长型）	BCR2（V 变异型）	BCR3（S 短型）
基因相应位置	第 6 内含子	第 6 外显子	第 3 内含子
发生率	55%	40%	5%
临床意义		患者白血病细胞体外对全反式维 A 酸的敏感度低	早期病死率高，易复发，易伴有继发性染色体异常

　　PML-RARA 融合蛋白含有来自 2 个分子的重要功能结构域，包括 RARA 的 DNA 结合结构域和配体结合结构域，可形成二聚体并与 DNA 结合，与维 A 酸结合。因此，与野生型 RARA 比较，PML-RARA 表达的一个生物学特征是作为改变 DNA 结合和转录调节工具的一个异常 RAR 起作用，阻抑维 A 酸结合造血细胞的诱导分化反应，以显性方式抑制 RARA 介导的转录激活，其分别影响或瓦解 PML 和 RARA 调控靶基因的功能，但受制于维 A 酸的作用，使正常骨髓细胞增殖分化的调控途径发生改变，使髓细胞成熟停滞于早幼粒细胞阶段，从而产生具有 AML-M3 表型的典型特征，并对全反式维 A 酸治疗反应敏感。PML-RARA 致白血病的作用是通过与野生型 RARA 竞争结合 RXR 产生的，而 PLZF-RARA 和 NPM-RARA 这两种比较少见的 APL 类型融合基因所形成的融合蛋白有类似的致病性。此外，PML-RARA 还可以通过与 FLIP（FAS 信号的抑制物）的结合而有抗凋亡作用。

（邱洁蕾）

第四节　血液系统恶性疾病相关抗原

　　肿瘤是由于一个或少数正常细胞经过尚不清楚的恶性转化过程而产生的。肿瘤抗原是细胞恶变过程中出现的具有免疫原性的新抗原或过度表达的抗原物质的总称，可被机体的免疫系统所识别并可作为肿瘤免疫治疗的靶点。恶性肿瘤的异常生长行为反映了一个极其复杂的生理过程，肿瘤细胞表面的抗原物质在正常细胞不表达或表达量极低，且动物及体外实验均证实肿瘤抗原能刺激免疫反应。

　　根据免疫学检测方法的不同将肿瘤抗原分成两类：① T 细胞识别的肿瘤抗原分子。肿瘤抗原分子经细胞内降解，以小分子多肽形式与 MHC 分子结合并形成抗原肽 -MHC 复合物，被 CD4$^+$T 细胞或 CD8$^+$T 细胞所识别和杀伤。②由抗体识别的肿瘤抗原。这些抗体可以鉴别肿瘤细胞表达的不同分子抗原，因此具有潜在的诊断和治疗的价值。

一、T 细胞识别的肿瘤抗原

1. 化学或物理因素诱发的肿瘤抗原 大量动物实验研究证实，化学性致癌物或射线能诱发肿瘤。这些肿瘤抗原具有特异性高、抗原性弱的特点，且常表现出明显的个体独特性。即用同一化学致癌剂或同一物理因素如紫外线、X-射线等诱发的肿瘤，在不同的宿主体内，甚至同一宿主不同部位诱发肿瘤，均具有互不相同的抗原性，如一个化学性致癌物甲基胆蒽（methylcholanthrene，MAC）诱导肉瘤的免疫不能保护另一个 MAC 诱导的肉瘤，即便两个肿瘤来源于同一小鼠。因此这种抗原又称肿瘤特异移植抗原（TSTA）。

因人类很少暴露于这种强烈的化学、物理的诱发环境中，因此大多数人源肿瘤抗原不是这种抗原。

2. 正常细胞沉默基因（normally silent cellular gene）编码的肿瘤抗原 有些基因在正常组织通常不表达或仅在发育早期表达。因细胞恶变，这些基因调节紊乱，在肿瘤组织中又重新表达，作为肿瘤抗原刺激免疫应答。此类抗原存在于多种肿瘤中，但其基因与正常细胞基因序列一致，没有出现突变，其编码的蛋白功能尚不清晰，不作为细胞恶性表型。研究发现该类基因的蛋白产物能诱导肿瘤免疫应答。黑色素瘤抗原基因（melanoma antigen-encoding gene-1，MAGE-1）就是一个典型的沉默基因。MAGE-1 基因位于 X 染色体长臂末端，基因片段长 4.5kb，含有 3 个外显子，其转录的 mRNA 全长 1722bp。MAGE-1 编码的肿瘤相关抗原 MZ2-E 为单链的多肽，包含 309 个氨基酸残基。大量文献报道，MAGE-1 基因在实体瘤如黑色素瘤、肝癌等及血液系统肿瘤如白血病等肿瘤细胞中都有较高的表达率，而在正常组织、炎症组织及良性肿瘤组织中则检测不到该基因的表达。近年来，基于 MAGE-1 基因的研究，编码的 HLA-I 类分子限制性细胞毒性 T 细胞（CTL）表位肽、基因疫苗等，在体外及动物体内实验中都能诱导 MAGE-1 特异性的免疫应答。

3. 癌基因或抑癌基因编码的肿瘤抗原 在正常细胞中存在癌基因，因不具致癌能力，被称为原癌基因（proto-oncogene）。原癌基因在生物进化过程中高度保守，存在于几乎所有生物体内。研究证实原癌基因产物是调控细胞生长、增殖、发育、分化和凋亡的关键因素，在正常细胞中的表达受到极为精细的调控。原癌基因在外界致癌因素的作用下发生质或量的改变而具有致癌作用，称为原癌基因的激活，其主要方式包括基因扩增或产物高表达、基因突变、染色体异位和缺失（质变）等。

血液肿瘤最常见的是染色体易位导致原癌基因的激活。在淋巴细胞系白血病 / 淋巴瘤，染色体易位导致癌基因与免疫球蛋白基因重排，癌基因的全长编码区并置于免疫球蛋白基因，受免疫球蛋白基因的启动子或增强子的作用而激活。

（1）c-myc 基因：在世界卫生组织推荐的血液肿瘤分类中，已把 t（8；14）及变异性易位或 c-myc 重排作为 Burkitt 淋巴瘤诊断的"黄金标准"。由此可见，c-myc 基因与免疫球蛋白（Ig）基因重排是 Burkitt 淋巴瘤（Burkitt lymphoma，BL）的分子特征。约 80%Burkitt 淋巴瘤患者表现为典型的 t（8；14）染色体易位，8q24 位点的 c-myc 基因转位至 14q32 位点的免疫球蛋白重链（IgH）。除此之外，一些弥漫大 B 细胞淋巴瘤（DLBCL）、多发性骨髓瘤（MM）患者中也能检出这种染色体易位。急性 T 淋巴细胞白血病（acute T lymphoblastic leukemia，T-ALL）患者中可见 c-myc 基因与 T 细胞受体（TCR）基因重排（表 3-6）。

表 3-6   c-myc 基因重排与相关的疾病

染色体易位	基因	疾病
t（8；14）（q24；q32）	c-myc/IgH	BL、DLBCL、MM
t（2；8）（p12；q24）	Igκ/c-myc	BL、MM
t（8；22）（q24；q11）	c-myc/Igλ	BL、MM
t（8；14）（q24；q11）	c-myc/TCRα；β	T-ALL

在白血病中，c-myc 基因影响着白血病细胞的增殖和程序性死亡，通过激活端粒酶的活性，尤其是直接激活逆转录酶催化亚单位 hTERT 的活性，使细胞避免死亡、凋亡而持续生长增殖；通过上调 cyclinD1 和 cyclinE 基因的表达、下调 cyclin 依赖的激酶抑制剂 p27 蛋白的表达，从而加速细胞周期。

（2）Bcl-2 基因：由于 t（14；18）（q32；q21）染色体易位，导致 18q21 上的 Bcl-2 基因与 IgH 基因并置。易位后，其全长编码区置于 IgH 启动子的控制下，导致基因转录的激活。85%～90% 滤泡性淋巴瘤（FL）患者及一些慢性淋巴细胞白血病患者出现典型的 t（14；18）（q32；q21）染色体易位。有研究发现，在一些 FL 及大多数血液肿瘤中，虽没有 Bcl-2 相关的染色体易位，但 Bcl-2 蛋白高表达。Bcl-2 基因是重要的抗凋亡基因，其蛋白产物明显延长肿瘤细胞的生存。因 Bcl-2 蛋白能拮抗抗肿瘤药物引起的细胞凋亡，因此，Bcl-2 蛋白高表达的患者预后差、生存期短。

Bcl-2 基因还能调控细胞周期，促使细胞加速离开周期，并延缓细胞重新进入周期，从而使细胞处于静息状态。因此，与 Bcl-2 相关的肿瘤大多都进展缓慢。

（3）cyclinD1（Bcl-1）：t（11；14）（q13；q32）染色体易位导致编码 cyclinD1（Bcl-1）的基因并置于 IgH 的增强子，从而激活 cyclinD1（Bcl-1）基因。最常见于套细胞淋巴瘤，此外，其他 B 细胞来源的肿瘤如 B-CLL、PCN/MM，甚至毛细胞白血病亦可检测出该易位。

正常组织不表达 cyclinD1 基因。在细胞受到分裂原刺激时，肿瘤细胞合成 cyclinD1 蛋白，加速细胞从 G_1 期进入 S 期，促进细胞增殖。研究报道 cyclinD1 转基因小鼠中，其肿瘤发生率并无显著增高，但增加 ras 和 myc 诱导肿瘤的敏感性，提示 cyclinD1 激活主要与肿瘤的进展相关，而不是肿瘤发生的起始事件。

（4）WT1 基因：WT1 基因定位于染色体 11q13 上，是继 RB-1 后被克隆的第二个候选肿瘤抑制基因。大量数据显示 WT1 基因及其产物在血液肿瘤如 AML、ALL、CML 等肿瘤细胞中高表达，在正常人及体外培养的正常细胞中均不表达。WT1 的表达及表达水平与初诊急性白血病的预后呈负相关，即 WT1 高表达，这些患者的缓解率低、预后差，因此被认为是一个独立的预后因子。此外，WT1 可作为泛白血病标记用于缺乏遗传学标记的 AML MRD 的监测。近年来，研究发现 WT1 特异性 T 细胞能杀伤白血病细胞的同时对造血前体细胞几乎无损伤，提示 WT1 作为肿瘤免疫治疗靶点的可行性。临床研究发现，AML 患者使用以 WT1 为靶点的树突状细胞（DC）疫苗能产生 WT1 特异性免疫应答，病情缓解情况较好，且几乎无不良反应。而 WT1 多肽疫苗在体外及动物实验上均可抑制 WT1 在白血病中的表达，杀伤肿瘤细胞，减轻白血病细胞负荷，甚至达到完全缓解状态。

（5）p53：抑癌基因和原癌基因相互制约，始终保持一种动态平衡状态，共同调控细胞的生长和分化。通常抑癌基因处于一个比较低的水平，当受到外界如物理、化学、生物等刺激和打击而失活或异常时，常与原癌基因共同促使细胞生长、分化、增殖、凋亡等而促进白血病的形成。

p53 基因是一个与肿瘤相关性很高的抑癌基因，定位于染色体 17p13.1，其产物 P53（蛋白）含 393 个氨基酸，是一种细胞核磷酸蛋白，起调控细胞周期的作用。p53 突变可见于多种肿瘤，与白血病等血液肿瘤相关的突变大多为胞嘧啶 - 鸟嘌呤二核苷酸（CPG）位点的转换 A：T → G：C，其次是等位基因缺失（17q−）。AML 白血病细胞 p53 突变表达呈异质性，P53 半衰期明显延长，异常表达 P53 蛋白是肿瘤细胞获得生长优势和异常增殖的原因。

目前，不少癌基因的氨基酸序列已明确，同时这些癌基因存在于多种肿瘤之中，是肿瘤免疫治疗的靶点。

4. 融合基因编码的抗原　血液肿瘤多有非随机的、克隆性的染色体异常，这些变化除了导致癌基因的激活和异常表达外，有时还会导致基因融合。融合基因所编码的融合蛋白是正常细胞所不具有的，且与白血病发生发展密切相关。

（1）AML1-ETO 融合基因：AML1-ETO 融合基因是由于 t（8；21）（q22；q22）染色体易位，21q22 位点 AML1 基因与 8q21 ETO/MTG8 基因融合而产生的，导致原癌基因的激活，破坏靶基因的正常调节。其主要机制是融合基因通过 MTG8 部分与转录的核辅阻遏物 N-CoR、SMRT 或 mSin3A 结合，并通过这些核辅阻遏物与组蛋白脱乙酰化酶结合形成复合体，导致组蛋白脱乙酰化而抑制了 AML1 引起的靶基因转录。AML1-ETO 融合基因主要见于 AML-M2，该类白血病有明显的细胞形态学成熟特征，易见 Auer 小体、病态细胞、粗大颗粒和空泡及鲜肉色颗粒，也有明显免疫学特征，白血病细胞表达 CD19[+]（伴 CD56[+]）、弱 CD33[+]，强烈提示 AML1-ETO 融合基因存在。文献报道此型 AML 化疗缓解率高，预后良好。

（2）PML-RARα 融合基因：常见于 t（15；17）（q24；q21）APL。融合蛋白分子质量为 120kDa，含有 2 个重要的功能结构域，RARα 的 DNA 结合结构域和配体结合结构域，可形成二聚体并与 DNA 结合，与维 A 酸结合。因此，PML-RARα 表达的一个生物学特征是作为支配改变 DNA 结合和转录调节工具的一个异常 RAR 发挥作用，抑制维 A 酸结合造血细胞的诱导分化反应，以显性方式抑制 RARα 介导的转录激活，以一种依赖维 A 酸的方法分别影响或瓦解受 PML 和 RARα 调控的靶基因的功能，使正常骨髓细胞增殖分化的调控途径发生改变，使髓系细胞发育停滞于早幼粒细胞阶段，从而发生具有 AML-M3 表型的典型特征，并对 ATRA 治疗敏感。

因 15 号染色体长臂上 PML 基因有 3 个不同的断裂点丛集区（BCR），因此，该融合基因有 3 个类型：BCR1、BCR2、BCR3，也称为长型（L）、变异型（V）和短型（S）。文献报道这三种融合转录本，分别占 70%、20%、10%，且临床上有不同特征，如 BCR1 型幼稚细胞为典型多颗粒型，免疫表型为典型 APL 特点，对维 A 酸和砷剂治疗有效，预后较好；BCR2 型无明显特殊性；BCR3 型幼稚细胞常为微颗粒型，此型患者早期病死率高，易复发，易伴有继发性染色体异常。

（3）MLL 重排：混合系列白血病（mixed lymphocytic lymphoma，MLL）基因位于染色体 11q23 区带，常见于 AML、ALL、骨髓增生异常综合征（MDS）、治疗相关 AML（尤其是拓扑异构酶 II 抑制剂所致的 AML）和急性混合细胞白血病。与 MLL 发生融合的伙伴基因可达数十种，常见的有 ENL（19p13）、AF4（4q21）、AF9（9p21-22，MLLT3）等，融合基因的致病机制可能与截断的 MLL 基因通过干扰其自身的正常功能，或与融合的伙伴基因功能性结果共同作用，促使白血病的发生。具有 MLL 重排的白血病常具有独特的临床特点，如外周血白血病计数高、常见器官浸润、易见中枢侵犯，常规化疗难以缓解，易复发，预后差，平均生存期短等。

（4）BCR-ABL 融合基因：最常见于 CML。t（9；22）（q34；q11）易位而形成的 BCR-

ABL 融合基因，染色体 9q34 上的 ABL 基因断裂点在编码酪氨酸激酶结果与上游（SH3 结构域内），22q11 断裂点则在 5.8kb 区域内的主要断裂点丛集区（M-BCR），其编码形成产物 P120 融合蛋白，具有比正常 ABL 基因编码的蛋白质 P145 更强的酪氨酸蛋白激酶活性，触发多重生化调节通路，促使细胞恶变。而在 ALL 和 AML 中，约 50% Ph 阳性的患者中，BCR 基因的断裂点位于次要断裂点丛集区（m-BCR），编码产物为 P190，具有更强的酪氨酸蛋白激酶活性和转化活性，体外实验中，以 P190、P210 刺激未成熟淋巴细胞增殖，证实了 P190 作用强于 P210，与急性白血病，特别是 ALL 的发病相关。因此，伴 BCR-ABL 融合基因阳性的 ALL 预后极差，可能与极早期造血干细胞发生了恶性转变有关。

BCR-ABL 融合基因的生物学功能主要有 4 个方面：转化细胞，刺激细胞分化和成熟，抗细胞凋亡及抑制 DNA 修复。

针对 BCR-ABL 融合基因的靶向治疗药物，酪氨酸激酶抑制剂（TKI），现已作为 CML 治疗的一线药物，极大改善 CML 患者的预后，使得 CML 患者的生存期与正常人无异。

5. 肿瘤性病毒基因组编码的肿瘤抗原　实验证实，RNA 和 DNA 病毒均可诱导肿瘤的发生。与理化因素诱导的肿瘤抗原明显不同的是，同一病毒诱导的不同类型肿瘤，无论其组织来源或动物种类如何不同，均可表达相同的抗原，并且具有较强的抗原性。Epstein-Barr 病毒（EBV）与 B 细胞淋巴瘤、霍奇金淋巴瘤及鼻咽癌的发生相关。而属于 RNA 病毒的是人类 T 细胞白血病病毒 -1（HTLV-1），诱导成人 T 细胞白血病 / 淋巴瘤（ATL），主要累及 $CD4^+T$ 细胞。病毒感染细胞后，促使细胞表达病毒基因组编码的蛋白，这些内源性合成的蛋白能被降解，经 MHC 分子处理后以病毒多肽形式表达于细胞表面。因此，肿瘤细胞表达的病毒抗原能刺激机体产生免疫反应，尤其是病毒多肽特异性 T 细胞免疫反应。

二、异种抗体确定的肿瘤抗原

用肿瘤免疫动物获得的抗体可用于鉴定。虽然来源于同一类型细胞的不同肿瘤都有这些抗原，但在一些正常细胞、良性肿瘤上同样发现此类抗原，因此，这类抗原只表现出量的变化而无严格肿瘤特异性，大多数不会刺激机体产生免疫应答。因此又被称为肿瘤相关抗原。事实上，机体免疫反应中这类抗原并不起作用，但可能对肿瘤的诊断和治疗有一定的意义。

1. 肿瘤胚胎抗原　胚胎抗原是在胚胎发育阶段由胚胎组织产生的正常成分，在胚胎后期减少，出生后逐渐消失或仅残存微量。当细胞发生恶性转化时，此类抗原可以重新合成。甲胎蛋白和癌胚抗原是肿瘤中研究最为深入的两种胚胎抗原，但它们抗原性较弱，且曾在胚胎时期出现，机体对其已经形成免疫耐受，不能引起机体产生有效免疫应答。因为胚胎抗原的重要性在于为肿瘤的诊断提供了重要的标志。

2. 肿瘤细胞上的组织特异性（分化）抗原　分化抗原是细胞在分化成熟不同阶段出现或消失的抗原的总称。不同来源、处于不同分化阶段的细胞表达不同的分化抗原，在组织正常分化的特定阶段有一定的组织型特点。白细胞分化抗原是白细胞在分化成熟为不同系、不同分化阶段和活化过程中出现或消失的细胞表面标记。1992 年，国际上统一使用分化群（cluster of differentiation，CD）作为白细胞分化抗原和相应单克隆抗体的命名。

（1）CD3 分子与 T 细胞受体组成 TCR/CD3 复合物，在 TCR 信号转导过程中起着关键的作用，也是与 T 细胞功能密切相关的重要膜抗原。CD3 主要表达于成熟 T 淋巴细胞和胸腺细胞，其功能是传递 TCR 识别抗原后的刺激信号，当 TCR 识别抗原肽 -MHC 复合物后，CD3 分子胞质区 ITAM 基序中酪氨酸发生磷酸化，并结合 ZAP70 等信号分子中的 SH2 结构域，进一步活化磷脂酶 Cγ（PLCγ），调节磷酸肌醇代谢，启动 Ca^{2+} 途径和蛋白激酶 C（protein kinase C，PKC）途径。

CD3 单克隆抗体单独使用能诱导 T 细胞凋亡，而在 IL-2 和 CD28 单抗存在时，CD3 单抗可诱导 T 细胞活化和增殖。

临床上，CD3 主要用于 T 淋巴细胞白血病及淋巴瘤的免疫分型、T 细胞淋巴亚群及细胞免疫功能的检测。CD3 单抗在造血干细胞移植、器官移植的免疫抑制剂治疗和重症自身免疫疾病等 T 细胞剔除的免疫调节治疗中广泛应用。

（2）CD19 是与 B 细胞分化、活化、增殖和抗体产生有关的重要膜抗原。CD19 通过扩大 Src 家族激酶的活性而调节静止 B 细胞的基本信号转导阈值，这在体液免疫和免疫耐受的平衡中起着重要的作用。CD19 主要表达于 B 系细胞和滤泡状树突细胞上，成熟和不成熟 B 系肿瘤中均有 CD19 的表达，良性浆细胞、少数恶性浆细胞也可见 CD19 的表达。部分 AML 表达 CD19，常与 t（8；21）相关。

（3）CD20 是一种磷酸化的蛋白质分子，属于 4 次跨膜的蛋白质超家族，是 B 淋巴细胞的标志性分化抗原，其功能与 B 细胞的活化、增殖、分化、信号转导和 Ca^{2+} 的跨膜传递过程有关。表达于 90% 以上的 B 系淋巴瘤细胞和正常 B 淋巴细胞表面，而在造血干细胞、原始 B 淋巴细胞、正常血细胞及其他组织上不表达。CD20 分子具有不易脱落、与抗体结合不内化、在血清中不以游离形式存在等特点，因此 CD20 分子不仅是 B 淋巴细胞的鉴定标记，更是治疗 B 细胞淋巴瘤 / 白血病的理想靶点。最具代表性的是第一个被美国 FDA 批准上市的人鼠嵌合抗 CD20 单克隆抗体利妥昔单抗（rituximab，商品名美罗华），用于治疗复发或难治性低度恶性淋巴瘤或滤泡性 B 细胞非霍奇金淋巴瘤。目前认为抗 CD20 单抗作用机制主要涉及 ADCC 效应、补体依赖的细胞毒性效应和细胞程序性死亡，此外一些细胞因子、趋化因子和炎症介质也参与了对瘤细胞的杀伤。

（4）CD38 是白细胞活化相关抗原，Ⅱ型转膜糖蛋白，具有二磷酸腺苷 - 核糖基环化酶活性和二磷酸腺苷核糖水解酶活性，后者是控制细胞内钙释放的重要第二信息。除酶活性外，CD38 还作为一个受体与其配体结合而支配白细胞黏附和信号的产生等。CD38 在细胞的生长、凋亡和分化，以及炎症形成的生理过程中起着重要作用。临床主要用于造血干 / 祖细胞的收集、白血病和淋巴瘤的诊断，也可作为白血病和其他疾病的预后标记，$CD38^{+}$B-CLL 患者预后较差。

（5）CD123 是白介素 3 受体（interleukin-3 receptor，IL-3R）α 链。细胞表面抗原 CD123 是白血病干 / 祖细胞的特异性标志，在血液系统恶性肿瘤中广泛表达，与 β 链形成二聚体后特异性结合 IL-3，促进造血干 / 祖细胞的生存、增殖、分化，抑制白血病细胞的凋亡。研究发现 $CD123^{+}$ 患者缓解率低，生存期短。因此，CD123 是可能诊断急性髓系细胞白血病独立参考依据之一，也可作为评估患者预后的参考指标，更是血液肿瘤免疫治疗的靶点之一。

CSL362 是人源化抗 CD123 单抗，也是 7G3 的衍生物，经改造后与自然杀伤细胞表面 CD16 有较强亲和力，体外实验证实 CSL362 能激活 NK 细胞的 ADCC 有效杀伤 AML 肿瘤细胞和 $CD34^{+}CD38^{-}CD123^{+}$ 白血病干细胞，亦能抑制 AML 移植小鼠体内的白血病细胞的增殖。

分化抗原在血液肿瘤诊断和治疗的价值体现在：

（1）白血病和淋巴瘤类型的确定和作为肿瘤细胞的标志物：正常造血细胞不同阶段的抗原表达受一系列基因严密监控，在一定的分化阶段哪些抗原表达上调，哪些抗原表达下调，以及抗原表达量的多少存在明显的规律性。一部分血液肿瘤细胞反映了这种分化模式，但血液肿瘤细胞经常出现异常的抗原表达模式。正是这些异常表型可作为诊断血液肿瘤细胞的有用指标，也可作为检测残留病变、疗效评价的重要标志（表 3-7 ～表 3-10）。

表 3-7　正常粒细胞的分化分期和抗原表达特点

抗原	原粒细胞	早幼粒细胞	中幼粒细胞	晚幼粒细胞	分叶细胞
CD34	++				
HLA-DR	++				
CD117	+	+/-			
CD13	+	+	dim	+	++
CD33	dim	+	+	+	+
MPO	-	+	+	+	+
CD15		+/-	+	+	+
CD11b		+/-	+	+	+
CD16			+/-	+	++
CD10					+

注：dim，弱阳性；+，阳性；-，阴性

表 3-8　正常单核细胞的分化分期和抗原表达特点

抗原	原单细胞	幼单细胞	单核细胞	巨噬细胞
MPO	-			
CD34	+			
CD13	+	+	+	+
CD33	+	+	++	++
HLA-DR	+	+	+	+
CD4	+	+	+	+
CD15		+	+	+
CD11b		+	++	++
CD36		+	+	+
CD64		+	+	+
CD14		+	++	++
CD16				+

表 3-9　正常 B 系细胞的分化分期和抗原表达特点

抗原	早前 B 细胞	前 B 细胞	过渡期细胞	成熟期细胞
CD34/TDT	+	-		
CD19	dim	+	+	+
CD79a	+	+	++	++
CD22	+	+	+	++
CD10	++	+	+/-	
CD20		+/-	+	++
cμ		+/-	+	+/-
sIg			+/-	+
CD5			+	

表 3-10　正常 T 系细胞的分化分期和抗原表达特点

抗原	T 祖细胞	被膜下 T 细胞	皮质 T 细胞	髓质 T 细胞
TDT	+	+	+	
cyCD3	−	+	+	+
CD7	+	+	+	+
CD2		+	+	+
CD5		+	+	+
CD4/CD8		双 +	双 +	单 +
CD3			+/−	+
CD1a			+	

　　表面抗原作为生物感受器使细胞与不同的刺激相互作用。异常的表面抗原表达关系到细胞功能异常和缺陷，也可能提示疾病的状态，提示疾病的预后，B-ALL 患者肿瘤细胞表达髓系标记如 CD13、CD15、CD33，其缓解率低，预后较差。

　　（2）分选特定细胞群：利用分化抗原 CD 分子抗体分选相应的细胞群，如在造血干细胞移植中，预防 GVHD 时所采用的剔除 T 细胞的治疗方法等，均利用 CD 分子的特点分选出所需细胞群或剔除不需要的细胞群，所利用的单抗包括 CD34、CD3、CD8、CD52 等。

　　（3）抗体治疗：针对白血病细胞表面抗原的单克隆抗体和融合基因蛋白输送化学药物直接到达恶性肿瘤细胞而发挥细胞毒效应，选择性溶解肿瘤细胞而不伴有常规化疗相关的毒性作用。已有报道 CD20、CD22、CD33、CD38 等单抗用于白血病和淋巴瘤的治疗。利用双特异性抗体如抗肿瘤 - 抗 CD3、抗肿瘤 - 抗 CD28、抗肿瘤 - 抗 CD2 等提高细胞介导的细胞毒作用而治疗肿瘤。

　　（4）诱导 CD 特异性 CTL：表达于血液肿瘤细胞表面的 CD 分子，因与正常细胞存在表达量上的明显差异，或成熟正常细胞不表达同类分子，故可考虑利用白血病和淋巴瘤细胞上表达相对特异的 CD 分子诱导特异性 CTL，抗 20 单抗应用的效果显示 CD 分子作为靶点的治疗价值。有报道利用表达于 AML 和 CML 上的 CD68（单核巨噬细胞系统的造血分化标记）诱导 HLA-A2 限制性 CTL，在体外有效杀伤 K562、THP-1 及 AML 患者的肿瘤细胞，提示免疫治疗的又一希望的途径。

（杜静文）

第四章　血液系统恶性疾病免疫治疗方法

第一节　免疫细胞疗法

免疫细胞疗法（immune cell therapy）是旨在激活人体自身免疫系统，依靠自身免疫来抵抗肿瘤的治疗手段。与既往的手术、化疗和放疗治疗不同的是，免疫治疗针对的靶标不是肿瘤细胞和组织，而是人体自身的免疫系统，通过体外诱导和扩增自体或异体的免疫效应细胞，再次回输入患者体内，进而杀伤肿瘤细胞，从而达到治疗肿瘤的目的。临床常见的免疫细胞疗法包括：淋巴因子激活的杀伤细胞（LAK）、肿瘤浸润淋巴细胞（TIL）、细胞因子诱导的杀伤细胞（CIK）、树突状细胞（DC）联合 CIK 细胞（DC-CIK）、细胞毒性 T 淋巴细胞（CTL）、T 细胞受体嵌合型 T 细胞（TCR-T）和嵌合抗原受体 T 细胞（CAR-T）等。本章节将对上述不同种类免疫细胞疗法的特点及在血液系统恶性肿瘤中应用的最新进展作一简述。

一、嵌合抗原受体 T 细胞疗法

嵌合抗原受体 T细胞疗法（CAR-T cell immunotherapy）是近年来迅速发展的肿瘤特异性 T 细胞治疗。基本原理是用识别肿瘤细胞特异靶点的功能基因通过基因工程方法改造患者的 T 细胞，将改造后能识别肿瘤的 T 细胞回输给患者，从而清除肿瘤细胞和阻止肿瘤复发。CAR-T 疗法代表着当今最先进的肿瘤免疫细胞治疗技术，引起了全球肿瘤学家、免疫学家和企业家的广泛关注。在近十年的时间里，CAR-T 疗法迅猛发展，在临床试验中显示了良好的靶向性和持久性，在白血病、淋巴瘤和多发性骨髓瘤（MM）患者中进行的早期临床试验已经显示出令人鼓舞的结果。本章节将就 CAR-T 的发展、CAR-T 临床试验情况和应用的局限性及其潜在应对策略作一探讨。

（一）CAR 分子的一般结构

CAR 由细胞外抗原结合区、跨膜蛋白区和 T 细胞受体的胞内信号区（如 CD3ζ 和 CD28）组成，其中 CAR 的胞外区决定其特异性，胞外区具有抗体单链可变区片段（scFv）功能，即能够以非人类白细胞抗原（HLA）分子限制的模式直接识别特定肿瘤抗原。经改造后，表达肿瘤抗原并能引起相关抗肿瘤效应的 T 细胞就是 CAR-T 细胞。目前已经设计了能识别多重肿瘤抗原的 scFV，如 CD19，CD22，CD20，EGFR 和 GD2 等。CAR 的跨膜蛋白区由 CD3、CD4、CD28 等构成，对于 T 细胞活化有重要作用。膜内区为细胞内信号转导区，起到激活 T 细胞的作用。

（二）CAR 分子的发展

从最初提出 CAR-T 细胞免疫治疗的概念，到目前 CAR-T 技术已经发展至第四代，经过人们不断的探索和研究，CAR-T 细胞抗肿瘤活性和安全性大为提升，取得了突破性的进展。第一代 CAR 分子是由 Eshhar 等将 scFv 同 FcεRI 受体（γ 链）或 CD3ζ 连接，导入杂交瘤细胞所构造而成。虽然能够介导对肿瘤细胞的杀伤作用，但是根据 T 细胞活化双信号学说，即 T 细胞激活增殖并发挥免疫作用需要同时接受两种刺激信号，而第一代 CAR-T 中 T 细胞只接受第一信号刺激，经受体胞内区所含 ITAM 传递的信号不能通过 CD28、B7 等共刺激分子与

T 细胞表面共刺激受体结合进而向胞内传递，因此只能产生较低水平的细胞因子分泌和增殖信号，在体内不能持续增殖，在临床试验中未取得十分理想的效果。因此，根据 T 细胞活化双信号学说，第二代 CAR-T 细胞在第一代 CAR 的基础上加入了共刺激分子，如 CD28、CD27、CD134（OX40）或 CD137（4-1BB）。相较于第一代 CAR，第二代 CAR 有很好的增殖能力和较长的存活时间；第三代 CAR 在胞内信号区整合了 2 个以上的共刺激分子结构域，可诱导共刺激分子，提高了 T 细胞的细胞毒活性、增殖性与持久性，进一步诱导细胞因子的释放。目前已经在开发的第四代 CAR 分子增加了编码 CAR 及其启动子的载体使 CAR 能够产生更有效的信号，包括整合表达免疫因子、整合共刺激因子配体等（图 4-1）。可以想象，未来还会有更多的共刺激因子及其他精确调控方式的加入，使得抗肿瘤免疫效应得以放大。

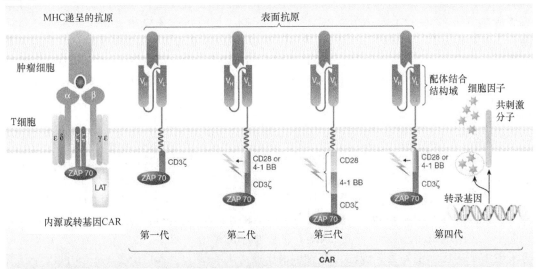

图 4-1　CAR 分子的发展

（三）提高 CAR-T 细胞治疗的有效性

1. 特异性靶点的选择　2017 年 8 月 31 日，美国 FDA 发布了历史性的重磅消息，第一个基因治疗方法 CD19 CAR-T 药物 Kymriah 批准上市。CD19 作为 CAR-T 治疗的重量级靶点，其在 B 细胞恶性肿瘤治疗的地位已是无可撼动，如今以 CD19 为靶点的 CAR-T 细胞治疗效果突出，被认为是 B 细胞恶性肿瘤的完美治疗方案。但在临床上，一部分患者的癌细胞无法在细胞表面表达 CD19 分子，或有部分患者对 CD19 CAR-T 的治疗效果欠佳，容易复发，因此需要开发其他有效的靶点。CD22 分子表达于大多数 B 细胞恶性肿瘤表面，新研究指出，针对难治型急性 B 系淋巴细胞白血病（B-ALL）和一些抗 CD19 CAR-T 治疗后 CD19 转阴的患者，以 CD22 为靶点的 CAR-T 疗法显出不俗效果。但是 CD22 CAR-T 细胞疗法也面临同样的问题，它的复发率也很高。双特异性 CAR-T 细胞的出现，为众多研究者提供了新的思路，如 CD19/CD22 可同时识别 CD19 和 CD22 抗原，比单靶点的 CAR-T 疗效更佳。除了 CD19 和 CD22 以外，目前 B 细胞成熟抗原（B cell maturation antigen，BCMA，CD269）靶点成为新宠。BCMA 表达于骨髓瘤细胞、正常浆细胞和部分 B 细胞，而其他组织和器官则很少表达，是 TNF 受体家族中的一员。2013 年开始 Bluebird 与大药企 Celgene 合作研发实验性 BCMA-CAR-T 细胞疗法，目前多个前期临床试验显示了以 BCMA 为靶点的 CAR-T 治疗对难治复发性骨髓瘤有一定效果。

2. 组合疗法 套细胞淋巴瘤（MCL）是 B 细胞恶性肿瘤的一种，尽管开发了 Bruton 酪氨酸（BTK）抑制剂治疗的新疗法，但是仍然无法治愈该疾病，而新的研究表明 BTK 抑制剂治疗联合 CD19 CAR-T 疗法提高了 MCL 治疗的疗效。2014 年以来，美国 FDA 已经批准 PD-1/PD-L1 抗体用于治疗非小细胞肺癌、黑色素瘤、经典型霍奇金淋巴瘤、头颈癌、膀胱癌和携带微卫星不稳定性高（microsatellite instability，MSI-H）或错配修复缺陷的实体瘤等。如今免疫疗法和其他疗法组合的思路逐渐盛行，罗氏的 PD-L1 抗体与 Kite 的 CAR-T 疗法结合，也希望能使这两种热门的免疫疗法产生协同作用。

（四）CAR-T 疗法在血液肿瘤中的临床研究

CAR-T 疗法在肿瘤的免疫治疗中拥有许多无可比拟的优势：①肿瘤抗原识别特异性强和亲和力高，能够特异性杀伤靶细胞；②非主要组织相容性复合体（MHC）限制性，可以克服肿瘤细胞 HLA 分子表达下调的免疫逃逸机制，打破宿主免疫耐受状态，杀灭肿瘤细胞；③不良反应小，患者耐受性良好；④可在体内外大量扩增，在体内持久性良好。近年来世界各国都在积极开展 CAR-T 疗法的临床试验，其中临床试验大部分用于恶性血液肿瘤，并且取得了富有前景性的疗效，CAR-T 疗法有可能成为最有希望治愈血液恶性疾病的方法（表 4-1）。

1. CAR-T 在淋巴瘤的研究 B 细胞淋巴瘤的表面通常稳定表达 CD19 分子，因此靶向 CD19 分子的 CAR-T 治疗 B 系肿瘤的临床试验正在积极开展，并显示出良好的应用前景。Kochenderfer 等利用 CD19 CAR-T 细胞治疗 1 例难治进展期淋巴瘤患者，患者化疗后输注 CD19 CAR-T 细胞，治疗后发现患者骨髓中前体 B 细胞减少，并能维持至少 39 周。自此，CAR-T 疗法在淋巴瘤治疗中的意义引起了人们广泛的关注。Wang 等利用 CD20-CAR-T 治疗 7 例弥漫大 B 淋巴瘤患者，1 例患者在治疗后的 14 个月达到完全缓解，4 例患者肿块明显缩小。美国 Juno 公司公布了其 CAR-T 细胞产品 JCAR014 对一共 20 名 CD19 阳性非霍奇金淋巴瘤（NHL）主要为弥漫性大 B 细胞淋巴瘤患者有效。患者接受了 Flu/Cy 淋巴细胞清除，并在之后输注 JCAR014，达到了 50% 的完全缓解率和 80% 的总体响应率。其另一产品 JCAR017 对难治复发 NHL 也有效。13 例弥漫大 B 细胞淋巴瘤和 1 例套细胞淋巴瘤患者接受 JCAR017 治疗后，套细胞淋巴瘤患者疾病进展，弥漫大 B 细胞淋巴瘤患者的 CR 率为 73%，PR 率为 9%。

2. CAR-T 在白血病的研究 美国斯隆 - 凯特琳癌症中心用自体 CD19-CAR-T 治疗了 16 例难治复发的急性 B 淋巴细胞白血病（B-ALL）患者，其中 88% 的患者获得完全缓解，甚至对移植后复发的 Ph（+）-ALL 也有效。Maude 等应用 CD19 CAR-T 治疗 30 例难治复发型 B-ALL 患者，27 例患者的 CR 率达 90%，其中 67% 患者的 PFS 超过 6 个月，显示 CAR-T 细胞在患者体内具有扩增及持续性杀伤肿瘤细胞的作用。此外，进一步研究发现 CAR-T 细胞具有清除患者体内微小残留病灶（MRD）的疗效。Renier 等利用自体 CAR-T 细胞治疗 5 名 MRD（+）的难治复发的 B-ALL 患者，发现 CAR-T 治疗后患者体内白血病细胞均被清除，且显示 MRD 获得了完全缓解。随后又 4 名患者在 CAR-T 治疗后接受同种异体造血干细胞移植，在输注后的 3～8 周在这些患者的外周血或骨髓中仍可检测到 CAR-T 细胞的存在。另外一例接受 CAR-T 治疗后复发的患者，未能接受后续同种异体干细胞移植，但该患者仍获得了长达 90 天的疾病持续缓解期。以上研究结果提示 CD19 修饰的 CAR-T 细胞在 B-ALL 治疗中取得了令人满意的疗效，可使难治复发的白血病患者获得持续缓解，并且具有清除 MRD 的作用。但也有部分患者体内 CAR-T 细胞持续时间短或无反应，提示复发仍是 CAR-T 细胞治疗的瓶颈问题，因此后续还需要对现有的 CAR-T 进行改进。

表 4-1　CAR-T 细胞治疗血液肿瘤临床试验部分总结

病种	例数	靶点	效果	不良反应
ALL	15	CD19	12 例 CR	CRS，神经毒性
ALL	43	CD19	40 例 CR	CRS，神经毒性
ALL	30	CD19	27 例 CR，2 例 MRD，1 例 NE	CRS，神经毒性 B 细胞发育不良
ALL	16	CD19	14 例 CR	CRS，神经毒性
NHL	7	CD20	1 例 CR，3 例 PR，1 例 SD，1 例 PD，1 例 NE	CRS，TLS 消化道出血
CLL	8	CD19	3 例 SD，1 例 PD，1 例 NE	CRS

注：CRS，细胞因子释放综合征；TLS，肿瘤溶解综合征；CR，完全缓解；NE，无效；SD，疾病稳定；PD，疾病进展

（五）CAR-T 技术存在的问题及展望

CAR-T 技术在难治复发 B-ALL 和慢性淋巴细胞白血病（CLL）、NHL 和 MM 等血液肿瘤的治疗方面已显示出极大的应用前景，为恶性血液肿瘤的患者带来新的曙光。但这种技术依然存在一些问题有待进一步探讨：①临床安全性，CAR-T 细胞治疗最主要的不良反应就是 CRS，这是一种急性的炎症过程，它的临床症状有高热、寒战、过敏、呼吸窘迫综合征等，以及表现为大量细胞因子短暂的、剧烈的升高。其发生主要原因是 T 细胞在体内大量扩增，能溶解 2 ～ 3kg 的肿瘤负荷，导致高浓度的不受控制的细胞因子释放。虽然可以使用糖皮质激素控制住 CRS 的副作用，但是糖皮质激素的使用也会影响 CAR-T 细胞的增殖，从而影响疗效。因此还需要通过优化 CAR-T 细胞的结构设计来从根本上消除；②病毒载体通过插入突变机制，可能引起人体内自发复制并导致二次肿瘤的发生，还需要更长的时间观察病毒载体是否会带来有害的插入性突变；③脱靶效应，由于 CAR-T 细胞与肿瘤相关的抗原具有高度亲和力，是针对肿瘤的相关抗原，但当大多数 CAR-T 针对的靶抗原并非肿瘤细胞特有，其在正常组织中有不同程度的表达，像 CD19 不是肿瘤的靶点，而是 B 细胞本身的靶点。因此 CAR-T 在攻击肿瘤细胞的同时亦会损伤正常细胞，该效应可造成正常 B 细胞缺乏，几乎见于所有接受抗 CD19 的 CAR-T 细胞治疗的患者中；④ CD19 转阴导致接受 CAR-T 细胞治疗缓解后再次出现复发的问题；⑤ CAR-T 的设计及培养制备成本过高，治疗花费较大，一定程度上限制了临床的广泛应用与推广；⑥对于治疗所产生的不良反应个体差异大，临床效果参差不齐，很难达到统一的标准化治疗。相信随着研究的深入，CAR-T 治疗的一些关键技术和问题得到解决后，将为大量患者的治疗带来新的希望，为以后安全有效的临床治疗的开展提供可能。

二、细胞因子诱导的杀伤细胞疗法

细胞因子诱导的杀伤细胞（CIK）是将人外周血或骨髓单个核细胞在体外用多种细胞因子（IFN-γ、IL-2）与 CD3 单抗共同培养一段时间后获得的一组异质细胞，细胞具有 T 细胞和 NK 细胞的双重表面标志，同时表达 CD3 和 CD56，抗肿瘤中既有 T 细胞的特异性杀伤效应，也具备 NK 细胞的非主要组织相容性复合体（MHC）限制性的特点。目前，CIK 细胞因其增殖能力强、杀瘤活性高、副作用小的优点已被用于血液系统肿瘤的免疫治疗中，并取得了一定的临床疗效，是免疫细胞治疗中最具前景的细胞之一。

（一）CIK 细胞的生物学特性

CIK 治疗的特点之一是 CIK 细胞培养简单，将单个核细胞在体外培养，添加相应的

IFN-γ、CD3 单抗和 IL-2 等诱导 2～3 周，即可收获大量 CD3$^+$CD56$^+$ 的效应细胞。CIK 细胞的增殖活性强，一般情况下在体外培养 20d 左右扩增数量可达 1000 倍以上，在短期培养后即可达到临床所需要的抗肿瘤效应细胞的数量，解决了体外扩增效应细胞所获细胞数量少的缺陷。收获的 CIK 细胞是异质细胞群，主要是一群终末分化的 T 细胞，细胞表面表达 CD3$^+$CD56$^+$。在单个核细胞中，原有 CD3$^+$CD56$^+$ 表达很低，Negrin 等证明诱导扩增出来的 CD3$^+$CD56$^+$ 细胞来源于 CD3$^+$CD56 T 细胞。CIK 细胞还表达部分 NK 细胞的受体，如 NKG2D、DNAM-1 和少量 NKp30，但不表达 NKG2A/CD94 和 iKIR。此外，CIK 细胞杀瘤谱广，不受 MHC 限制，具有广谱杀肿瘤和病毒的作用，对多重耐药肿瘤细胞仍敏感，杀瘤活性不受环孢素 A（CsA）和 FK506 等免疫抑制剂的影响，能抵抗肿瘤细胞引发的效应细胞 Fas-FasL 凋亡。

（二）CIK 的抗肿瘤作用机制

目前，CIK 细胞对肿瘤的杀伤机制一般认为与以下几种机制有关：①CIK 的直接杀伤作用。CIK 细胞可通过不同的机制识别肿瘤细胞，如淋巴细胞功能相关抗原 -1（LFA-1）/ 细胞间黏附分子 -1，被 LFA-1 有关识别结构激活，导致胞质毒性颗粒释放而杀伤裂解肿瘤细胞；②CIK 细胞诱导肿瘤细胞凋亡、坏死。CIK 细胞诱导肿瘤细胞凋亡的机制有多种，其中以 Fas/FasL 为主。实验证明 CIK 细胞能活化肿瘤细胞凋亡基因，如 FasL、Bcl-2、Bcl-xL、DADI 和 survivin 等。而多数肿瘤细胞均可通过上调 FasL 及下调 Fas 来逃脱机体的免疫监控，因此 CIK 细胞与肿瘤细胞表面的 Fas 结合后，能够启动 Fas/FasL 途径诱导肿瘤细胞凋亡，同时由于 Fas 相关死亡结构域蛋白的表达，CIK 细胞自身可以耐受表达 FasL 的肿瘤细胞所诱导的凋亡，从而进行有效的杀伤；③NKG2D 途经介导的抗肿瘤作用。NKG2D 是表达于 NK 细胞、CD8$^+$ T 细胞等细胞表面的主动免疫受体，主要配体为 MICA、MICB、UL16 等，表达于肿瘤细胞，当 CIK 细胞上的活化性受体 NKG2D 与肿瘤细胞上相应的配体结合时，能增强抗体特异性的细胞毒性和延长 T 细胞反应，启动杀伤效应。实验证明使用 NKG2D 的抗体干预可以极大程度地降低 CIK 细胞的抗肿瘤活性，而增加 NKG2D 受体的表达可强化免疫细胞对肿瘤细胞的识别和杀伤作用。

（三）CIK 的制备

目前的实验研究和临床应用主要以自体外周血来源的 CIK 细胞为主要效应细胞，也取得了一些较为明显的效果。CIK 细胞的制备过程基本相同，主要参照美国斯坦福大学骨髓移植中心建立的 CIK 细胞培养方法。临床治疗时应根据患者的实际情况选择适当的采集途径和方法，以获得最好质量的 CIK 细胞。大致步骤相似：①由医护人员采集患者自体外周血或供者外周血；②淋巴细胞分离液分离外周血单个核细胞；③将 PBMC 接种至培养瓶中，在饱和湿度 37℃、5%CO$_2$ 环境中培养 24h；④加入含 anti-CD3、IL-2、IL-1α 的细胞因子混合物，使其终浓度分别为 50～100ng/ml、30～1000IU/ml、0.5～1ng/ml，继续培养 24h；⑤每 2～3d 传代扩增 1 次，同时补充 IL-2；⑥第 11～12d，观察细胞生长状态，抽取 1ml 细胞悬液置于 15ml 离心管，详细记录信息后送去做病原菌及内毒素检测；⑦在检测合格的条件下，第 14～15d 收集细胞，染色、镜检、计数（每次收集细胞数应≥2×10^9，存活率应≥95%）；流式细胞术检测细胞表型，CD3$^+$CD56$^+$ 细胞应占绝大多数；⑧抽取 1ml 细胞悬液至玻璃安瓿瓶，做好记录及标记，置于 -4℃保存 3 个月以备查；⑨尼龙膜过滤，细胞回输。

（四）CIK 的来源

1. 自体外周血 自体 CIK 细胞是指在体外由多种细胞因子诱导患者自体 PBMC 而生成的

异质细胞群。CIK 细胞中 CD3$^+$、CD8$^+$、CD56$^+$ 细胞比例明显升高，对肿瘤细胞有很强的杀伤作用。恶性肿瘤患者的免疫系统存在不同程度的损害，用患者自体的 CIK 细胞经体外扩增回输安全性好，可避免由于交叉感染引发其他疾病。

2. 骨髓来源细胞 骨髓来源的 CIK 细胞增殖能力较外周血来源的 CIK 细胞稍差，但在细胞毒方面与外周血 CIK 细胞相比无显著性差异。这可能与骨髓和外周血中免疫细胞的分化程度及细胞因子调节网络的不同有关。考虑肿瘤患者放疗、化疗后骨髓的抑制情况，骨髓采取较为困难，限制了骨髓来源 CIK 细胞的临床应用。

3. 脐血来源 CIK 脐血来源广泛，在严格无菌的条件下采集，脐血采集方便，在体外易扩增，移植后发生移植物抗宿主病概率低，杀伤活性强，极具前景。

4. 异体细胞 目前，常用的 CIK 细胞主要来自异体正常供者，其来源广泛，但是可能会增加意外感染的机会，因此在采集过程中需要特别注意：供者细胞最好来自遗传背景相对接近且血型相同的受者，这样减少感染的可能性，相对安全。肿瘤患者由于体内免疫耐受，许多免疫功能处于抑制状态，此时异体 CIK 细胞的活性和增殖能力均比患者自体 CIK 细胞优越。

（五）CIK 细胞的质控标准

CIK 细胞培养的质和量是保证治疗成败的关键因素，操作必须在国家技术监督部门批准并验收的药品生产质量管理规范环境中进行，要保证以下条件：①获得率和存活率。每次收集细胞数应 ≥ 2×10^9，存活率应 ≥ 95%；②纯度、均一性或特征性表面标志。CD3$^+$ CD56$^+$ 细胞应占大多数；③生物效应。可通过 MTT 实验或核素释放实验检测杀伤活性；④外源性因子的检测。细菌、真菌、支原体、病毒、内毒素，采用微生物快速检测系统做微生物检测；⑤其他添加成分的检测。如牛血清白蛋白、抗体、血清、抗生素、固相微粒等；⑥稳定性检验。目的为保证质量，降低风险、提高疗效。

（六）CIK 细胞在白血病中的临床应用研究

童春容用自体 CIK 细胞回输治疗了 22 例接受了反复化疗和（或）造血干细胞移植治疗的急性 B 淋巴细胞白血病患者，通过观察发现回输后患者外周血淋巴细胞的比例及绝对值均有明显的升高，以 CD3$^+$ 及 CD8$^+$ 升高为主。在接受 CIK 治疗的 22 例患者中，6 例基因重排患者经 CIK 治疗 1 ～ 3 个疗程后有 5 例消失，染色体可见超二倍体的患者经 CIK 治疗 2 个疗程后异常染色体消失。张欢等以自体 CIK 细胞序贯治疗 5 例多疗程化疗后疾病达缓解或部分缓解后难以继续耐受化疗的老年 AML 患者。5 例患者共接受 35 次 CIK 细胞回输，过程中均未出现不良反应，回输后患者一般状况较前改善，外周血 MRD 较 CIK 细胞治疗前 MRD 明显降低，显示化疗后自体 CIK 细胞序贯维持治疗安全有效。

（七）CIK 在多发性骨髓瘤中的临床应用研究

目前关于 CIK 治疗 MM 的有效性的临床研究仅有数例报道。覃仕锋等探究了 CIK 细胞输入治疗对老年 MM 患者外周血免疫细胞水平的影响及安全性。利用 CIK 细胞治疗 60 例老年 MM 患者，将患者随机分为对照组和观察组，发现治疗后，两组患者的 CD3$^+$CD4$^+$ 水平升高，CD3$^+$CD8$^+$ 和 CD3$^+$CD4$^+$/CD3$^+$CD8$^+$ 水平均降低，且观察组的水平明显低于同期的对照组。随访发现观察组临床有效率和 5 年存活率显著高于对照组，由此证实 CIK 治疗具有良好的临床安全性。Lin 等利用自体 CIK 治疗 MM 患者，该患者同时还诊断有肺癌和副肿瘤皮肤病。该患者肺叶切除术后给予 CIK 治疗，治疗后患者的 MM 和肺癌得到了缓解，治疗效果良好。此外副肿瘤皮肤病也得到了改善，提示 CIK 是清除微小残留病（MRD）的重要治疗手段。

（八）CIK 在淋巴瘤的临床应用研究

Leemhuis 等利用自体 CIK 治疗了 9 例自体造血干细胞移植后复发的淋巴瘤患者 [7 例 NHL 和 2 例霍奇金病（Hodgkin disease，HD）]，采用的是增加 CIK 剂量的方案，发现该方案有效安全，其中 2 例患者获得部分缓解，1 例患者病情稳定期超过 18 个月。臧玉柱等选取 18 例恶性淋巴瘤患者进行 IL-2 联合自体 CIK 细胞治疗，另外选择 10 例健康志愿者作为正常对照组。治疗前，18 例恶性淋巴瘤患者血清中的乳酸脱氢酶（lactic dehydrogenase，LDH）水平明显上升，高于健康对照组的水平，患者接受联合治疗 8 个疗程后，血清中 LDH、天门冬氨酸氨基转移酶和丙氨酸氨基转移酶水平降低，明显低于治疗前的水平，提示自体 CIK 细胞联合化疗是治疗恶性淋巴瘤的一种有效、安全的方法，能有效促进免疫功能恢复。

三、DC-CIK 在血液肿瘤中的研究进展

DC 是体内最重要的、功能最强的抗原提呈细胞，可以识别抗原，激活免疫系统，将 DC 与同源 CIK 共培养后，具有协同抗肿瘤的作用，两者联合可以确保高效和谐的免疫反应。实验表明，DC-CIK 的抗肿瘤作用明显高于单纯 CIK 细胞或 DC 细胞。Marten 等报道部分患者在用 CIK 等进行免疫治疗时，效果不太理想，被认为是肿瘤细胞对这些免疫效应细胞发生了抵抗，有可能与肿瘤患者功能性 DC 细胞缺乏有关。而 DC 的加入将弥补这一缺陷。DC 可通过分泌细胞因子直接促进 CIK 增殖活化，CIK 细胞在体内可以释放大量具有细胞毒性的胞质颗粒，直接杀伤肿瘤细胞。DC-CIK 共培养后其抗肿瘤活性优于单纯 CIK，DC-CIK 回输后能够有效地调节免疫系统，发挥更持久的杀瘤活性，让恶性血液肿瘤患者看到了新的曙光。Sun 等利用自体 DC-CIK 治疗 9 例复发和难治性 NHL 患者。治疗后患者核仁组成区嗜银蛋白、$CD3^+CD8^+$ 和 $CD3^+CD56^+$ 的比例明显增高，DC-CIK 组培养上清 IFN-γ 和 IL-12 的含量明显高于 CIK 组。5 例影像学复查显示肿瘤较治疗前明显缩小，除一过性发热、畏寒外未见其他不良反应。该研究证明了 DC-CIK 临床治疗复发和难治性 NHL 疗效确切，值得临床广泛推广。张乃红等探讨了化疗联合 DC-CIK 免疫治疗 50 例 MM 患者的临床疗效。随机分成两组，对照组 25 例进行常规化疗，观察组 25 例，进行化疗联合 DC-CIK 免疫治疗。结果发现对照组的治疗总有效率为 80.0%，观察组的治疗总有效率为 92.0%，观察组的临床效果要明显优于对照组，提示化疗联合 DC-CIK 免疫治疗 MM 患者安全有效。钟国成等报道治疗的 1 例伴有髓外浸润的重症 MM 患者，通过给予 CVAD 方案化疗联合 DC-CIK 细胞治疗缓解病情。经 2 周期的免疫化疗后，患者全身浅表包块明显缩小，免疫球蛋白定量、β 微球蛋白降低，指标优于单独化疗组。虽然患者血液学还未能达到完全缓解，但联合治疗后，患者近 6 个月病情稳定未进展，临床症状改善，且生活质量得到明显改善。表明化疗与 DC-CIK 能优势互补，二者的结合具有良好的协同效果。邓琦等报道了 DC-CIK 应用于急性白血病 MRD 的方法、疗程、安全性和疗效。利用自体 DC-CIK 治疗 34 例共 45 例急性白血病，治疗过程中安全性良好，治疗后所有患者均处于血液学和遗传学缓解状态，T 细胞亚群、细胞因子水平、肿瘤坏死因子和 MRD 检测取得满意结果，说明 DC-CIK 过继免疫治疗可促进化疗后骨髓造血功能的恢复，具有清除急性白血病 MRD 的作用。孙薏等探讨 DC-CIK 联合氟达拉滨治疗老年 CLL 患者的免疫效应和临床疗效。48 例老年 CLL 患者随机分组，21 例患者接受氟达拉滨单药化疗，27 例患者行氟达拉滨化疗联合 DC-CIK 免疫治疗。结果显示治疗后，联合组患者血清 Hsp70、Th1/Th2 水平均较化疗组显著增高，TGF-B、$CD4^+CD25^+$ Treg 阳性率较化疗组显著降低。化疗组感染发生率明显高于联合组。提示 DC-CIK 免疫治

疗与氟达拉滨联合应用于老年 CLL 患者具有良好的协同疗效，是治疗老年 CLL 患者的可选方法之一。

（谢晓灵）

第二节 治疗性疫苗

治疗性疫苗是近几年建立并发展起来的新的免疫治疗概念，它通过改善及增强对疫苗靶抗原的摄入、表达、处理、呈递诱导和提高特异性的免疫应答，打破机体的免疫耐受，从而实现清除病原体或异常细胞，治愈疾病的作用。随着社会的发展和人们生活习惯的改变，恶性肿瘤已经成为人类的头号杀手，并有进一步增高的趋势。因此现阶段治疗性疫苗的研究开发大多倾向于对肿瘤的治疗。治疗性肿瘤疫苗是指将肿瘤抗原以多种形式导入患者体内，增强免疫原性，激活患者自身免疫系统，诱导机体细胞免疫和体液免疫应答，从而达到控制或清除肿瘤的目的。分析研究表明，如今全部在研的治疗性疫苗中，治疗肿瘤的占 60%，达 200 多种。

被批准的第一个治疗性肿瘤疫苗 Sipulence-T，可治疗转移性前列腺癌，这使肿瘤疫苗的研发获得了巨大的进步。治疗性肿瘤疫苗的重要关键环节是提供高免疫原性的抗原以刺激体内产生有效的抗肿瘤免疫应答。活化的 T 细胞对肿瘤细胞的杀伤始于机体的免疫系统对肿瘤抗原性物质的识别，肿瘤抗原是细胞癌变过程中出现的新抗原及过度表达的抗原物质的总称，能诱导机体产生特异性体液免疫和细胞免疫应答，鉴定出来的肿瘤抗原是肿瘤免疫治疗的潜在靶位。白血病细胞异常高表达的抗原即白血病相关抗原（leukemia associated antigen，LAA）。这些抗原与肿瘤的增殖、分化、转移、凋亡、周期等密切相关。普遍存在的 LAA 可作为激发白血病免疫应答潜在的靶抗原。CTL 杀伤靶细胞机制主要有：① CTL 细胞表面 T 细胞抗原受体（TCR）对靶细胞表面主要组织相容性复合体（MHC）-I/ 抗原肽进行识别，CTL 通过穿孔素和丝氨酸蛋白酶，造成细胞裂解、死亡；② CTL 识别靶细胞表面 Fas 分子，通过死亡结构域介导细胞凋亡机制。随着细胞遗传学及分子生物学研究的不断深入，已发现许多 LAA 可作为白血病特异性 CTL 的靶点，并制备相应疫苗。理想的肿瘤疫苗应满足如下要求：①毒副作用低；②诱导强烈的肿瘤特异性免疫应答；③诱导记忆应答以防止肿瘤复发。

根据抗肿瘤疫苗的来源，肿瘤疫苗可分为四类：①肿瘤多肽疫苗；②肿瘤细胞疫苗；③树突状细胞疫苗；④细菌载体疫苗。以下将重点介绍前三类疫苗。

一、肿瘤多肽疫苗

T 细胞对抗原的识别并非识别完整的抗原分子，而是通过识别与 MHC 分子结合呈递的抗原肽（短肽）。相应的合成肽不需要抗原提呈细胞（APC）的加工和处理，其能够直接与 MHC- I 类分子相结合。目前肿瘤多肽疫苗主要包括四大类，分别为肿瘤相关性抗原多肽疫苗、病毒相关多肽疫苗、肿瘤特异性抗原多肽疫苗、癌基因或抑癌基因突变多肽疫苗，其中最为理想的是肿瘤特异性抗原多肽疫苗。

（一）多肽疫苗的免疫机制

肿瘤多肽疫苗是指可被 CTL 识别的肿瘤细胞特异性抗原多肽，多肽疫苗利用肿瘤抗原肽诱导机体产生细胞免疫和体液免疫应答，通过激活机体的免疫系统，增强机体抵抗肿瘤能力，以达到清除肿瘤或控制肿瘤发生发展的目的。抗原肽进入体内后，APC 能够识别、摄取、处理外源抗原，主要的免疫途径为：① APC 对抗原进行加工处理，形成抗原肽 -MHC 分子复合物，被 TCR 识别，活化辅助性 T（Th）细胞；② APC 诱使自身分泌 IL-12，能够使活化的 B 细胞分化为浆细胞，分泌抗体，产生体液免疫应答，同时 IL-12 能够活化 Th1 细胞和自然杀伤（NK）细胞，辅助细胞免疫应答；③活化的 Th 细胞分化为 Th1 和 Th2 细胞，其中 Th1 分泌 IL-2 和 IFN-γ，诱发强烈的特异性抗肿瘤细胞免疫反应；而 Th2 能够分泌 IL-4、IL-5、IL-6 和 IL-13 等细胞因子，辅助 B 细胞发挥体液免疫效应（图 4-2）。

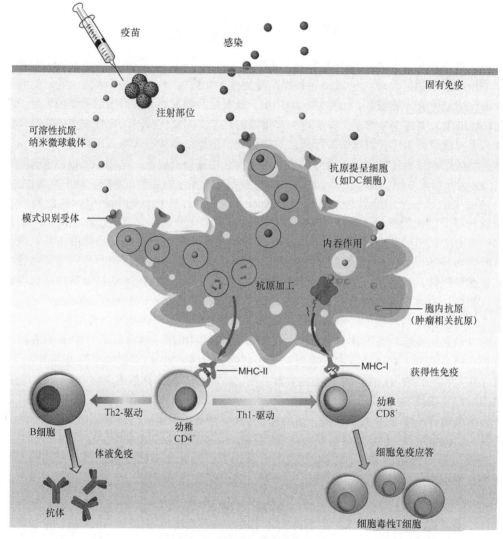

图 4-2　多肽疫苗抗肿瘤机制

（二）CD8$^+$T 细胞表位的呈递和基本特征

随着分子免疫学的发展，人们发现 CTL 对抗原的识别实际上是识别抗原中能够与 MHC-I 类分子结合的一段 8～10 个氨基酸组成的序列，这段序列被称为表位（epitope）。CD8$^+$ T 细胞主要以 MHC-I 类分子限制性方式识别靶细胞表面的特异性抗原，CD8$^+$ T 细胞表位与 MHC-I 分子结合并被 TCR 识别是 CTL 活化的关键环节。内源性抗原蛋白被蛋白酶体降解成多肽片段，被转运相关蛋白酶体（transporter associated with antigen processing，TAP）运送到粗面内质网内，MHC-I 分子通过多肽结合槽结合、呈递多肽。抗原肽 -MHC-I 分子复合物在内质网内与轻链（β2m）组装在一起，经高尔基体转运到细胞表面被 CD8$^+$ T 细胞所识别。由于 T 细胞只能识别 MHC-I- 表位肽复合物，所以目前对于表位的研究大都从肽与 MHC-I 的结合入手，基于 MHC-I 结合的表位预测方法也是目前公认的最为成熟的 CTL 表位预测方法。

（三）抗原表位的预测方法

既往表位鉴定的策略是先合成大量交叠肽，再通过后续淋巴细胞功能实验加以筛选，这一过程费时、费力、费钱。随着生物信息学的发展，应用生物信息学的技术手段进行表位预测已经成为可能。运用生物信息学方法进行 CTL 表位预测，都是从参与抗原提呈及分子识别的各个环节入手的：MHC 分子与表位肽的结合，蛋白酶体对抗原的降解，TAP 对表位肽前体的选择性转运，TCR 与 MHC- 表位肽复合物的结合等方面，但是最多的还是 MHC 分子与表位肽的结合环节。由于 MHC-I 多肽结合槽两端呈封闭状，CD8$^+$ T 细胞表位相对较短，一般为 8～11 肽。多肽表位的构象通常为 M 型，但有些表位呈现特殊的双 M 型构象，即其第 4、6、8 位氨基酸残基伸出多肽结合槽外以结合 TCR，第 2、5、9 位氨基酸残基插入多肽结合槽，并与多肽结合槽内的氨基酸形成不同的相互作用力。这些结构学方面的信息和 CD8$^+$ T 细胞表位特征为细胞表位的预测分析和实验鉴定提供了理论依据。

基于生物信息学的表位预测方法使表位预测只需要进行以下 6 个步骤就能准确地鉴定出抗原表位：①通过生物信息学方法从抗原蛋白中预测一组可能的 T 细胞表位；②合成预测获得的表位肽，通过高效液相色谱（HPLC）或其他手段对表位肽进行分析纯化，通过质谱等手段对表位肽进行物化性质鉴定；③通过 TAP 缺陷的 T2 细胞检测预测的表位与人类白细胞抗原（HLA）-A2.1 的亲和力，对亲和力和（或）稳定性较低的表位可以进行结构改造获得表位肽类似物进行后续实验；④采用表位肽诱导活化 T 细胞；⑤采用体外细胞毒分析 T 细胞对靶细胞的杀伤效应鉴定表位能否诱导 CTL，进行酶联免疫斑点试验（enzyme linked immunospot assay，ELISPOT）或采用细胞内染色的方法检测 CTL 分泌细胞因子的能力，鉴定出优势表位；⑥利用 HHD 转基因小鼠或 HLA-A2.1/K^b 转基因小鼠模型进行研究，利用生物学信息方法，我们实验室已经鉴定出不同 HLA 限制性的表位肽，并用于临床。以下将进行具体介绍。

1. 肽 -MHC 结合力实验 该方法应用 TAP 缺陷的细胞系如人类的 T2 细胞，T2 细胞是内源性抗原提呈途径中必需的 TAP 缺陷的细胞株，为 HLA-A2 阳性的 T、B 淋巴细胞杂交瘤细胞，可用于研究抗原呈递过程和 T 细胞与 MHC-I 分子的相互识别。由于 TAP 缺陷，T2 细胞内源性多肽不能转运至内质网，不能与 MHC 分子进行组装并转运到细胞表面，所以细胞表面空载的 MHC 分子表达极不稳定，表达后很快被降解。但是，在外源性多肽的作用下，细胞表面的肽 -MHC 复合物能够稳定表达于细胞表面，抗原肽 -MHC 的结合力越强，则细胞表面 MHC 分子的降解就越少，表现为表达量越高。

2. 肽 -MHC 稳定性实验 CTL 识别的是 HLA- 肽复合物，机体要想最大限度地激发免疫应答的级联反应，不仅要求候选肽与 HLA 结合以保证 CTL 的识别，而且要求它们要具有稳定性。而结合肽 -MHC 稳定性实验是用来检测某一多肽对细胞表面 MHC 分子亲和力的实验方法。

3. 酶联免疫斑点技术 经过结合力和稳定性实验筛选得到的表位肽，需要进一步去验证其是否能真正引起 CTL 的免疫反应。首先，我们通过 ELISPOT 实验来检测所诱导的特异性 CTL 分泌 IFN -γ 的水平。候选多肽通过刺激 PBMC 诱导多肽特异性 CTL，将 CTL 按照一定的细胞浓度接种在原已用抗细胞因子 IFN-γ 抗体来包被的 ELISPOT 酶标板，加入 10% 胎牛血清培养液培养 16～24h，使 CTL 彻底地黏附在板孔上，隔天用低渗法裂解 T 细胞，再加入生物素包被的第二抗体和辣根过氧化物酶标记的链霉亲和素，最后加入底物，就可以使其不断地分泌细胞因子 IFN-γ 被捕获，最后以斑点的形式呈现在板底上，1 个斑点即是 1 个 IFN-γ 细胞因子，而 1 个 IFN-γ 细胞因子即是 1 个 T 效应淋巴细胞，如果板孔上呈现出斑点现象，即说明了有相应个数的效应 T 细胞的分泌，也就是间接地反映了特异性地细胞免疫活性。

4. MHC 四聚体技术　MHC 四聚体技术是目前用于检测 T 细胞免疫功能的一项金标准。由于可溶性 MHC 单体分子与 TCR 的亲和力很低，且解离快，因此 MHC- 肽单体不能用于检测抗原特异的 T 细胞，而多价分子可与一个特异性 T 细胞上的多个 TCR 集合，使其解离速度大大减慢，从而提高检测的阳性率。基于这个原理，1996 年 Altman 等开发了 MHC 四聚体技术，能在单细胞水平上标记目标 T 细胞，并通过流式细胞术对细胞进行分析，从而成为一种快速、简便的检测抗原特异性 T 细胞的定性及定量分析方法。与其他应用于 T 细胞检测的方法如胞内细胞因子染色法、ELISPOT 等相比，MHC 四聚体技术具有高灵敏度、高特异性、定量分析简便且重复性高等优点，随后这项技术在病毒性疾病、肿瘤及自身免疫性疾病等研究中广泛应用。MHC 四聚体制备过程如下：通过基因工程技术把长度为 15 个氨基酸的 BirA 酶底物肽（BirA substrate peptide，BSP）加在 HLA 的 A2 抗原重链胞外段羧基端形成融合蛋白；将其与 β2m 和多肽进行体外折叠，形成 MHC-β2m- 肽复合物，并纯化该复合物；MHC-β2m- 肽复合物在 BirA 酶的作用下，被生物素标记，再将生物素标记的 MHC- 肽复合物与荧光素标记的链霉亲和素以 4 ∶ 1 比例结合，即形成 MHC- 肽四聚体；MHC- 肽四聚体与抗原特异性 CTL 上 TCR 结合即可通过流式细胞仪进行检测。

（四）多肽疫苗的临床研究

1. WT1 多肽疫苗的临床试验进展　WT1 基因是从 Wilms 瘤细胞中分离出来的肿瘤基因，首先在肾胚细胞瘤中作为抑癌基因被克隆鉴定，定位于 11p13，所编码的锌指蛋白是序列特异性转录调控因子，具有转录抑制和转录激活的双重作用。近年来多项研究表明，WT1 蛋白高表达在各型白血病及 80% 以上的实体瘤，WT1 基因的表达量与急性白血病的预后关系密切，治疗前高表达，完全缓解后可转阴性，是预后的重要检测因子。

目前 WT1 疫苗治疗白血病已进入 Ⅰ / Ⅱ 期临床试验。Keilholz 等利用 HLA-A*0201 限制性 WT1$_{126-134}$ 多肽，辅以粒细胞 - 巨噬细胞集落刺激因子（granulocyte-macrophage colony stimulating factor，GM-CSF）和血蓝蛋白为佐剂治疗了 17 例（AML）及 2 例骨髓增生异常综合征（MDS）患者，结果显示 10 例患者病情稳定，约 35% 患者 WT1 的 mRNA 拷贝数明显下降，8 例患者外周血和骨髓中的 WT1 特异性 CTL 增加。Hashii 等首次报道了 WT1 疫苗具有清除造血干细胞移植后 MRD 的作用。3 例表达 HLA-A*2402 的高复发风险患者移植后输注了 WT1 疫苗，其中 2 例患者获得了完全缓解，随着患者体内特异性 CTL 数量的增加，WT1 mRNA 表达水平明显下降，提示 WT1 疫苗能清除 MRD，发挥了移植物抗白血病作用（graft-versus-leukemia，GVL），从而获得长期缓解。

2. PR-1 多肽疫苗的临床试验进展　Rezvani 等报道了共 66 例表达 HLA-A*0201 的患者（AML 42 例，CML 54 例，MDS 11 例；53 例处于疾病进展期，13 例处于疾病缓解期）接受了 PR-l 疫苗，每 3 周 1 次皮下注射 0.25 或 0.5 或 1.0 mg 疫苗（以 Montanide 及 GM-CSF 为佐剂）。结果显示：有 35/66 例患者体内产生高频率 PR-1 特异性 CTL，53 例疾病进展期患者中有 12 例获得客观的临床疗效。25/53 例活动性疾病患者对 PR-1 的免疫反应阳性，25 例患者无事件生存及总体生存均明显延长。随后 Rezvani 等开展了 WT1 疫苗和 PR-1 疫苗联合治疗的 I 期临床试验。利用 WT1 疫苗和 PR-1 疫苗（以 Montanide 及 GM-CSF 为佐剂）治疗 8 例 HLA-A*0201 阳性患者（AML 5 例，MDS 2 例，CML 1 例）；接种疫苗后，8 例患者的 PR-1^{+} 和（或）WT1^{+} CD8^{+} T 细胞数量增多，其中 4 例患者能同时检测到 2 种抗原特异性的 CTL。监测反映 MRD 的 WT1 mRNA 表达水平，发现 WT1 mRNA 表达下降，但疗效持续时间较短。

3. RHAMM-R3 多肽疫苗的临床试验进展　透明质酸（hyaluronic acid，HA）是一种重要的细胞外基质成分，在维持和稳定细胞外基质结构、组织改造、调节细胞的功能中发挥重要的作用。近年来国内外学者发现，HA 在许多血液系统恶性肿瘤中表达增高。在血液系统恶性肿瘤中，HA 与肿瘤生长凋亡、迁移、侵袭等过程密切相关。2008 年 Schmitt 等报道了利用 RHAMM-R3 多肽疫苗（以 ISA-51，Montanide 为佐剂）治疗 10 例患者（3 例 AML，3 例 MDS，4 例 MM）。有 7/10 位患者 RHAMM-R3 特异性，记忆型 CTL（CD8/HLA-A2/RHAMM R3 tetramer/CD45RA/CCR7$^-$/CD27$^-$/CD28$^-$）增高，1 例 AML 患者和 1 例 MDS 患者骨髓中的原始白细胞下降，获得临床反应，2 例 MM 患者血清游离轻链水平下降，表明 RHAMM-R3 多肽疫苗能引起免疫应答和临床应答。Giannopoulos 等报道了 6 例 HLA-A2 阳性慢性淋巴细胞白血病（CLL）患者免疫 RHAMM-R3 多肽疫苗（以 IFA 和 GM-CSF 为佐剂），结果显示 4 例患者白血病细胞明显减少，5 例患者 RHAMM-R3 特异性 CD8$^+$T 细胞数增加；初步证实了 RHAMM-R3 多肽疫苗治疗 CLL 患者的安全性和有效性。

4. PRAME 多肽疫苗的临床试验进展　Paydas 等研究发现 PRAME 在急性淋巴细胞白血病（ALL）、AML、CLL 和 CML 患者中均有表达，可以作为预测白血病预后的标记分子。Quintarelli 等认为 PRAME 多肽在 CML 患者体内能诱导有效的免疫应答。在 8/9 位健康供者及 5/6 位 CML 患者中培养出 PRAME 特异性 CTL，其对 PRAME 多肽有应答并且杀伤负载 PRAME 多肽的细胞。

（五）提高多肽疫苗免疫原性的策略

多肽抗原因其表位单一、分子量小易降解等原因而致免疫原性低下，只能激发低水平的 CTL 反应，不能获得理想的抗肿瘤效果，限制了其在临床的应用。因此在多肽疫苗设计过程中需要解决提高多肽免疫原性的问题。

1. 免疫佐剂　佐剂属于非特异性免疫原性增强剂，其本身不具有抗原性，不能引起有效的抗肿瘤免疫反应，但同抗原一起或预先注射到机体内后，能刺激免疫系统，非特异性地改变机体对该抗原的特异性免疫应答，主要用途为增强免疫原性、增强抗体的滴度、改变抗体产生的类型、引起或增强迟发超敏反应，但佐剂的作用机制尚未完全明了，目前常见的佐剂包括福氏不完全佐剂（incomplete Freund adjuvant，IFA）、福氏完全佐剂（complete Freund adjuvant，CFA）和热休克蛋白（heat shock protein，HSP）等。

（1）脂质体：脂质体（liposome）作为药物载体和疫苗载体，是由脂质双分子层组成的、内部为水相的囊泡，具有生物膜的功能和特性，能够将药物包封于其中，可促进树突状细胞等 APC 对抗原的摄入，进而发挥免疫佐剂作用。由于脂质体中的磷脂酰胆碱等是细胞膜的正常成分，可以被生物降解，所以脂质体作为疫苗佐剂的使用是安全无毒性的（图 4-3 和图 4-4）。脂质体的大小、脂类组成及所带电荷是影响其发挥免疫佐剂性能的重要因素。研究发现，小粒径脂质体刺激较强烈的 Th2 应答，大粒径刺激的 Th1 应答较强。脂质体作为新型免疫佐剂的优势主要可总结为：①安全性好，易于耐受，具有良好的生物降解性和组织相容性，不会在体内引起免疫损伤。已批准使用的 Inflexal V 目前已在 43 个国家使用超过 6000 万例，其安全性与耐受性已得到很好证实；②靶向性良好：脂质体易定位于网状内皮系统丰富的器官，脂质体包封材料的特殊性使其能保护抗原不被降解，在脂质材料中加入免疫调节剂，如 Toll 样受体（Toll-like receptor，TLR）激动剂能增强特定受体的靶向性；③缓慢释放：包裹有抗原的脂质体具有缓慢释放抗原的作用，延缓抗原在体内的储存时间，可减少抗原的剂量及接种次数；④应用范围广：几乎所有性质的抗原在通过对脂质体理化性质进行适当的调节以适应抗原不同分子量大小及电荷后，均可被包封。

（2）CpG 寡脱氧核苷酸：CpG 寡脱氧核苷酸（CpG oligonucleotide，CpG ODN）是人工合成含非甲基化胞嘧啶和鸟嘌呤二核酸的寡聚脱氧核苷酸序列，是细菌 DNA 产生免疫刺激作用的核心序列结构。CpG DNA 可促进 B 细胞增殖分化，并分泌 IL-6，而 IL-6 的表达也能够促进 B 细胞本身 IgM 的分泌；此外，CpG DNA 可间接促进 NK 细胞和 T 细胞的功能激活 APC 分泌多种细胞因子，进一步促进 CTL 和 NK 细胞的活性，从而诱导机体产生细胞免疫。CpG ODN 是 TLR9 激动剂，被免疫细胞内化后由 TLR9 识别并产生一系列的生物学效应。目前根据结构和生物学特性，CpG ODN 可分为 A、B、C、P 四种类型（图 4-5）。

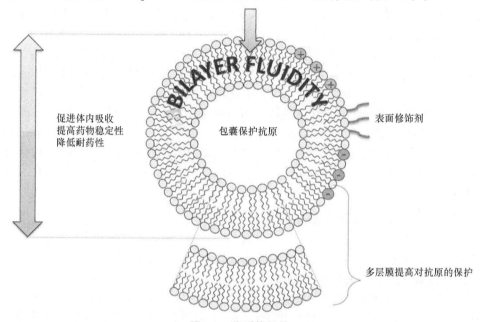

图 4-3　脂质体结构

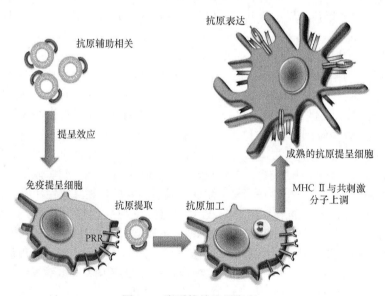

图 4-4　脂质体的作用机制

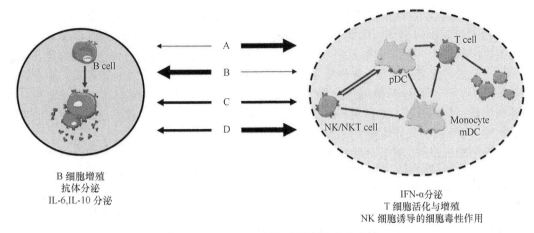

B 细胞增殖
抗体分泌
IL-6,IL-10 分泌

IFN-α分泌
T 细胞活化与增殖
NK 细胞诱导的细胞毒性作用

图 4-5　CpG ODN 的免疫调节的免疫机制

动物实验和临床研究证明 CpG ODN 是一种良好的疫苗佐剂，与传统的佐剂相比，CpG ODN 所引起的毒性作用较小。此外，CpG ODN 具有独特的免疫增强作用和免疫记忆增强作用，可以诱导机体增强体液免疫和细胞免疫应答，有效性也得到了验证。CpG ODN 安全性加上其在体液和细胞介导的免疫应答的能力，使得这类佐剂将在临床上有相当大的应用。总之，CpG ODN 具有高效的市场价值。

（3）GM-CSF：GM-CSF 是研究得最多的一类分子佐剂，其能够刺激骨髓细胞形成中性粒细胞集落和巨噬细胞集落，增强粒细胞、单核细胞和嗜酸性粒细胞抗肿瘤作用，可通过促进 APC 分化、成熟和活化进而促进 CTL、NK 细胞活性和募集，在肿瘤部位浸润，引起机体抗肿瘤免疫应答，增强抗原特异性 CD8+ T 细胞反应。Atzpodien 等报道了利用个体化多肽疫苗联合 GM-CSF 治疗 10 例 II a～III c 期恶性黑色素瘤术后患者。结果显示 10 例患者中，5 例患者病情无进展达 1～21 个月，3 例发生皮肤转移，2 例发生多发转移，总的中位无肿瘤进展生存时间为 6 个月，总的来说，该治疗对患者并未产生不良反应，表明 GM-CSF 可能通过增强 DC 的抗原呈递能力而增强了多肽疫苗的治疗有效性和安全性。

2. 多表位或多抗原混合的鸡尾酒式多肽　当前研究的表位肽疫苗大多是针对某种 HLA 表型，经过预测筛选出来的，只适用于特定 HLA 表型的患者，应用范围相对较窄。研究者通过将多种 HLA 限制性的表位肽混合制成针对不同 HLA-I 类和 HLA-II 类表型的疫苗，抗原肽负载 DC 后能以多抗原表位的形式呈递到 DC 表面，从而可以产生多个克隆的 CTL 细胞，针对不同 HLA-I 类和 HLA-II 类表型均能引起有效的 T 细胞反应，其杀伤效果明显高于单抗原表位疫苗，代表了一种疫苗设计的新方向。

3. 选择个体化抗原　随着二代测序（next-generation sequencing，NGS）技术的发展，肿瘤新抗原逐步进入科学家视野。新抗原的筛选越来越便捷，基于肿瘤新抗原的精准免疫治疗技术热度随之而升高。肿瘤的发生经常伴有多个基因的突变，新抗原指的是由肿瘤细胞突变所产生的表位特异性抗原，只在肿瘤细胞上表达，在正常组织中不表达，从而不会导致机体的免疫耐受。新抗原不仅具有高特异性，而且因其未经胸腺阴性筛选还具有强免疫原性。已有较多的研究显示以新抗原为靶标的肿瘤疫苗免疫治疗在一些癌症患者上已经取得了不错的临床效果，因此筛选鉴定出肿瘤特异性"新抗原"是改善肿瘤免疫治疗效果的关键技术之一，也是实现个体化免疫治疗的基础。

二、肿瘤细胞疫苗

肿瘤细胞疫苗将自身或异体同种肿瘤细胞，经过物理因素（照射、高温）、化学因素（酶解）及生物因素（病毒感染、基因转移等）的处理，改变或消除其致瘤性，保留其免疫原性，常与佐剂（如 MHC-I 分子、IL-2、IL-12 和 GM-CSF 等）联用。由于肿瘤细胞不仅表达多个具免疫原性的表位，而且表达的多个表位可被不同的 HLA 分子呈递，有许多肿瘤细胞甚至表达多种不同的肿瘤相关抗原或肿瘤特异性抗原，因此与其他肿瘤治疗性疫苗相比，肿瘤细胞疫苗最大的优势在于免疫原性最强，在体外能有效地诱导产生特异性的 CTL 杀伤靶细胞，抑制肿瘤生长，延长患者的生存期。然而其最大的问题就是肿瘤特异性差，自体肿瘤细胞疫苗不易突破免疫耐受，而异体肿瘤细胞疫苗又易被机体清除。

肿瘤全细胞疫苗的独特的优势在于机体可产生针对多个细胞上所有的分子，在肿瘤特异性抗原尚未明确的情况下不必清楚知道肿瘤抗原，一些未知的分子都暴露于免疫系统，可诱导机体产生 CD8$^+$ T 细胞或 CD4$^+$ T 细胞，可诱导机体产生抗肿瘤免疫反应。其尽管全细胞疫苗表现出显著的抗肿瘤潜能，其缺点是有可能产生针对正常组织细胞成分的细胞免疫，并且引发的免疫排斥反应较弱，疗效不甚理想，限制了其在临床的应用。在此基础上，人们利用基因工程技术对全细胞疫苗进行修饰，将一些在免疫反应中起重要作用的分子包括细胞因子、共刺激因子、肿瘤抗原及其他可增强肿瘤细胞免疫原性的抗原物质在体外转入肿瘤细胞，以提高肿瘤细胞的免疫原性。

1. 细胞因子修饰的肿瘤细胞疫苗　目前关于基因修饰的肿瘤细胞疫苗研究最多的是用细胞因子修饰的疫苗。其中 IL-1、IL-2、IL-3、IL-4、IL-6、IFN-γ、TNF-α、GM-CSF 等已转入多种组织类型和具有不同免疫原性的肿瘤细胞，并取得了一定的治疗效果。GM-CSF 修饰的疫苗为 GVAX 系列肿瘤疫苗，目前 GVAX 肿瘤疫苗已进入了临床 I/II 期试验，其中包括黑色素瘤、前列腺癌、NSCLC 和肾癌，这些临床应用均表明细胞因子修饰的疫苗是安全有效的。尽管这样的瘤苗取得了一定的抗肿瘤效果，而且也大大降低了毒副作用，但是在不同的肿瘤模型研究中，其效果却不一致，如：IL-2 瘤苗和 IL-4 瘤苗均能明显地抑制肾癌和结肠癌的发生，但对 B16 黑素瘤却无效。现在还需要更多的证据来证实不同肿瘤疫苗的应用价值，并不断优化应用方式及如何与常规治疗联合，才能很好地控制肿瘤复发和转移，降低病死率。

2. MHC 基因修饰的肿瘤细胞疫苗　肿瘤细胞逃逸机制有多种情况：① MHC-I 和 MHC-II 分子的低表达或缺失；②协同刺激信号的缺乏；③肿瘤 APC 加工处理抗原能力不足；④肿瘤细胞可通过分泌 TGF-β 和 IL-10 等抑制机体的抗肿瘤免疫应答。针对上述不同类型的肿瘤细胞导入相应的基因，如 MHC 基因可提高肿瘤细胞的免疫原性，诱导抗肿瘤免疫应答，进而阻止肿瘤细胞的生长。研究表明，MHC-I 基因修饰的肿瘤细胞疫苗可使鼠肿瘤模型的成瘤率和转移率降低，说明对肿瘤细胞导入 MHC 基因可有效提高肿瘤细胞的免疫原性。

三、以树突状细胞为基础的肿瘤疫苗

白血病是严重危害人类健康的恶性疾病，是我国十大高发恶性肿瘤之一，其死亡率在儿童及 35 岁以下成人恶性肿瘤中居首。近年来随着化疗和造血干细胞移植技术的不断改进，白血病患者的生存率有了明显的提高。尽管如此，仍有相当一部分患者存在复发的问题，导致上述治疗的失败。研究表明，MRD 是白血病复发的根源，是患者长期生存的主要障碍。据文献报道，30%～50% 得到完全缓解的白血病患者由于 MRD 而复发，存活率仅有 30%～40%，5 年复发率高达 56%～100%；相比之下，MRD 阴性患者的 5 年复发率要低得多（18%～33%）。越来越多研究显示，白血病治愈的关键是如何控制治疗后的复发问题，而靶向 MRD 能够控制复发，显著提升患者的治疗效果，甚至可以达到治愈。研究表明树突状细胞（DC）是人体内最有效的 APC，是适应性免疫应答的重要组成。DC 疫苗是将体外诱导或经过基因修饰后的 DC 作为疫苗，增强其提呈肿瘤抗原的能力，诱导机体产生抗肿瘤作用。国内外临床试验证明了 DC 疫苗能激活机体产生针对白血病细胞的免疫反应，在体内外最大限度产生特异性和持久性的抗肿瘤效应，消除 MRD，达到治疗目的，延长患者的无病生存期，具有很好的应用前景。

1. DC 的生物学特性　DC 是天然免疫和适应性免疫应答的中心环节，具有以下生物学特性：①抗原提呈和免疫激活，DC 是功能最强的专职性 APC，可为 T 细胞提供第一信号和第二信号刺激，启动免疫应答；②免疫调节，DC 可分泌多种细胞因子（如 IL-12 和 IL-18）和趋化因子调节其他免疫细胞；③免疫耐受的维持和诱导，胸腺 DC 是胸腺内对发育中 T 细胞进行阴性筛选的重要细胞。

2. 肿瘤抗原肽负载 DC　肿瘤抗原直接负载 DC 是制备 DC 疫苗较简便方法。研究表明负载肿瘤抗原的 DC 疫苗能诱导产生特异性的免疫应答，具有显著的抗肿瘤效应，其主要机制是通过激活初始 T 细胞成为 CTL 从而达到抗肿瘤目的。RHAMM、WT1、Eps8 和 PR1 等抗原在白血病细胞上高表达，通过这些抗原肽负载 DC 制备的 DC 疫苗已进入临床。然而，由于抗原产生的多肽在抗原加工期间会和其他多肽竞争，使得免疫原性低下，仍需通过物理、生化等方法改变抗原类型，以增强 T 细胞对抗原的识别能力。

3. 凋亡的肿瘤细胞负载 DC　凋亡肿瘤细胞包含肿瘤抗原，细胞凋亡过程中细胞膜上的均一性磷脂结构遭到破坏，暴露出磷脂酰丝氨酸，此时应用凋亡肿瘤细胞裂解物冲击单核细胞来源的 DC，DC 表面的磷脂酰丝氨酸受体能与凋亡细胞结合，可以吞噬凋亡体并摄取、加工和提呈肿瘤抗原，诱导出特异性免疫应答。

4. 肿瘤溶解产物负载 DC　通过反复超声破碎或冻融裂解肿瘤细胞，收集肿瘤细胞裂解物的上清液，上清液中含有可溶的肿瘤细胞蛋白质，可用作肿瘤相关抗原。DC 通过胞吞吸收这些蛋白质，经加工处理进入 MHC-II 途径。此外，上清液中还含有肿瘤细胞产生的可溶性免疫抑制因子，能增强肿瘤相关抗原的交叉提呈。然而这种肿瘤细胞蛋白提取物成分复杂，包括机体的正常蛋白，存在诱导自发性免疫疾病的危险。

5. 基因修饰 DC　基因修饰的 DC 疫苗包括转染表达 TAA 或抗原的 mRNA、转染共刺激分子、黏附分子、免疫调控分子。这种疫苗能够表达全蛋白序列，包含了所有的抗原位点，因此不需要明确个体的 MHC 分子和抗原位点。基因转染后可以长期表达抗原和细胞因子或共刺激分子，能诱导 DC 表型和功能的成熟，并促进 DC 的增殖，并且与上述肿瘤抗原负载 DC 相比，由于不含有正常人体抗原，所以这种疫苗引起的自身免疫反应较轻。

（1）肿瘤相关抗原基因修饰的 DC 疫苗：将 TAA 转染 DC 后，基因能在 DC 内持续表达肿瘤相关抗原，目前实验室或临床应用较多的 TAA 有癌胚抗原（carcinoembryonic antigen，CEA）、甲胎蛋白（alpha-fetoprotein，AFP）、黏蛋白 1（mucin1，MUC1）和黑素瘤抗原（melanoma antigen gene-A3，MAGE-A3）等。孙华文等研究发现利用脂质体法将 survivin 基因转染入 DC，修饰后的 DC 能分泌更高水平的 IL-12 和 TNF-α，能更有效地进行抗原提呈。

（2）负载全肿瘤 RNA 的 DC 细胞：同理，将肿瘤细胞中提取的 RNA 经过聚合酶链式反应扩增后转染至 DC 制备 RNA 修饰的 DC 疫苗，这种全肿瘤 RNA 修饰的 DC 疫苗既解决了获得自体肿瘤抗原的限制，又无须考虑患者 MHC 的限制；进入细胞质 RNA 很容易进入细胞的翻译机制；RNA 易降解，不易整合入宿主基因组。

DC 负载肿瘤 RNA 的方法有脂质介导转染、被动转染、电穿孔术 3 种。研究表明当用全肿瘤 RNA 和紫外线照射过的全肿瘤细胞作为肿瘤相关抗原时，肿瘤 RNA 负载的 DC 细胞和紫外线照射全肿瘤细胞都能招募肿瘤特异性 T 细胞引起抗肿瘤免疫应答，但前者更有效。

（3）共刺激分子基因、黏附分子基因、免疫调控分子基因转染的 DC 疫苗：T 细胞活化时只有第一信号，缺乏第二信号，其结果将导致 T 细胞失能。肿瘤局部的 DC 表面常缺乏共刺激分子及黏附分子的表达，使肿瘤细胞逃逸。将共刺激分子基因、黏附分子基因或免疫调控分子基因转染 DC 表面，增强了 DC 细胞抗原呈递的能力，促进 T 细胞的激活，能诱导 DC 表型和功能的成熟，并促进 DC 的增殖。

6. DC 来源的外泌体　DC 来源的外泌体表面表达 CD86、CD80 分子和 ICAM-1，能够激活体内抗原特异的 T 细胞发挥其免疫作用。新的研究表明负载了肿瘤抗原的 DC 来源的外泌体能有效控制黑色素瘤、非小细胞肺癌和卵巢癌等肿瘤的生长，并且这种抗肿瘤作用是 T 细胞参加的抗原特异的，提示外泌体具有安全性和有效性。因此，DC 来源的外泌体可能成为更为有效的抗肿瘤疫苗。

7. DC 免疫治疗的优化策略　虽然目前关于 DC 疫苗的研究已经很深入，但是仍然存在很多的问题及不足，需要进一步的研究。

（1）DC 亚群：DC 包括多种亚群，它们在免疫表型、体内迁移模式、组织分布、产生的细胞因子、免疫功能及对生长微环境的需求等方面表现出较大差异。对 DC 各亚群生物学特点的研究有助于制备更强而有效的 DC 疫苗，实现 DC 疫苗的优化。人类的 DC 亚群，大致可分为三类：髓系 DC、淋巴系 DC 及炎性单核细胞来源 DC。髓系 DC 从 CD34$^+$ 造血细胞诱导分化获得，按部位又可进一步划分为定居淋巴组织 DC 及迁移性 DC。新的研究发现了迁徙性交叉抗原呈递 DC 细胞，这群 DC 细胞高表达 CD141（CD141^{hi}），存在于人类间质真皮、肝及肺中。此外，这群 DC 细胞有别于大部分 CD1c$^+$ 和 CD14$^+$ 组织 DC 细胞，能够交叉呈递可溶性抗原，对于机体抵抗病原体和肿瘤的免疫力、与疫苗的相互作用和对自身组织的免疫耐受具有潜在重要性。

（2）免疫佐剂的使用：新一代佐剂主要是一些免疫刺激物质和细胞因子，其中包括 IFN-γ、IL-12、LPS、lipid A 和 CpG 等。佐剂辅助抗原激发机体产生免疫反应，几乎都与 DC 的作用有关。研究表明 HSP 主要诱导机体产生抗原特异性的 CTL，以 Th1 型应答为主，可以刺激 DC 成熟，增强 DC 的抗原呈递作用。

（3）协同作用：DC 与放疗、化疗和生物靶向治疗如 ibrutinib、CD20mAb、环磷酰胺和 PD-1mAb 的联合运用将为人们研究临床疾病提供崭新的思路。

DC 细胞疗法比传统的淋巴因子激活的杀伤细胞疗法和细胞因子激活的杀伤细胞疗法具有更特异、更强大的杀瘤活性，被誉为当前肿瘤生物治疗和基因治疗最有效的手段。随着对 DC 生物学特性更深的研究，白血病的 DC 免疫治疗将为治疗白血病提供富有前景的治疗手段。

（谢晓灵）

第三节　治疗性抗体

一、治疗性抗体概述

单克隆抗体（monoclonal antibody，mAb）在 20 世纪 80 年代首次被应用于临床治疗。单克隆抗体因为其所具有的特异性而被人们称为"生物导弹"。近年来，单克隆抗体和单克隆抗体相关的靶向药物受到了极大的关注并取得了巨大的成功，基于单克隆抗体的靶向治疗已经成为一种极为重要的肿瘤治疗手段。在众多肿瘤类型中，单克隆抗体对血液恶性肿瘤的疗效最为显著。而血液恶性肿瘤中，非霍奇金淋巴瘤（NHL）因为其表面表达有高密度的靶抗原及对放疗比较敏感的特点，是单克隆抗体治疗最为成功的血液恶性肿瘤类型。

单克隆抗体可以特异性地识别靶细胞的表面抗原，通过多种机制发挥其作用，包括补体依赖的细胞毒性反应及免疫系统调制效应。为了提高单克隆抗体的治疗效果，常在单克隆抗体上负载一个治疗性载体，载体可以是化疗药物及放射性同位素，特异性靶向肿瘤细胞，增强治疗效果。单克隆抗体治疗的疗效受多方面的影响，其中靶点的特异性尤为重要，最为理想的靶点是在靶细胞中高表达，在正常组织细胞表面低表达或不表达的细胞表面蛋白。

最早应用于临床试验的单克隆抗体为鼠源性抗体，鼠源性单克隆抗体存在很多缺点，鼠源性单抗作为异源性蛋白，可引起人抗鼠的免疫反应，产生人抗小鼠抗体（HAMA），HAMA 既影响单抗的治疗效果，又可能诱发变态反应，具有一定的危险性。另外鼠源性单抗通常无法有效地激活人体的免疫功能，包括补体依赖的细胞毒（complement dependent cyto-toxicity，CDCC）及抗体依赖的细胞毒（ADCC）作用。鼠源性单抗的半寿期相对较短，也是其缺陷之一。

单克隆抗体通过多种机制发挥其治疗作用，第一类机制是抗体针对细胞功能的直接作用机制，如抑制或活化相关信号通路分子通常为激活凋亡相关通路。第二类机制为针对靶向肿瘤的免疫效应机制。单克隆抗体也可以利用其靶向性，携带有效的负载物，特异性转运至靶细胞，发挥负载物的效应。另外，用单克隆抗体给予细胞所必需的重要表面信号分子交联的刺激信号和生长信号，体外诱导肿瘤特异性细胞毒 T 淋巴细胞，可用于被动性的免疫治疗。随着对单克隆抗体疗效和作用机制的进一步探讨，发现其最为重要的机制为免疫细胞通过介导 ADCC 效应杀伤肿瘤细胞。

早期，人们认为 ADCC 的作用机制为相关免疫细胞释放细胞毒性物质（穿孔素和颗粒酶等），从而破坏被抗体结合的靶细胞。但是 ADCC 目前被认为是一个调用免疫细胞协调网络的过程，它是由抗体的 Fc 段与表达 CD16 的效应细胞上的 Fc 受体相互作用所引发，进一步促进免疫细胞释放细胞毒性分子促使靶细胞凋亡，释放细胞因子及趋化因子抑制细胞增殖及血管生成；通过吞噬肿瘤细胞释放蛋白酶、活性氧和细胞因子进一步来增强 ADCC 效应等一系列过程。单克隆抗体介导的 ADCC 主要由包括 NK 细胞、巨噬细胞、T 细胞、中性粒细胞和髓样抑制性细胞等产生，这些细胞被招募到肿瘤基质并彼此协作，以促进肿瘤的发生、侵袭和转移，或引发抗肿瘤免疫。免疫反应需要多种免疫细胞在作用上相互协助。

二、抗体疗法的分类

（一）非结合单克隆抗体治疗

非结合的单克隆抗体已经应用于各种肿瘤的治疗，其主要优点在于毒副作用小、代谢产物毒性小。单克隆抗体的作用机制为：①与相应抗原结合引起 ADCC 效应或 CDCC 效应，导致肿瘤细胞死亡；②改变细胞内信号通路转导，诱导细胞凋亡；③抑制肿瘤细胞的增殖活性，诱导细胞分化。近年来，单克隆抗体治疗在靶向免疫检查点治疗方面取得了突破性进展，特异性抑制 T 细胞抑制受体在血液恶性肿瘤及实体瘤的免疫治疗方面取得了鼓舞人心的疗效。

早期单克隆抗体主要采用的是鼠源性（大鼠、仓鼠、小鼠）单克隆抗体，其本身就是异源性蛋白，必然具有免疫原性，在人体内容易产生人抗鼠抗体。人体产生的免疫反应使单抗药物被迅速清除，并且容易产生免疫记忆效应，使得再次输注的效果更差。即使血液系统恶性肿瘤患者存在免疫缺陷，但免疫反应还是会严重降低单抗药物的疗效。因此，研发低免疫原性单抗是单抗药物临床应用的关键。目前主要的改进技术包括嵌合体技术、人源化技术，以及转基因技术，即由转基因小鼠或噬菌体生产完全人源化的抗体。

这些技术的发展，降低了人体对单克隆抗体的免疫反应，使单抗药物在临床上高剂量地重复使用成为可能，在达到治疗效果的同时而不产生人抗鼠抗体。随着单抗制备技术的进步，通过修饰抗体的可变区氨基酸序列，来改变抗体对抗原的亲和力，进而增加细胞毒药物对肿瘤细胞的靶向性，从而提高疗效。另一种增强抗体亲和力的方法被称为链交换，对特定抗原具有亲和力的抗体的一个重链可变区与整个轻链可变区文库配对，提高抗体的亲和力。

（二）双特异性单克隆抗体治疗

双特异性抗体又称混合抗体，由多种抗体拥有相似结构的不同功能域组成。有别于单克隆抗体，这种结构设计使得抗体可以和 2 个不同的抗原靶点相结合，对抗原靶点产生双重封闭效应，从而提高抗体整体的治疗效果。安进公司的已上市双特异性抗体 blincyto（通用名 blinatumomab），该款双抗便能够同时结合 CD3 和 CD19 分子，靶向 CD3 阳性 T 细胞与 CD19 阳性的白血病细胞，使得 T 细胞靠近恶性 B 细胞，从而增强免疫反应，进而诱导细胞溶解。该药物目前已经由美国 FDA 批准用于治疗费城染色体阴性的复发 / 难治的前体 B 淋巴细胞白血病，已进行 Ⅰ / Ⅱ 期临床试验。双特异性抗体相对于单个抗原来说是单价的，所以较单一特异性抗体亲和力较低。

（三）治疗性抗体联合应用

用于血液系统恶性肿瘤的单克隆抗体不断批准上市，多种单克隆抗体的联合应用成了一种新的选择。治疗性抗体联合应用的主要优势是相对于抗体 - 化疗或抗体 - 放疗联合使用的低毒性。联合使用的单克隆抗体主要依据是肿瘤种类及抗体的生物学特性。靶向同一肿瘤的不同抗原可以提高抗体靶向细胞的百分率，因此联合治疗可以起到显著的协同作用。利妥昔单抗与抗 CD80 单抗（IDEC114）及抗 CD23 单抗（IDEC152）的联合使用在人淋巴瘤 SCID 小鼠模型中显示出协同效应。

（四）单抗联合化疗

单抗类药物联合化疗已成为一种重要的抗肿瘤治疗手段。众多研究表明利妥昔单抗可以显著增强淋巴瘤对细胞毒性化疗药物的敏感性。利妥昔单抗与环磷酰胺、多柔比星、长春新碱及泼尼松联合使用的 R-CHOP 方案已经成为治疗 B 细胞淋巴瘤的首选方案。美罗华作为该方案中最为重要的角色，B 细胞淋巴瘤的治疗史甚至可以划分为前美罗华时代与美罗华时代，美罗华的加入极大地提高了 B 细胞淋巴瘤的缓解率与治愈率，是真正意义上划时代的药物。单抗药物与常规化疗药物或放疗联合应用提高疗效的机制与产生的针对肿瘤相关抗原的细胞毒 T 细胞反应有关。

（五）单抗偶联物

化学链接将具有细胞毒性的小分子药物连接到单抗上制成，它兼具抗体的靶向性和小分子化学药物的杀伤力。该策略被广泛地应用以提高单克隆抗体的治疗效果。目前，抗体药物复合物能够选择的小分子化学药物数量有限，这其中，一部分是微管蛋白抑制剂（microtubules inhibitor），能够抑制有丝分裂，另外一部分是 DNA 损伤剂（DNA-damaging agent）。目前该类药物的应用存在以下 3 个问题：①肝毒性或血管渗漏并发症，此为临床应用的重要限制因素，并发症的原因尚不清楚，似与药物对内皮细胞的细胞毒作用有关。②人体迅速产生的抗毒素抗体在再次给药时可中和毒素，使偶联物迅速从血液中消除。使用人源化单抗，以及用人源化毒素（如人肿瘤坏死因子）替代细菌或植物源毒素可降低或消除宿主的抗体反应，进而可以重复用药。③临床作用有限。单抗与药物的连接必须足够牢固稳定，以保证单抗将药物递送到肿瘤靶细胞，经靶细胞内化，使药物在细胞内释放。单抗偶联物现阶段的主要优化方式是偶联分子的优化与抗体的优化。单抗偶联物在组织血液中的解离会导致正常组织受损，并且会影响治疗效果。因此，偶联分子的设计需要兼顾抗体药物复合物的稳定性，以及进入靶细胞之后的分离杀伤效果。由于单抗偶联物在进入细胞之前，停留的环境常是血液，因此对单抗偶联药物的优化是在接触到病原细胞之前需要尽可能在血液中长时间停留。

（六）放射免疫治疗

放射免疫治疗即通过放射标记单抗，恶性肿瘤细胞通常对放射线敏感，而单抗可以接近血液系统恶性肿瘤细胞，因此，血液系统恶性肿瘤最适用放射免疫疗法。作用为靶抗原必须有较高的表达密度且几乎不存在肿瘤异质性。临床治疗最常用的同位素为 β 射线，可有效杀死邻近细胞，^{131}I 和 ^{90}Y 是最常用的高能同位素。目前已有较多放射免疫治疗方法进入临床试验。然而，放射免疫疗法不适用于高肿瘤负荷的病例，主要原因是肿瘤靶向抗原的表达水平低，并存在异质表达，而单抗分子量大，从而对肿瘤的穿透力弱。另外，骨髓毒性也限制了放射剂量的增大。放射源在近距离释放能量较高，这为血液系统肿瘤的靶向治疗提供新的思路和依据，其作用距离短，半衰期短，故能以较低的毒性高效地杀灭肿瘤细胞，且不存在组织穿透性差的缺陷，目前已在多项临床试验中得到肯定。

（七）靶向抗体 - 酶复合物

本方法将抗体同一个酶分子定位于肿瘤位点，该酶可以迅速将低分子无活性的前体药物转变为活性形式。那些未与肿瘤作用位点结合的单抗 - 酶复合物从循环中清除后给予大量前体药物，则后者可以优先在肿瘤位点激活。此类药物既可杀灭单抗靶向细胞也可以杀灭临近的细胞（图 4-6）。

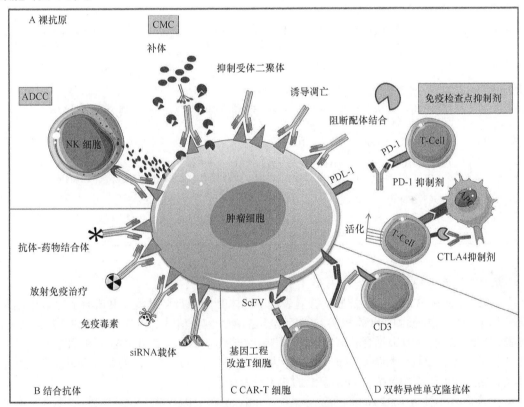

图 4-6　治疗性抗体分类及作用机制

A，非结合单克隆抗体通过多种机制杀伤肿瘤细胞，包括抗体依赖的免疫效应细胞介导的 ADCC 效应，补体介导的攻膜复合物诱导的细胞毒性，与受体结合抑制受体二聚化，诱导细胞凋亡，抑制受体与其对应配体结合。检查点抑制剂（见后续章节）；B，结合抗体是以抗体载体运送特定的药物或化疗药物至肿瘤细胞，放射免疫治疗则是将放射性同位素运送至肿瘤细胞。免疫毒素则是将高毒性物质运送至肿瘤细胞。另外还可以由抗体运送特定的 siRNA 至肿瘤细胞以沉默相关的基因；

C，CAR-T 细胞治疗见后续章节；D，双特异性抗体包括两个臂，一个识别肿瘤细胞，另一个则识别 T 细胞

三、抗白细胞分化抗原单抗

白细胞在正常分化的不同谱系与不同阶段及活化的过程中，会出现不同的细胞表面标志物，即为白细胞分化抗原。它们大多数为膜蛋白或糖蛋白，主要参与免疫细胞的相互识别、抗原识别，免疫细胞的活化、增殖和分化、免疫效应功能的发挥，参与造血细胞的分化和造血过程的调控。由于单克隆抗体分子克隆、基因转染细胞系等技术在白细胞分化抗原研究中得到广泛深入的应用，有关白细胞分化抗原的研究和应用进展相当迅速。在世界卫生组织和国际免疫学会联合会的组织下，自 1982 年至 1993 年已先后举行了五次有关人类白细胞分化抗原的国际协作组会议，并应用以单克隆抗体鉴定为主的聚类分析法将识别同一分化抗原的来自不同实验室的单克隆抗体归为一个分化群，简称 CD。迄今为止，人 CD 的序号已从 CD1 命名至 CDw130，可大致划分为 T 细胞、B 细胞、髓系细胞、NK 细胞、血小板、激活抗原、黏附分子、内皮细胞和细胞因子受体等 9 个组（表 4-2）。血液系统恶性肿瘤会特异性或高表达某些白细胞分化抗原，如 CD4、CD20、CD22、CD23、CD33、CD45、CD52 等。

表 4-2　白细胞分化抗原的分类

	主要特异性 CD
T 细胞	CD1-CD8、CD27、CD28、CD38、CD39、CDw60、CD45、CD45RA、CD45RB、CD45RO、CD98、CD99、CD99R、CD100、CDw101
B 细胞	CD10、CD19-CD24、CD37、CD40、CD53、CD72-CD75、CDw76、CD77、CD78、CD79a、CD79b、CD80-CD83、CDw84、CD85、CD86
髓系细胞	CDw12、CD13-CDw17、CD32-CD35、CD64、CDw65、CD66a-CD68、CD87-CD93
NK 细胞	CD56、CD57、CD94
血小板	CD9、CD31、CD36、CD4la、CD4lb、CD42a-CD42d、CD61、CD63、CD107a、CD107b、CD26、CD30、CD69、CD70、CD71、CD95-CD97
激活抗原	CD26、CD30、CD69、CD70、CD71、CD95-CD97
黏附分子	CD11a-CD11c、CD15s、CD18、CD29、CD43、CD44、CD44R、CD48、CD49a-CD49f、CD50、CD51/CD61、CD54、CD55、CD58、CD59、CD62E、CD62L、CD62P、CD102-CD104、CDw108
内皮细胞	CD105、CD106、CDw109
细胞因子受体	CD25、CD115、CDw116、CD117、CDw119、CD120a、CD120b、CDw121a、CDw121b、CD122、CDw124、CD126、CDw127、CDw128、CDw130

（一）抗 CD20 单抗

CD20 是一种 B 细胞表面抗原，普遍表达于前体 B 淋巴细胞的晚期和所有成熟 B 细胞及 95% 以上的 B 细胞来源的肿瘤细胞。通过钙通道启动细胞内信号，调节 B 细胞的增殖与分化。因此，CD20 单抗与 CD20 结合后可以调控 B 细胞的增殖与分化。CD20 单抗药物可以分为三代：第一代的利妥昔单抗、替伊莫单抗为鼠源性单抗或嵌合单抗；第二代的奥法木单抗是人源化单抗；第三代的阿妥珠单抗的 Fc 片段经过糖基化修饰。

人鼠嵌合型抗人 CD20 单抗利妥昔单抗（rituximab，美罗华）是最为成功的抗 CD20 单抗，也是美国 FDA 批准的第一个治疗恶性肿瘤单抗药物。2002 年，全球已有 56 个国家批准利妥昔单抗治疗低分化 B 细胞非霍奇金淋巴瘤（NHL）及复发 / 难治的滤泡性细胞淋巴瘤。目前美国 FDA 批准的利妥昔单抗适应证包括 NHL，慢性淋巴细胞白血病（CLL），类风湿关节炎及 Wegener 氏肉芽肿和显微镜下多血管炎。利妥昔单抗开创了淋巴瘤靶向治疗的先河，在利妥昔单抗问世之前，传统化疗药物一直是治疗淋巴瘤的一线治疗方案。目前，美罗华和

CHOP 方案（环磷酰胺、多柔比星、长春新碱、泼尼松）和 CVP 方案（环磷酰胺、长春新碱、泼尼松）的联用分别成为弥漫性大 B 细胞淋巴瘤和滤泡性细胞淋巴瘤的标准治疗方案。

利妥昔单抗也被用于其他少见或复杂的淋巴瘤及 CLL、毛细胞白血病。利妥昔单抗另外被用于移植前骨髓净化和移植后淋巴细胞增殖性疾病等。利妥昔单抗的毒副作用轻微，但可出现肿瘤细胞快速融解综合征。第二代奥法木单抗是 2009 年经美国 FDA 批准的抗 CD20 人源化单抗，其与 CD20 的结合位点不同于利妥昔单抗，其结合力更强，半衰期更长。Ⅱ 期临床试验表明患者对 O-CHOP 方案的耐受性更好。但是，由于第二代的抗 CD20 的人源化程度提高，抗体的特异性与与抗原结合的亲和力有所下降，因此，对抗体的 Fc 段进行改造的第三代抗 CD20 单抗逐渐走入市场。第三代抗 CD20 单抗的 Fc 段经过了糖基化修饰，从而提高了抗体的特异性及与抗原结合的亲和力。目前已经上市的第三代抗 CD20 单抗是来自罗氏制药的人源化单抗阿妥珠单抗（obinutuzumab），主要用于以前未经治疗的 CLL 患者的治疗，以及联合苯达莫司汀，用于二线治疗复发性滤泡性淋巴瘤。

CD20 单抗单药效果有限，除了与其他化疗药物组成联合方案外，还可以通过与放射性同位素偶联以提高抗体的效力。替伊莫单抗（ibritumomab，^{90}Y-anti CD20）是美国 FDA 批准的第一个采用放射免疫治疗杀灭肿瘤的药物，用于对利妥昔单抗不敏感的滤泡性细胞淋巴瘤。替伊莫单抗同时也被用于造血干细胞移植（hematopoietic stem cell transplantation，HSCT）前的预处理。托西莫单抗（tositumomab）是另一种美国 FDA 批准的放射免疫偶联物，为鼠抗 CD20 单抗 IgG2 与同位素 ^{131}I 偶联，用于治疗 CD20 阳性的滤泡性细胞淋巴瘤及利妥昔单抗方案治疗后复发的患者。

近年来，利妥昔单抗在高致敏移植受者的脱敏治疗、抗体介导的排斥反应、移植后淋巴细胞增生性疾病（PTLD）及 ABO 血型不符患者的移植中起着重要的作用。在联合血浆置换、免疫球蛋白治疗的同时，对高致敏患者应用美罗华已成为一种脱敏治疗的重要方法。

（二）抗 CD52 单抗

CD52 抗原属于一个只有 12 个氨基酸残基（GQNDTSQTSSPS）的糖基磷脂酰肌醇锚定糖蛋白，CD52 在正常 T 细胞和 B 细胞及恶性淋巴肿瘤细胞中呈高表达，却不表达于造血干细胞。阿伦单抗（alemtuzumab）是针对 CD52 分子的人源化单克隆抗体，由于 CD52 在淋巴细胞表面表达，因此阿伦单抗具有一定免疫抑制的作用。阿伦单抗通过 ADCC 效应、CDCC 效应及凋亡通路诱导淋巴细胞溶解。目前美国 FDA 批准阿伦单抗用于氟达拉滨治疗失败的 CLL 患者。阿伦单抗治疗烷化剂和氟达拉滨耐药的进展期 CLL 单药有效率为 21% ～ 33%。阿伦单抗对难治复发 NHL 也有显著疗效，血象和骨髓象均可获得显著改善。阿伦单抗也用于部分 T 细胞肿瘤的治疗。另外，阿伦单抗也应用于 HSCT，可以清除供者和受者的正常 T 细胞和 B 细胞，预防 GVHD。阿伦单抗的常见毒副作用有输注相关性反应和严重感染，另外可出现严重的骨髓再生障碍和全血细胞减少等。

（三）抗 CD33 单抗

CD33 为髓系分化抗原，是一种糖基化的唾液酸黏附素受体，一般在髓系祖细胞、单核细胞及在 90% 的急性髓系白血病（AML）细胞上表达，可能介导细胞与细胞之间的黏附，具有抑制正常和白血病骨髓细胞增殖的作用。

吉姆单抗 / 奥佐米星（GO）由人源化单抗 IgG4 与细胞毒抗肿瘤抗生素刺孢霉素偶联的药物，它能特异性结合白血病细胞表面的 CD33 分子，从而快速进入细胞，转运至溶酶体内水解释放药物，使得刺孢霉素结合于 DNA 小沟内，破坏 DNA 双链结构进而导致细胞死亡。GO 也被尝试用于儿童 AML、HSCT 和 CD33 阳性的 ALL。GO 的主要不良反应是肝酶升高甚至是肝静脉阻塞性疾病。GO 曾在 2000 年以高剂量单药治疗获得了美国 FDA 的加速批准，用于治疗年龄大于 60 岁、不适合接受细胞毒类化疗、复发后的 CD33 阳性 AML 患者。2010 年，在临床试验未能继续证实这款药物的临床获益优于化疗药物，并且显示其与化疗相比具有更高的毒性后，辉瑞公司主动将该药物撤出美国市场。但是 GO 继续被在日本市场销售，并通过辉瑞的患者体恤项目向个别患者提供。鉴于 AML 患者的迫切需求，AML 临床医师仍然致力于通过调整剂量和用药对 GO 进行评估研究。2017 年 9 月，辉瑞公司宣布，GO 再次获得美国 FDA 的批准，用于治疗新确诊的 CD33 阳性成人 AML 患者，以及患有复发 / 难治 CD33 阳性 AML 的成人和 2 岁及以上儿童，GO 成为首个有儿童 AML 适应证的单抗类药物，也是唯一一种以 CD33 为靶点的 AML 治疗方法。

林妥珠单抗（HuM195）是重组的人源化 IgG1，与 CD33 具有较高亲和力。通过 ADCC 和 CDCC 作用治疗 AML，可以单药或联合化疗用于治疗复发 / 难治 AML，并能清除 AML 微小残留病。Feldman 等将 191 位难治性或首次复发 AML 患者随机分为单纯 MEC（米托蒽醌、依托泊苷、阿糖胞苷）化疗和结合 HuM195 的 MEC 治疗两组，发现后者和前者的 CR 之比为 36%：28%。HuM195 最常见的不良反应为发热和寒战。通常林妥珠单抗与放射性同位素 ^{131}I、^{90}Y 偶联发射 β 射线，标记 HuM195 后可以清除较大的肿瘤负荷。^{213}Bi 和 ^{225}Ac 发射 α 射线，射程较短，可以选择性地杀伤单个肿瘤细胞而减少周围正常细胞的损伤，用于较小的肿瘤。林妥珠单抗的毒副作用与剂量有关，高剂量 ^{225}Ac-HuM195 可导致猕猴肾毒性和贫血。2017 年美国 FDA 授予了抗 CD33 单克隆抗体药物 BI 836858 治疗骨髓增生异常综合征的孤儿药地位。之前，美国 FDA 也已授予 BI 836858 治疗 AML 的孤儿药地位。

（四）CD19 单抗

CD19 是 B 细胞分化特异性抗原，在 B 祖细胞阶段出现并稳定持续地表达，一直到成熟 B 细胞阶段。CD19 在 B 细胞表达的特异性和恶性肿瘤表达的广泛性使其成为一个颇具潜力的 B 淋巴细胞恶性肿瘤免疫治疗的分子靶点。MEDI-551 是一种人源化的抗 CD19 单克隆抗体，I/II 期临床试验显示其在难治 / 复发性 B 细胞恶性肿瘤患者的疗效评估中，总反应率为 26%，MEDI-551 治疗弥漫大 B 细胞淋巴瘤正处于 II 期临床试验中。MOR208 是另一种针对 CD19 的 Fc 修饰的工程化单克隆抗体，MOR208 与来那度胺（lenalidomide）联合使用的疗法有望治疗不适于接受高剂量化疗和自体干细胞移植的难治复发弥漫大 B 细胞淋巴瘤。

（五）CD22 单抗

CD22 抗原是表达于 B 细胞的一种跨膜唾液酸糖蛋白，对 B 细胞的生长、发育及功能的维持具有重要作用。CD22 抗原还可高表达于异常活化的 B 细胞及 B 细胞来源的恶性肿瘤细胞表面。鉴于几乎所有的 B-ALL 患者都表达 CD22 抗原，一种新型抗肿瘤药物 inotuzumab ozogamicin 被美国 FDA 迅速批准并作为 "突破性疗法" 应用于复发 / 难治 ALL 患者治疗。inotuzumab ozogamicin 是一种抗体 - 药物偶联物，以 CD22 为靶点的单克隆抗体与一种细胞毒性药物奥佐米星连接而成，发挥靶向抗癌的作用。一项 III 期临床试验显示，与标准化疗组相比，inotuzumab ozogamicin 显著提高复发 / 难治 B-ALL 患者的 CR 率，延长中位 PFS、提高 MRD 清除率，从而使更多患者获得序贯 HSCT 的机会。

（六）CD25 单抗

CD25 表达于活化的 T 细胞、B 细胞、NK 细胞表面。RFT5-dgRTA 为鼠源性抗人 CD25 单抗偶联蓖麻毒素 A 链，对复发的霍奇金病有明显的治疗作用。另有报道 CD25 单抗用于 HSCT，有利于急性重度 GVHD 的预防，提高移植的无病生存率。

（七）CD45 单抗

CD45 抗原高表达于所有白细胞及其前体细胞和大多数 AML 与 ALL 白血病细胞表面，而且 CD45 与配体结合后不发生内化，从而避免了抗 CD45- 融合蛋白内化后分解而失去作用。在鼠和非人灵长类动物实验中，^{131}I-CD45 和 ^{90}Y-CD45 均能选择性地聚集于靶组织，显示了良好的生物分布。Ⅰ / Ⅱ 期研究中，接受 ^{131}I-CD45 注射的 AML 患者中，53 例（88%）观察到骨髓和脾脏吸收的放射量远大于其他器官；另 46 例患者接受 102 ～ 298 mCi 的 ^{131}I 放射量，其中 5.3 ～ 19Gy 到达骨髓，17 ～ 72Gy 到达脾脏，3.5 ～ 5.25Gy 到达肝脏。结果显示 ^{131}I-CD45 与传统的 BU/CY 方案联合作为 AML 患者异基因或自体 HSCT 的预处理，能够得到令人鼓舞的结果。

四、抗体偶联药物

抗体偶联药物（antibody-drug conjugate，ADC）是将抗体和细胞毒性药物通过偶联子连接起来，抗体的靶向作用将细胞毒药物靶向肿瘤，从而降低化疗中常见的药物非特异性的全身毒性。因其良好的靶向性及抗癌活性目前已成为抗肿瘤抗体药物研发的新热点，受到越来越多的关注。前文所述的吉姆单抗 / 奥佐米星（GO）于 2000 年被美国 FDA 批准用于治疗急性髓系细胞白血病，但由于偶联技术、靶向性、有效性等受限，完整的抗体偶联药物在血液中不稳定，导致致死性毒性的产生，于 2010 年撤市，体现出抗体偶联药物的局限性。

2013 年抗体偶联药物再次取得突破，基因泰克 /ImmunoGen 联合开发的曲妥珠单抗被美国 FDA 批准用于 HER2（人表皮生长因子受体 2）阳性乳腺癌，这是首个针对实体瘤的抗体偶联药物。随着这两个药物的研发成功，抗体偶联药物再次进入人们的视野。目前，总共有45 个抗体偶联在不同阶段的临床试验，25% 集中在 Ⅱ 期、Ⅲ 期。

（一）蛋白毒素与抗体的偶联物

来源于植物或细胞的蛋白毒素毒性太强，很难作为治疗剂，但毒素与单抗形成的偶联物则在动物实验中显示全身毒性降低，可用于制备免疫毒素的蛋白毒素有：植物毒素，如蓖麻毒素；细菌毒素，如单胞菌外毒素、白喉外毒素及天花粉毒蛋白等。传统的免疫毒素，即第一代免疫毒素，通过化学偶联制备，如用二硫键或硫醚键连接。重组免疫毒素（recombinant immunotoxin），即第二代免疫毒素，通过基因重组技术融合载体和毒素基因，经表达及纯化制备得到。基因重组也可改造毒性结构，如去除毒素的细胞结合域来降低毒性，通过点突变提高毒素的杀伤作用等。重组免疫毒素偶联物目前处于体外活性试验及临床前研究阶段。免疫毒素进入临床最大的困难在于它容易引起免疫原性反应。不仅是抗体蛋白部分，毒素部分也会引发免疫反应，并且速度很快，这就限制了毒素药效的发挥和高剂量的应用，特别是限制了其对实体瘤的治疗。此外，免疫毒素没有特异性，对正常组织可能造成免疫损伤，如免疫毒素毒害内皮组织，将会引起毛细血管渗漏综合征。

（二）放射性同位素与抗体的偶联物

单抗与放射性同位素的连接物称为放射免疫偶联物。常用的放射性同位素分为两类：β 放射体和 α 放射体。β 放射体包括 ^{131}I 和 ^{90}Y。由于其独特的放射特异性，易获得性，易于偶联和相对较长的半衰期，在放射性免疫偶联物中最常使用。但 β 放射体射程较长，能量转换较弱。α 放射体的特点是高能短射程，只会杀伤 50μm 半径范围内的细胞组织。研究发现，在结合同样抗体的肿瘤靶细胞中，偶联 α 放射粒子的放射剂量是 β 放射粒子的 1000 倍，因此含有 α 放射体的免疫交联物对体积小的病灶和弥散性癌症特别有效。目前，上市或进行临床前试验的放射性免疫偶联物主要用于血液系统的肿瘤，而实体瘤对于放射性物质剂量的要求较高，难以达到很好的效果。和化学药物及免疫毒素相比，使用单抗的放射免疫方法具有独特的优势，其一，不表达靶抗原的肿瘤细胞也可以被杀死，即旁观者效应；其二，放射性偶联物不会受限于肿瘤的多药耐药性。然而，放射性物质的生产和存放管理都比较困难，限制了放射性偶联剂的开发。

（三）化疗药物与抗体的偶联物

通过共价连接的方法将抗体或其片段和化疗药物如抗癌抗生素 C1027、平阳霉素、力达霉素、博来霉素等相结合，利用单抗的特异性，引导药效作用强的物质进入肿瘤细胞，并减少化疗药的不良反应，从而达到治愈肿瘤的目的。目前研究最多的抗体偶联物是将小分子的抗肿瘤化合物和特异性抗体偶联。常用的偶联化合物通常分为以下三类：①微管蛋白聚合抑制剂，如 maytansinoid、dolastatin、auristatin、cryptophycin 等。②DNA 烷化剂，如 CC-1065 类似物、duocarmycin 等。③烯二炔类抗生素，如卡奇霉素、埃波霉素等，它们能使双链 DNA 断裂。抗肿瘤化学偶联物有时又被称作"抗肿瘤前药"，因为它在到达靶细胞前常是没有细胞毒性的。从抗体偶联物的发展趋势上看，化疗药物抗体偶联物有着天然的优势：分子量小，适合偶联；药效显著，没有免疫原性；稳定性好，易于合成，便于临床应用。

五、治疗性抗体的制备技术

（一）单克隆抗体

由识别一种抗原决定簇的细胞克隆所产生的均一性抗体称为单克隆抗体，可视为第二代抗体，具有高特异性和高效价及血清交叉反应少等优点。单克隆抗体主要用于抗肿瘤与抗器官移植排斥反应。近年来将单抗与放射性同位素及各种毒素通过化学偶联或基因重组制备成靶向药物，用于肿瘤的治疗。制备单克隆抗体的常规方法是免疫小鼠，通过杂交瘤可在实验动物中无限量地生产单克隆抗体，对大多数杂交瘤来说，现在已经可用体外方法生产单克隆抗体而无须应用动物。体外单克隆抗体生产系统已有多种，但大规模生产治疗性单克隆抗体的成功与否取决于杂交瘤的固有特性，如细胞生长和单克隆抗体生产能力等。因此大量生产以供临床研究应用还有困难。嵌合单克隆抗体、人源化单克隆抗体和全人单克隆抗体可以解决以上问题。其中人源化抗体是一个重要的里程碑，抗体人源化已经成为治疗性抗体的发展趋势。同时各种抗体衍生物也不断出现，它们从不同角度克服了抗体本身的局限性，也为治疗血液系统恶性肿瘤提供了更多利器。

（二）鼠抗体的人源化

鼠源性单克隆抗体药物存在的问题是应用于人体后产生 HAMA。由于鼠单抗是异源蛋白，在人体内很快就会被免疫系统清除，并且抗体分子较大，难以到达靶细胞，加上抗体本身的效应功能不强等因素，使抗体治疗的效果不理想。人源化抗体是从鼠源单抗到全人抗体的过渡形式，是在鼠单抗的基础上，采用人抗体恒定区置换鼠抗体的相应部位构建人鼠嵌合抗体。利用 DNA 重组技术将鼠单抗的轻、重链可变区基因插入含有人抗体恒定区的表达载体中，转化哺乳动物细胞表达人鼠嵌合抗体，其人源化程度可达到 70% 左右。嵌合抗体完整地保留了异源单抗的可变区，最大限度地保持了其亲和性，降低了免疫原性。美国 FDA 批准的抗体药物中有 4 个就是嵌合抗体。但嵌合体抗原的可变区都是异源的，所以异源性还很明显，无法根本上解决 HAMA。在嵌合抗体基础上进一步减少鼠源成分，仅保留鼠抗体的互补决定区，其余全部替换成人抗体相应部分，这种改型抗体的人源性可达 90%。其不同种属间免疫球蛋白的同源性极高，尽管它们的轻链属不同型别，互补决定区的长度也不一致。但暴露于表面的氨基酸残基的组成模式相当保守，在种系之间互不相同，这种差异是免疫原性的来源。将鼠轻、重链可变区组成的 Fv 段表面暴露的骨架区残基中与人 Fv 不同者改为人源性，使 Fv 表面人源化从而消除其免疫原性而不影响 Fv 段的整体空间构象。

（三）人源化抗体

虽然人源化抗体解决了鼠源抗体的免疫原性，但人源化过程非常烦琐且价格昂贵，须取代不同的氨基酸以恢复选择性和亲和力，因此工程量非常大而且它仍含有少量鼠源性成分，目前最热门的是完全的人源化抗体，主要通过抗体库筛选人抗体和基因工程小鼠制备全人抗体这两种技术。

1. 抗体库筛选技术 自从噬菌体展示技术于 1985 年创立以来，细胞生物学、免疫学、蛋白质工程及医药行业等领域深受影响。它从根本上改变了传统的单抗制备流程，宣告在体外改良抗体的特异性及进行亲和力成熟。抗体库的筛选是指从抗体库中筛选出针对某一抗原的特异性抗体，是获得高亲和力抗体过程中的关键环节。抗体库筛选技术包括噬菌体抗体库、合成抗体库和核糖体展示技术。抗体库技术不仅可以模拟动物免疫系统产生抗体的过程，还具有许多独特的优点。与杂交瘤技术相比，抗体库技术利用抗原既可直接从非免疫动物抗体库中筛选出特异性抗体，又能筛选到针对该物种自身抗原的抗体。从人的抗体库中可以得到完全是人源的抗体，克服了杂交瘤技术难以获得人源单克隆抗体的障碍。此外，由于细菌细胞增殖快，培养成本低廉，利于大量制备高纯度抗体进行蛋白晶体结构研究和应用。因此，抗体库技术将对单克隆药物的发展起着重要的推动作用。

2. 工程小鼠技术 工程小鼠技术包括人外淋巴细胞 - 严重联合免疫缺陷小鼠、转基因小鼠和转染色体小鼠制备人抗体技术。前者仍存在不少问题；后两者始于 20 世纪末期，技术难度较大，但因可制备分子高亲和力的完全人抗体，故倍受关注，发展极为迅速。噬菌体抗体库制备的抗体通常为 Fab 片段，这项技术的基本原理就是将小鼠的全套抗体基因去除，同时将人的部分轻链、重链基因插入到小鼠的染色体当中，这样用抗原刺激小鼠时就可以发生人抗体基因的重排，从而产生人源化抗体。

六、治疗性抗体存在的问题

治疗性抗体药物在治疗肿瘤时主要通过 ADCC 和 CDCC 直接杀伤途径发挥其疗效，虽然抗体药物在临床应用上也获得了巨大的成功，但是其广泛应用仍存在诸多限制：①高剂量和高纯度的抗体蛋白药物的需求增加了抗体治疗的成本，如美罗华，3 万～ 4 万 / 疗程，8 个疗程，约 30 万；赫赛汀，15 万 / 疗程，6 个疗程，约 90 万；贝伐单抗，整个疗程则需要 40 万。过于高昂的费用令普通患者难以承受。②全长抗体分子相对较大，而且肿瘤内部的致密基质和淋巴回流障碍造成的肿瘤内部高压状态都使得抗体难以进入肿瘤内部。因而，抗体治疗肿瘤，主要用于血液恶性肿瘤的治疗。③尽管抗体治疗肿瘤已取得较好的临床效果，然而我们目前能够达到的仅只是延长患者生存时间和提高生存质量，要想彻底治愈肿瘤还需加强抗体疗效，包括增强 ADCC、CDCC 作用等。

七、治疗性抗体的研究进展与未来方向

为了提高单克隆抗体的有效性和特异性，降低毒副作用，当前及未来的研究将致力于以下 4 个方面：

（一）肿瘤新抗原的筛选

在过去 30 年里，成功被用作治疗靶点的肿瘤抗原仅有少数几个，在后期几乎没有找到新的治疗靶点，因此，后来的抗体多为在现有抗体上进行一些改造，目前缺少全新的靶点。随着抗体工程技术的改进，对疾病的深入理解和抗体作用机制的阐明，未来治疗性抗体的研发除了需要对现有抗原靶点进行更为合理有效地设计，更重要的是需要筛选全新的靶点。

血液恶性肿瘤治疗新靶点的筛选对于未来原创性抗体研发及后续更有效地治疗肿瘤至关重要。主要可分为两个方向，其一是靶向已确认的靶点，其二是筛选全新靶点。第一种方法是在实验室研究数据及大量临床试验数据的结果上，对目前已确证的抗原进行新的尝试。因为一个抗原有不同的抗原决定簇，也有不同的触发凋亡机制，因而可以对不同抗原表位进行靶向，增强抗体的结合靶向能力和杀伤能力。第二种方法是根据功能选择，用蛋白质组学的方法筛选出结合的抗体，再从中筛选具有高亲和力和高杀伤作用的新的作用靶点。

（二）减少单克隆抗体免疫原性

鼠源性单克隆抗体药物会产生人抗鼠反应，针对这种问题，抗体的人源化改造可以克服这一缺陷。单克隆抗体的人源化方法包括：制备人鼠嵌合体单克隆抗体，人源化单抗及全人源化单抗。全人源化单抗是在人鼠嵌合体抗原的基础上将人抗体基因导入转基因小鼠体内，进而表达全人源化抗体。

（三）增强抗体药效

1. 偶联细胞毒性物质　替伊莫单抗与托西莫单抗均由抗 CD20 单抗与放射性同位素偶联，从而显著提高其抗 NHL 的效应。抗 CD22 单克隆抗体偶联物伊帕珠单抗对滤泡细胞淋巴瘤也具有很强的疗效。将抗体与生物毒素偶联的产物称为免疫毒素，抗体携带毒素到达靶细胞的表面，随后毒素通过内化作用进入细胞内，发挥杀伤作用。BL22 是一种重组免疫毒素，用作治疗毛白血病。

2. 改造抗体的 Fc 段　通过改造抗体的 Fc 段可以使单克隆抗体药物的疗效显著提升。抗 CD19 单抗 XmAb5574 是一种全新的基因工程单抗，其改造过的 Fc 段使之更加牢固地结合于 FcγRIIIa，进而加强 Fc 介导的细胞毒性作用，目前被用于 CLL 的治疗。

抗体融合蛋白是抗体或抗体片段与其他生物活性蛋白融合的产物，可以融合于 N 末端或 C 末端。抗 CD33 的单链可变区抗体片段 scFv 与可溶性肿瘤坏死因子相关凋亡诱导配体 TRAIL 融合，TRAIL 是一种肿瘤选择性促凋亡效应分子，表达于多种肿瘤组织。

3. 细胞内抗体　细胞内抗体是指利用基因重组技术将抗体基因导入肿瘤细胞，在肿瘤细胞内合成抗体，用于阻断或抑制某种靶蛋白的表达。Zhu 等开发了一种抗人端粒酶逆转录酶的 scFv 片段抑制端粒酶活性，从而抑制肿瘤的增殖。

（四）病毒载体系统的优化

病毒载体携带全长抗体基因治疗在未来抗体肿瘤治疗中展现出了很大的潜力，上述各种抗体改造技术同样可以在全长抗体基因治疗中实现，而这个系统还可以在以下方面做改进，增强对肿瘤尤其是实体瘤的杀伤作用：①减少免疫原性，如何减少免疫反应将是下一代抗体基因治疗面临的问题。我们可以选择免疫原性更低的病毒载体，如用 AAV 替代 Ad；也可以对病毒载体进行外壳改造，如通过 DNA shuffling 或通过计算机辅助结构设计将 AAV2 和 AAV8 等多种表面结构域进行组合，产生免疫原性更低的病毒载体。②增强渗透能力，通过外壳改造增强病毒的靶向性，肿瘤穿透能力，以提高对实体瘤的杀伤作用。实体瘤的致密性和淋巴回流障碍导致抗体难以进入实体瘤内部，这一直是抗体治疗的难点。最近，有报道一段 iRGD 的多肽能够大大增强病毒颗粒或药物对肿瘤的穿透能力，提高治疗效果。③表达调控，我们需要在适当的时候关闭抗体的表达，以控制体内抗体过激反应或严重免疫反应带来的副作用。目前，用于调控的比较成熟的有 HSVtk 的自杀性调控及 Tet-off 调控系统。为避免调控药物带来的免疫反应，也可用人体自身的 caspase9 蛋白来触发靶细胞凋亡，减少副作用的发生。

八、展　　望

治疗性抗体作为一种具有独特优势的靶向药物，现已经成为抗肿瘤新型研发的热点。开发新靶点和新适应证，研究和设计更为安全有效的抗体分子及抗体联合疗法，寻找更加优良的肿瘤特异性生物标志物等，是当前和今后一段时期内该领域发展的主要方向。治疗性抗体的主要副作用是免疫系统过度激活释放大量细胞因子引起的炎症反应。此外，在杀灭肿瘤细胞的同时也会伤及正常细胞，造成暂时性自身免疫病。在使用这些药物时如何把握调节 T 细胞应答的幅度与持续时间十分重要。在临床应用中发现患者对血液系统恶性肿瘤的抗体疗法反应不一。因此，寻找免疫疗法的生物标志物也很重要。肿瘤是一个多靶点疾病，因此，多种疗法的联合应用更合理。

（陈一然）

第四节　免疫检查点阻断疗法

2002 年，美国肿瘤学家 Schreiber 提出了肿瘤免疫编辑学说。根据该理论，免疫系统不但具有清除肿瘤的能力，而且还具有促进肿瘤生长的作用。癌细胞可以对免疫细胞的生物学特性进行重塑，即免疫编辑，从而逃脱免疫监视，癌细胞对免疫系统的抵抗力越来越强，造成自身免疫系统不能发挥作用，使得肿瘤逃逸并进一步生长。20 世纪 90 年代开始，随着对免疫系统和机体抗肿瘤免疫反应的了解逐渐深入，肿瘤免疫治疗开始备受关注。

在肿瘤免疫治疗中，以肿瘤特异性 T 细胞活化和对肿瘤细胞的有效及持续的杀伤为肿瘤免疫治疗的核心（图 4-7）。抗原识别后的 T 细胞活化是由一组细胞表面的共刺激分子调控的。这一组共刺激分子包括激活性共刺激分子和抑制性共刺激分子，后者就是这里说的免疫检查点。理解共刺激分子关键在于理解仅识别抗原是不足以激活 T 细胞的。研究发现激活性共刺激分子受体 CD28 与抗原提呈细胞（APC）表面的配体 B7-1（CD80）、B7-2（CD86）结合使 T 细胞活化的现象第一次证实了这一概念。相反，抑制性共刺激受体细胞毒性 T 淋巴细胞相关抗原 4（CTLA-4）通过与 CD28 结合或直接传导抑制性信号给 T 细胞，阻止免疫的过度激活而引起的自身免疫性疾病。发现共刺激分子后，学者意识到 T 细胞介导的免疫的每一步都受一组激活性共刺激分子和抑制性共刺激分子信号的精确调控及维持稳定。

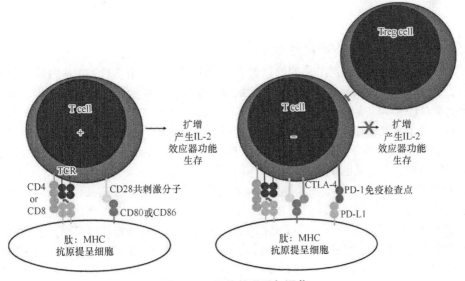

图 4-7　T 细胞的激活与调节

以调控共刺激分子信号通路为关键的免疫治疗干预措施已被证明在肿瘤免疫治疗中起着至关重要的作用，许多新的联合抑制剂和新的联合疗法目前正在研究中。靶向共刺激分子来调节免疫反应在肿瘤免疫治疗中有很大的发展潜力，这些免疫抑制信号通路的阻断对于提高癌症患者抗肿瘤免疫力和存活率的效果显著，如 CTLA-4 和 PD-1/PD-L1 检查点抑制剂。此外仍有针对其他共刺激分子的许多药物包括 4-1BB、OX-40、CD40 和 ICOS 已投入肿瘤治疗的临床试验中。应用靶向免疫检查点 CTLA-4 和程序性细胞死亡蛋白1（PD-1）的临床肿瘤免疫治疗取得了突破性进展。目前美国 FDA 已批准针对 CTLA-4 和 PD-1 的抑制剂用于转移性黑色素瘤和非小细胞肺癌等（图 4-8）。下面主要介绍免疫检查点 CTLA-4、PD-1 及潜在的免疫检查点的作用机制，以及这些免疫检查点在血液恶性肿瘤方面的研究进展和临床应用情况。

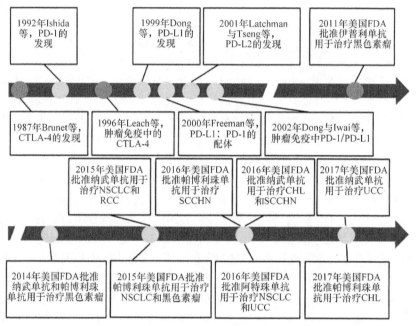

图 4-8　免疫检查点的进展及获批阻断剂的应用

一、CTLA-4

（一）CTLA-4 生物通路活性

CTLA-4 是第 1 个被识别出来的抑制性共刺激分子，它是由 CTLA-4 基因编码的一种跨膜蛋白，属于免疫球蛋白超家族成员，它的配体是激活性共刺激分子 B7/CD28 轴。激活后，T 细胞上调 CTLA-4 的表达，由于 CTLA-4 与 B7 结合力更强，因此最终超过 CD28 激活性共刺激信号。这个负调控信号的优势导致 T 细胞增殖能力减弱，且减少其 IL-2 的分泌量。阻断CTLA-4 后释放的 B7 分子与激活性共刺激分子 CD28 结合，可以解除肿瘤细胞通过这个途径对免疫系统的抑制，恢复免疫系统对肿瘤的杀伤作用。

在肿瘤引流淋巴结内 APC 和 T 细胞之间的相互作用研究中，发现使用 CTLA-4 阻断剂能显著增强抗肿瘤免疫，但肿瘤环境中 B7 分子几乎不表达，因此该阻断剂增强抗肿瘤免疫并非是由 B7/CD28 信号增强导致的，故提出 CTLA-4 抗体第二种抗肿瘤作用机制，这种机制可能出现在肿瘤本身，因为 CTLA-4 被发现在肿瘤中高表达。此外，CTLA-4 拮抗剂介导肿瘤破坏通常与肿瘤中 CD4$^+$ Teff/Treg cell 和 CD8$^+$ Teff/Treg cell 的比值提高有关系。针对这个现象，那么我们可以推测抗 CTLA-4 可能优先影响肿瘤浸润淋巴细胞池中的 Treg 细胞池，通过增加

Treg 细胞的损耗或改变 Teff 受其抑制的状态调节肿瘤微环境的抗肿瘤免疫。研究表明 CTLA-4 抗体介导 Fcγ 受体依赖性肿瘤内 Treg 细胞的损耗，继而改变肿瘤微环境中的 Teff/Treg 以达到介导抑制和杀伤肿瘤的效果。

此外，研究者对 CTLA-4 胞外的功能进行猜测，并尝试以其研发靶向 CTLA-4 的阻断抗体。信号通过 CTLA-4/B7 分子的传递可以在 APC 中诱导吲哚胺 2，3- 加双氧酶（indoleamine 2，3-dioxigenase，IDO）。IDO 分解色氨酸导致局部色氨酸的损耗且进一步发展导致 T 细胞增殖受抑制。抑制 CTLA-4 胞外端功能，有望阻断 IDO 代谢通路，逆转微环境中 T 细胞的功能抑制状态。

肿瘤环境中 B7 分子几乎不表达，这与 CTLA-4 阻滞剂可以阻断由 Treg 的 CTLA-4 表达上调介导的 APC 的 B7 表达是相关的。B7 表达的减少是由于 APC 成熟过程中 B7 上调的减少和成熟的树突状细胞（DC）B7 的下调，这是通过 CTLA-4 依赖性转胞吞作用（transendocytosis）胞吞 B7-1、B7-2 实现的。CTLA-4 作为中间媒介参与诱导肿瘤浸润淋巴细胞（TIL）的激活性共刺激分子的表达。研究表明激活性共刺激分子受体在人类黑色素细胞瘤中高表达，且提高了具有激活性共刺激分子高表达的 Treg 的扩增。阻断 CTLA-4 会导致 Teff 中激活性共刺激分子上调，转变肿瘤中 CD4$^+$ Teff/Treg 细胞和 CD8$^+$ Teff/Treg 细胞的比值，这对于控制肿瘤的发展有一定价值。

（二）CTLA-4 阻断性抗体

针对 CTLA-4 检查点的抑制剂对某些实体瘤，特别是黑色素瘤和肺癌的治疗有革命性的作用。CTLA-4 阻断剂在前列腺癌、肾癌、膀胱癌、结直肠癌、食道癌、胰腺癌、胃癌、肝细胞癌、肺恶性肿瘤及间皮瘤和淋巴瘤治疗方面有巨大的潜力与临床应用价值。目前，美国 FDA 已批准了 CTLA-4 阻断剂联合 PD-1 阻断剂治疗黑色素瘤。文献报道，CTLA-4 通路的作用及其在血液肿瘤中的抑制作用可能与实体瘤不同。但是，CTLA-4 阻断剂（主要是 ipilimumab 和 tremelimumab）治疗血液肿瘤是可行的，尤其是移植后复发的血液肿瘤。即便是难治性髓系白血病，CTLA-4 阻断剂也可达到完全缓解，且具有一定的耐受性。不同于传统的放疗和化疗，CTLA-4 受体阻断剂在杀伤肿瘤细胞的同时，对正常细胞伤害较小，具有特异性高、不良反应少等优势。关于 CTLA-4 阻断剂在血液恶性肿瘤方面的临床试验已经开始，Ⅰ期临床试验显示：在异基因造血干细胞移植后，ipilimumab 取得了令人振奋的结果，提示该治疗方法可在抑制移植物抗宿主病的情况下提供有效的抗肿瘤作用（表 4-3）。在治疗霍奇金淋巴瘤、非霍奇金淋巴瘤、多发性骨髓瘤中，nivolumab（PD-1 阻断剂）、ipilimumab（CTLA-4 阻断剂）联合使用与 nivolumab 单药治疗具有相似的安全性和有效性（表 4-4）。tremelimumab 是一种阻滞 CTLA-4 与配体结合的 IgG2 单克隆抗体，早期临床试验显示 tremelimumab 单药治疗的有效率为 2% ～ 17%，常见的不良反应有皮肤红疹、腹泻和内分泌异常。目前尚未获得美国 FDA 批准应用于临床。但是，CTLA-4 分子表达水平的高低对患者的影响尚存在争议。CTLA-4 阻断剂在 CTLA-4 高表达的慢性淋巴细胞白血病（CLL）细胞中诱导促存活信号，表明 CTLA-4 阻断剂作为免疫治疗的全身系统性应用可能对这些患者不利。相反，这种形式的免疫治疗可能对低 CTLA-4 表达患者有益。另外，在使用 CTLA-4 阻断剂的患者中，存在不同程度的副反应，包括皮肤、胃肠道、肝脏等相关常见副反应及与肾脏、眼睛、心血管、骨骼肌肉等相关的罕见副反应。其中，在使用 CTLA-4 阻断剂的患者中，免疫介导性肺炎是一种罕见而严重的副反应；自身免疫相关性内分泌疾病发生率较 PD-1 受体阻断剂治疗的患者发生率高（包括甲状腺功能减退症、甲亢、甲状腺炎、垂体炎症和肾上腺功能不全）。更重要的是，临床表现与疾病病程并不一致，有些人发生严重的不良反应，而另外一些人则很少表现出不良反应，这种现象或与生活方式、遗传因素、基因突变等有关，可成为下一阶段研究的重点之一，以减轻病人的痛苦。

目前，已经有大量关于 CTLA-4 阻断剂治疗实体瘤的临床研究，我们利用实体瘤的治疗经验进行 CTLA-4 阻断剂在血液病方面的研究。与此同时，我们必须认识到血液病与 CTLA-4 的关系，包括药物的使用方法与长期的稳定性，制定合适的使用标准。

表 4-3　ipilimumab 治疗白血病疗效

文章	药物	疾病	患者与方法	结果
Matthew S. Davids（2015）	ipilimumab	恶性血液病（异基因造血干细胞移植术后复发）如 AML、HL、NHL、MDS、MM、MPN、ALL	28 位患者（6 例 3mg/kg，22 例 10mg/kg）	10 位患者病情减轻，其中 5 位 AML 患者获得完全缓解
Asad Bashey（2009）	ipilimumab	恶性血液病（异基因造血干细胞移植术后复发）如 AML、CML、CLL、HL、MM、NHL	29 位患者（4 例 0.1mg/kg，3 例 0.33mg/kg，4 例 0.66mg/kg，3 例 1.0mg/kg，15 例 3.0mg/kg）	2 位患者获得完全缓解，1 位患者获得部分缓解
Stephen M. Ansell（2009）	ipilimumab	B 细胞淋巴瘤	18 位患者（12 例 1mg/kg，6 例 3mg/kg）	2 位患者病情减轻

注：AML，急性粒细胞白血病；HL，霍奇金淋巴瘤；NHL，非霍奇金淋巴瘤；MM，多发性骨髓瘤；MDS，骨髓增生异常综合征；MPN，骨髓增殖性肿瘤；ALL，急性淋巴细胞白血病；CML，慢性粒细胞白血病；CLL，慢性淋巴细胞白血病

表 4-4　已进入临床试验阶段 PD-1/PD-L1 抗体的类型

靶点	药名	分子	生产商	临床试验阶段
抗 PD-1	nivolumab	全人源 IgG4	Bristol-Myers Squibb	Ⅰ～Ⅲ
	pembrolizumab	人源化 IgG4	Merck& Dohme	Ⅰ～Ⅲ
	pidilizumab	人源化 IgG1	CureTech	Ⅰ～Ⅱ
抗 PD-L1	MPDL3280A	基因工程单克隆抗体 IgG1	Roche/Genentech	Ⅰ～Ⅲ
	BMS-936559	人源化 IgG4	Bristol-Myers Squibb	Ⅰ
	MEDI4736	基因工程单克隆抗体 IgG1	MedImmune	Ⅰ～Ⅲ
	MSB0010718C	全人源 IgG1	EMD Serono	Ⅰ～Ⅱ

二、PD-1/PD-L1

（一）PD-1/PD-L1 生物通路活性

1992 年 Ishida 在诱导 2 株鼠源性 T 细胞凋亡后用 cDNA 消减法分离出鼠源性 PD-1mR-NA，由此命名为程序性死亡受体。随后，在 1997 年人类 PD-1 的基因序列识别出来后，关于 PD-1 的研究越来越多。其中重要的发现是 PD-1 缺陷小鼠（PD-1-deficient，Pdcd1[-/-]）自发地出现自身免疫病，这表明 PD-1 在免疫系统负调控及维持外周免疫耐受中具有重要作用。PD-1 定位于 PDCD-1 基因上，属于 CD28 家族成员，是由 268 个氨基酸组成的 Ⅰ 型跨膜蛋白，相对分子质量为 50～55kDa，由胞外 IgV 样结构域、疏水跨膜区及胞内区三部分组成。胞内区 C 端和 N 端氨基酸残基有 2 个独立的磷酸化作用点，作为免疫受体酪氨酸抑制基序和免疫受体酪氨酸转换基序，主要表达于肿瘤细胞中。

目前发现的 PD-1 配体有 PD-L1（B7-H1）和 PD-L2（H7-DC），均为 Ⅰ 型跨膜蛋白，PD-L1 在胎盘和巨噬细胞样细胞以外的正常人细胞中很少表达，它可通过 IFN-γ 和活化后的 T 细胞分泌的细胞因子的调节而表达上调。由于 PD-1 介导抑制 T 细胞的功能，因此 PD-L1 在其他组织中表达是为了防止在炎症反应中免疫介导的损伤。

PD-1 与其配体 PD-L1、PD-L2 结合后，在 T 细胞中传递负调节信号。PD-1 通过招募磷酸

酶 SHP-2 和使 Zap70 失活从而使 T 细胞活化受抑制，PD-1 与 PD-L1 结合时才会通过 mTOR 及 PI3K/AKT 通路有效地抑制 T 细胞。

不幸的是，人类肿瘤细胞表面表达的 PD-L1 也一样具有逃避宿主免疫监视的能力。肿瘤细胞表达免疫检查点配体被认为是由抗肿瘤免疫应答诱导的。TIL 识别由肿瘤细胞、肿瘤基质细胞和 APC 呈递的肿瘤抗原，这些淋巴细胞释放 IFN-γ 诱导 PD-L1 在这些细胞中表达，这导致了在肿瘤微环境中产生了适应性免疫。同时两者的结合抑制淋巴细胞增殖活化，诱导抗原特异性 T 细胞凋亡、促进 CD4+T 细胞向 Foxp3+ 调节性 T 细胞分化，起免疫负性调控作用。经免疫组织化学发现 PD-L1 表达只在 TIL 旁边的黑色素瘤细胞中发现，且在 PD-L1 阳性肿瘤细胞和 TIL 中能检测到 IFN-γ，由此验证这个内源性抗肿瘤免疫的机制（图 4-9）。

此外，在小部分的肿瘤细胞中 PD-L1 的表达是由基本信号通路如 PTEN、ALK、EGFR 介导的，而不依赖于 IFN-γ 诱导表达。此外，已有报道发现 PD-L1、PD-L2 在一些肿瘤中有上调，最肯定的是在 B 细胞淋巴瘤中 PD-L1、PD-L2 有上调。

TIL 中 PD-1 的表达和肿瘤细胞上调 PD-1 配体是设计 PD 通路阻滞剂来调节宿主抗肿瘤的免疫应答的理论基础。PD-1 和 PD-L1 的阻断性抗体在小鼠模型中提高了抗肿瘤免疫，这也把人类抗肿瘤治疗引入 PD-1 免疫检查点阻滞剂时代。

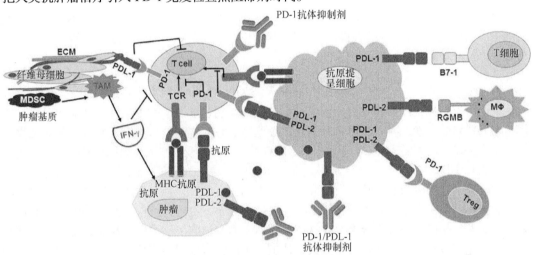

图 4-9 PD-1/PD-L1 抑制剂抗肿瘤机制

（二）PD-1/PD-L1 阻断性抗体

除了 CTLA-4 通路之外，PD-1/PD-L1 通路是现在研究最多的，且该通路的阻断性抗体是临床上广泛开展的癌症免疫检查点阻断疗法。抗 PD 治疗的耐受性良好，大多数单药 I 期研究没有达到最大耐受剂量，3 级或 4 级不良反应的发生率较低，治疗相关的中断率较低，与其他疗法相比有较高的缓解率和持久性，尤其是在黑色素瘤、非小细胞肺癌、肾细胞癌、膀胱癌和铂类耐药卵巢癌中的效果令人鼓舞。PD-1/PD-L1 阻断剂在血液系统恶性肿瘤中也表现出了一定疗效。免疫检查点抑制剂仍然是一个开放研究的领域，PD-1/PD-L1 阻断性抗体的应用仅是免疫疗法的开始。现阶段抗 PD 治疗已经成为人类癌症免疫疗法的中心，特别是对于实体瘤。虽然抗 PD 治疗经多年临床研究已经成功证明了其疗效，但我们仍需从这一疗法和相关免疫反应中思考学习，这将有助于发现和设计新的适用于临床的免疫疗法。

nivolumab 是一种分子结构为 IgG4 的 PD-1 抑制剂，最近的研究表明，在黑色素瘤患者的临床试验中客观缓解率（ORR）为 30%～40%，而在一项涉及治疗复发或难治性霍奇金淋巴瘤的 I 期研究中报道了的 ORR 为 87%。目前，nivolumab 经美国 FDA 批准可用以治疗不可切除或转移性黑色素瘤、非小细胞肺癌、经典霍奇金淋巴瘤。pembrolizumab 是由默克公司生产的具有人源化 IgG4 结构的 PD-1 单克隆抗体，经美国 FDA 批准可用于治疗黑色素瘤和非小细胞肺癌，并在其他实体瘤和经典霍奇金淋巴瘤中也体现出良好的效果。与此同时，其他制药公司也研发了以 PD-1 为靶点的其他的 PD 通路抑制剂，这些 PD-1 抗体涉及至少 20 种类型的实体瘤和血液系统恶性肿瘤的临床研究。

atezolizumab 是抗 PD-L1 的 IgG1 单克隆抗体，现已被美国 FDA 批准用以治疗膀胱上皮癌和肺癌。目前其他抗 PD-L1 抗体，包括 MDX1105、durvalumab 和 avelumab，还在进行临床试验阶段。

一部分用 PD-1/PD-L1 抗体治疗的患者存在一种以加速肿瘤生长为特征的高度进展性疾病（hyperprogressive disease，HPD）。PD-1/PD-L1 抗体治疗后患者出现高度进展性疾病首次由 Lahmar 报道。最近的证据表明，PD-1 通路阻断疗法可能对某些患者适得其反。

一般来说，PD-1 和 PD-L1 抑制剂在治疗剂量下具有相当好的耐受性。最常见的副作用包括轻度疲劳、皮疹、瘙痒、腹泻、食欲下降和恶心。无症状的氨基转移酶升高 [特别是丙氨酸氨基转移酶升高] 及 1 或 2 级甲状腺炎也较常见（10%～20%）。特殊的免疫相关不良反应，包括肺炎、白癜风、结肠炎、肝炎、垂体炎和甲状腺炎。值得考虑的是，这些不良反应的发生率和严重程度是否在与其他药物（特别是其他免疫治疗药物）组合使用时被放大了，另外毒性是否预示着更好的免疫反应仍然未知。

三、免疫检查点抑制剂与血液肿瘤

在使用免疫检查点抑制剂治疗血液肿瘤包括白血病、淋巴瘤和多发性骨髓瘤的时候，需要考虑一系列的因素，因为它们具有共同的细胞系，恶性血液肿瘤细胞通常表达的标志物是与 APC 有联系的，特别是 CD80 和 CD86，因此使它们直接受 CTLA-4 阻断性抗体靶向作用。在非血液恶性肿瘤中，CTLA-4 靶向淋巴器官中对免疫耐受的肿瘤细胞，这是和血液恶性肿瘤不同的地方。此外因为血液肿瘤发源和存在于淋巴器官中，包括骨髓和淋巴结，所以血液恶性肿瘤更容易受靶向 CTLA-4 调节的影响。在另一方面，使用免疫检查点药物的时机在血液恶性肿瘤尤其是白血病中十分重要，这类肿瘤通常本身消除了宿主免疫能力，那么在这种情况下使用免疫检查点抑制剂是没有太大价值的。虽然临床使用免疫检查点抑制剂治疗血液恶性肿瘤的经验相对滞后于治疗实体瘤的经验，但目前一些研究已经证实免疫检查点抑制剂在治疗血液恶性肿瘤中也取得了一定较好的结果。

（一）淋巴瘤

目前研究报道，抗 PD-1 抑制剂治疗霍奇金淋巴瘤（HL）取得了很大的成功。关于使用抗 PD-1 抑制剂治疗 HL 的基本原理如下：① HL 中常见 9 号染色体异常，9 号染色体包含 PD-L1 和 PD-L2 基因位点，在有该染色体异常的情况下这两个配体经常过表达；②在 HL 中的 Reed-Sternberg 细胞常包围着密集的淋巴细胞，如果受体激活，理论上可以消灭肿瘤细胞；③ HL 的发生与 EB 病毒的联系众所周知，而 EB 病毒可以上调 PD-L1 和 PD-L2。本质而言，这些研究结果为使用靶向 PD-1 免疫检查点阻滞剂治疗 HL 提供了有力的理论依据。

免疫检查点阻滞剂治疗非霍奇金淋巴瘤（NHL）也是有希望的。PD-1 在 NHL 的亚型中有表达，并且免疫细胞在淋巴瘤组织中的浸润与临床疗效结果是有关联的。基于这些研究的观察，一些学者开展免疫检查点阻滞剂在 NHL 中疗效评估试验，并且在使用 PD-1 阻滞剂 pidilizumab 治疗滤泡性淋巴瘤（FL）中取得较好的疗效。研究表明治疗前肿瘤特异性效应 T 细胞的 PD-1 表达量与肿瘤应答和无进展生存期（PFS）均有明确的关系（图 4-10）。

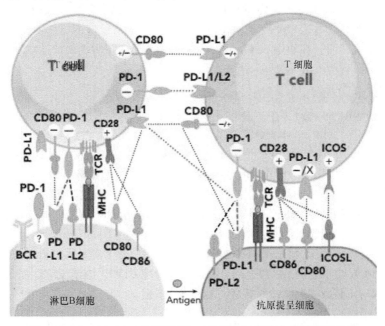

图 4-10 PD-1/PD-L1 在淋巴瘤、APC 和 T 细胞之间的相互作用

与传统治疗相比，淋巴瘤患者使用 pidilizumab 治疗后，其 PFS 提高是有统计学差异的。但这个研究中并没有检测肿瘤中 PD-L1 或 PD-L2 的表达，无法得知这群患者肿瘤细胞中这两个配体的表达情况。同时，研究结果表明患者外周血中记忆 T 细胞亚群细胞数经过治疗后有所增高，且外周血中有 PD-L1 表达的 T 细胞亚群数目有提高，但这个结果目前尚不能与其他结果联系起来解释。

一些研究表明 CD80 和 CD86 在淋巴瘤中表达，其中包括弥漫大 B 细胞淋巴瘤和 FL，这为靶向 CTLA-4 治疗 NHL 提供了方向。研究表明使用 CTLA-4 阻滞剂 ipilimumab 治疗 NHL 时也有一定疗效。

（二）多发性骨髓瘤

免疫疗法治疗多发性骨髓瘤（MM）患者的重要性体现在其对异基因造血干细胞移植术后的 MM 患者的治疗潜力。虽然免疫疗法对异基因造血干细胞移植术后的患者具有潜在的疗效，但其毒性的高风险使其在这些患者中的应用受到限制。靶向 MM 细胞的抗原特异性 T 细胞克隆在异基因造血干细胞移植术后的 MM 患者中已经被识别出来，这再一次提示 MM 的免疫原性及这可能成为这个疾病的免疫治疗的潜在靶点。此外，研究表明 PD-L1 在 MM 细胞中表达，且在 MM 的微环境中有表达 PD-1 的 T 细胞及 NK 细胞的浸润。在接受异体移植后的 MM 患者中存在 T 细胞耗竭，主要是 CD8$^+$T 细胞池的耗竭与疾病的复发是相关的。这些研究为使用免疫检查点抑制剂治疗异基因造血干细胞移植术后的 MM 患者提供理论的支持。

目前关于免疫检查点抑制剂治疗 MM 患者的临床数据较少。在使用 pidilizumab 治疗恶性血液肿瘤患者的 I 期临床试验中，纳入了 17 例患者，其中仅有 1 例为 MM，该患者经治疗后疾病达长期稳定状态。然而在另一个 I 期临床试验中，用 nivolumab 治疗复发 / 难治恶性淋巴增殖性疾病，纳入研究的 27 例 MM 均未观察到有疗效。基于上述的研究结果，一些假说认为克隆 T 细胞在抗 MM 的免疫应答中是很重要的，然而这些克隆中 PD-1 是低表达的。另外也有研究表明，在 MM 中 T 细胞克隆没有耗竭，而是它们显示出非端粒依赖性的衰老表型或衰老相关的分泌表型，这些表型是不能对免疫检查点抑制剂有反应的。然而，尽管这些结果不好，最近一个研究表明，在使用 pembrolizumab 联合来那度胺和低剂量地塞米松治疗 34 例复发 / 难治 MM 中具有 76% 的客观有效率。

（三）髓系肿瘤

研究表明 PD-L1 和 PD-L2 在初发和复发的 AML 细胞中表达，这也是 ipilimumab 对自体干细胞移植后复发的 AML 治疗有效的基础。值得注意的是，在 IFN-γ 或化疗的暴露下，AML 细胞中 PD-L1 的表达上调；去甲基化药物同样会上调 AML 或骨髓增生异常综合征患者外周血单个核细胞中 PDCD1、CD274 和 PDCD1LG2 的表达。在小鼠微小残留病模型中 PD-L1 免疫检查点抑制剂可以延长小鼠生存期；在负荷 AML 细胞的野生型小鼠模型中，用 PD-L1 阻断性抗体治疗可明显提高肿瘤反应性 T 细胞的效应，延长小鼠生存期。在小鼠移植模型中，移植 PD-1 高表达的供者诱导的 T 细胞产生的移植物抗白血病并非最好；相对的，在自体干细胞移植后，发现自体反应性 MiHA 特异性 CD8$^+$T 细胞中 PD-1 高表达。予以 PD-1/PD-L1 阻断性抗体后或 PD-L1/L2 沉默的 DC 疫苗后，MiHA 特异性 CD8$^+$T 细胞反应性提高。上述研究成果，为 PD-1/PD-L1 阻断性抗体治疗 AML 提供理论依据。

（胡宇行）

第五节　免疫系统调节剂治疗

免疫系统调节剂是一类免疫反应修饰剂，可通过提高免疫系统活跃性增强机体免疫力，强化抵抗肿瘤等疾病的防御能力，亦可用于降低一些疾病治疗引发的副作用。免疫调节剂可分为特异性免疫调节剂和非特异性免疫调节剂，其中包括多种细胞因子、单克隆抗体、化学合成药及一些具有潜在免疫调节功能的小分子。

一、细胞因子与血液肿瘤免疫治疗

（一）细胞因子概述

细胞因子是由免疫细胞（淋巴细胞和单核 - 巨噬细胞）和相关细胞（纤维细胞、内皮细胞）产生的一组具有重要生物学活性的可溶性细胞调节蛋白，参与免疫反应过程及细胞间的相互作用。细胞因子之间构成错综复杂的信息网络，具有多样性并相互交叉，奠定细胞间信息交流的基础，严格调控造血、组织修复、肿瘤免疫等多种生理及病理过程。细胞因子按照其功能可大致分为以下六类（表 4-5）：白介素（interleukin，IL）、干扰素（IFN）、肿瘤坏死因子（tumor necrosis factor，TNF）、集落刺激因子（colony-stimulating factor，CSF）、趋化因子（chemokine）和生长因子（growth factor）。

在肿瘤微环境中，细胞因子在肿瘤的发生、发展及预后过程中发挥着多效性的作用，一方面可以介导生理作用及免疫调节作用，另一方面在某些情况下可介导病理作用，导致和促进肿瘤细胞的生长、侵袭和转移。近年来研究表明细胞因子具有显著激活 T 细胞、B 细胞、自然杀伤（NK）细胞及巨噬细胞作用，促进 MHC-Ⅰ、MHC-Ⅱ类抗原的表达，在抗肿瘤免疫治疗中扮演着重要的角色。一些细胞因子如 IL-2 和 IFN-α 已经被美国 FDA 批准用于临床抗肿瘤的治疗，其他一些细胞因子也逐步进入临床研究，如 IL-7、IL-12、IL-15 等。深入了解细胞因子与肿瘤之间的相互关系将为改善免疫治疗提供新思路。

表 4-5　细胞因子类型

细胞因子	亚类	生理作用
白介素	IL-3，IL-7，Flt3 配体 IL-1，IL-6 IL-2，IL-4，IL-5，IL-12，IL-13	- 刺激造血 - 炎症 - 调节 T、B 细胞
趋化因子	α：CXC β：CC γ：C，δ：CX₃C	- 调节粒细胞、淋巴细胞迁移 - 促进血管生成及炎症 - 调节单核细胞迁移 - 促进细胞归巢 - 调节淋巴细胞迁移
肿瘤坏死因子	TNF-α TNF-β	- 促炎作用 - 激活非特异性免疫效应 - 促进表皮细胞表达黏附分子 - 促凋亡 - 全身炎症反应综合征 - 与 TNF-α 功能类似，由 T、B 细胞合成
集落刺激因子	G-CSF，GM-CSF，M-CSF，红细胞生成素 促血小板生成素	- 促进髓样祖细胞增殖、成熟
干扰素	Ⅰ型：IFN-α，β，ω Ⅱ型：IFN-γ	- 抗病毒 - 抑制细胞增殖 - 抗癌 - 胞内病原反应
生长因子	TGF-β	- 促进成纤维细胞增殖及产生胞外基质 - 抑制 MMPs

（二）细胞因子与血液肿瘤

1. 干扰素　Isaacs 和 Lindenmann 于 1957 年发现病毒感染的细胞可产生一种可溶性因子作用于其他细胞，干扰病毒复制，因而把这种因子称为 IFN。根据它们结合的受体不同，干扰素可分为 Ⅰ、Ⅱ、Ⅲ型。目前，临床肿瘤免疫治疗中应用最多的为 Ⅰ型干扰素，包括 IFN-α 和 IFN-β。Ⅰ型干扰素主要通过增强巨噬细胞的吞噬和杀伤功能及增强 NK 细胞和细胞毒性 T 细胞（CTL）杀伤活性发挥抗肿瘤作用。除了具有刺激免疫系统的作用外，Ⅰ型干扰素还可以直接抑制某些肿瘤细胞的生长、促进肿瘤细胞凋亡及抑制肿瘤血管形成。目前，干扰素常应用于临床治疗慢性粒细胞白血病（chronic myeloid leukemia，CML）和毛细胞白血病。

自 1983 年 Talpaz 等发现 IFN 可降低 CML 患者的细胞水平开始，IFN 逐渐发展为治疗慢性粒细胞白血病的一种药物。科学家们发现 IFN 可特异性作用于 CML 细胞膜受体的表达，促进患者获得血液学缓解并且促使部分患者 Ph 染色体消失，达到细胞遗传学和分子生物学缓解，治疗 CML 效果良好。近期研究发现 IFN 能促进小鼠造血干细胞的增殖，诱导 CML 干细胞解除 G_0 期阻滞而进入细胞周期，优化酪氨酸激酶抑制剂对 CML 患者的治疗效果，并且 IFN 能缓解 CML 干细胞对二代酪氨酸激酶抑制剂的耐药性。多项研究表明 IFN 联合伊马替尼能激活 CML 患者自身的免疫功能，降低 T315I 突变，提高患者的分子反应水平。IFN 主要诱导毛细胞白血病细胞分化，减弱其对生长因子的反应从而抑制肿瘤细胞的生长，同时，IFN 促进 TNF-α 的分泌进而诱导毛细胞的凋亡。各临床研究结果显示干扰素对毛细胞白血病患者的疗效存在明显差异，可能与患者的临床表现相关，如有明显脾肿大的患者，IFN 治疗的反应率会较低。近期研究发现 IFN 可促进 B 细胞淋巴性白血病细胞向成熟细胞分化，对早期慢性淋巴细胞白血病（CLL）治疗有效。并且慢性淋巴细胞白血病患者体内存在的 CLL 特异性 Th 细胞分泌 IFN-γ，增强 CML 细胞的运动性和抵抗凋亡能力。IFN-γ 同时诱导 CML 细胞表达 CD38 分子，刺激巨噬细胞分泌 TNF-α，促进 CML 细胞增殖及凋亡抵抗能力。

2. 白介素 2 IL-2 是 T 细胞在体外长期生长所必需的因子，也是细胞毒性 T 细胞（CTL）成熟因子，它可促进已活化的 T 细胞增殖并分化成熟为效应 TD 细胞和 CTL 细胞，诱导 T 细胞表面 IL-2R 的表达增加，还可刺激其他因子（TNF、IFN）的分泌。除了 T 细胞，IL-2 也对 B 细胞、NK 细胞和巨噬细胞的功能具有上调作用，同时通过转录因子 STAT5 调节 T 细胞和 NK 细胞的存活、增殖和分化。IL-2 能增强激活的 B 细胞及白血病细胞所产生的 IL-2R 的表达，并刺激其增殖和免疫球蛋白的生成；NK 细胞表面有 IL-2Rβ 链和 γ 链，IL-2 刺激 NK 细胞活化和增殖，诱导 NK 细胞分泌 IL-2、IFN-γ 等因子。IL-2 以旁分泌和自分泌的方式发挥作用，明显增强杀伤性 T 细胞功能及诱导产生淋巴因子激活的杀伤细胞（LAK 细胞），解除肿瘤浸润淋巴细胞（TIL 细胞）的免疫抑制状态并增强其免疫功能，而 TIL 细胞对自身肿瘤细胞的杀伤活性比 LAK 细胞更强（图 4-11）。目前 IL-2 主要用于复发 / 难治的血液肿瘤患者联合化疗药物应用、完全缓解患者的巩固治疗时，以及造血干细胞移植造血重建后进一步的免疫治疗。数项临床研究结果表明单独使用 IL-2 可能存在一定疗效，但是效果不显著。因此，目前 IL-2 更常被用于联合治疗，诱导产生免疫活细胞，通过过继性免疫杀伤体内肿瘤细胞从而获得治疗目的。

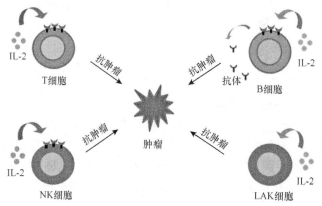

图 4-11 IL-2 抗肿瘤机制

3. 白介素 3 IL-3 由多种类型的细胞产生，包括 TH 细胞、NK 细胞、肥大细胞，具有显著的免疫调节作用。IL-3 可通过提高 T 细胞对 IL-2 的敏感性进而促进造血干细胞增殖和分化，诱导并激活 B 细胞分泌免疫球蛋白。IL-3 特异性受体 IL-3R（CD123）是急性髓系白血病患者预后的一项独立危险因素，高水平 IL-3R 的 AML 患者预后较差，完全缓解率及总体生存率较低。IL-3 与 IL-3R 结合后激活下游信号传导包括 MAPK/MEK/ERK、PI3K、PAK 和 STAT5。活化的 STAT5 可维持原始造血干细胞和祖细胞的增殖，IL-3 介导活化 STAT5 可上调抗凋亡蛋白 Bcl-X$_L$ 并促进细胞生长。蛋白质组学研究表明 IL-3 可激活 JAK/STAT、RAS/RAF/MEK/ERK 和 PI3K、AKT 通路，诱导白血病细胞增殖及活化。FLT3-ITD 可激活 STAT5，上调 FLT3-ITD 阳性 AML 患者的 MCL-1 水平，促进 AML 细胞增殖，进一步抑制 STAT5 可逆转该过程。慢性粒细胞白血病细胞的 BCR-ABL 激酶可激活 IL-3 并活化 STAT5，上调抗凋亡蛋白 Bcl-X$_L$，促进白血病干细胞的增殖生长，影响患者的预后情况。Rho 超家族活化分子 RhoH 调节 T 细胞阳性选择过程并影响肥大细胞功能，RhoH 可调节 IL-3 依赖型 BaF3 细胞的 STAT1 蛋白水平，上调细胞周期蛋白 p21Cip1 和 p27Kip1 水平，逆转 IL-3 活化 STAT5 引起癌细胞增殖过程，引起细胞凋亡和生长周期阻滞，并且抑制细胞膜表面的 IL-3R 表达。RhoH 突变可解除 STAT5

的抑制，细胞的 IRF-1 水平上升，诱导 IL-3R 表达，促进癌细胞的增殖，不利于患者的预后（图 4-12）。

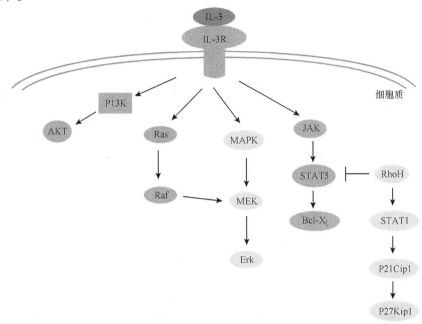

图 4-12　IL-3 抗肿瘤机制

4. 白介素 6　IL-6 是一种多效能因子，能诱导 B 细胞分化及产生免疫球蛋白，促进 T 细胞增殖和骨髓造血干细胞生长，增强血细胞分化能力。IL-6 受体（IL-6R）有 α 链和 β 链，α链为特异性结合链，含有 IL-6 结合受体蛋白，为配基特异性受体；β 链为信号转导链，含有gp130。STAT3 在细胞内发挥着重要信号传递作用，将细胞外信号传递到细胞核，诱导靶基因转录发挥生物学效应，在细胞恶变过程中起到关键作用。IL-6 与 IL-6R 特异性结合后激活信号转导，募集 gp130 二聚化，激活 gp130 相关蛋白 Jak1、Jak2 和 Tyk2 的酪氨酸激酶并磷酸化 STAT3，上调周期蛋白 cyclinD2、cyclinD3、cyclinA 和 CDC25A，同时下调 p21 和 p27，促进细胞从 G_1 期进入 S 期。研究发现 AML 细胞中活化的 STAT3 可促进 IL-6 蛋白的分泌，以自分泌或旁分泌的方式进一步促进 Jak/STAT 通路的活化。转化生长因子（transforming growth factor，TGF）与受体结合后可二聚化其受体并磷酸化 TGF-RI，激活内源性激酶 SMAD2、SMAD3 并与 SMAD4 结合并转位入核，启动下游信号分子转录。研究表明 AML 患者经 TGF治疗后可削弱 IL-6 活化 STAT3 作用，抑制其磷酸化修饰，促进癌细胞凋亡（图 4-13）。IL-6高表达于肿瘤患者，弥漫大 B 细胞淋巴瘤和慢性淋巴细胞白血病患者的预后与 IL-6 水平息息相关，在癌细胞的发生发展中发挥着重要作用，阻断 IL-6 信号转导通路可为血液肿瘤的治疗提供新希望。

5. 白介素 21　IL-21 属于 I 型细胞因子家族，主要由活化的 $CD4^+$ T 细胞合成和分泌。IL-21 的受体广泛分布于胸腺、淋巴结等器官，依靠其受体的 γ 链发挥功能，主要通过JAK-STAT 途径传递信号，通过对一些重要的免疫细胞如 NK 细胞、T 细胞、B 细胞和 DC细胞发挥作用，与自身免疫性疾病和肿瘤相关。研究表明 IL-21 在小鼠或患者体内诱导$CD8^+$ T 细胞的增殖，促进穿孔素和颗粒酶的分泌，诱导 B 细胞淋巴性白血病细胞凋亡。IL-21 结合受体 γ 链后激活 JAK1 和 JAK3，从而激活 STAT1 和 STAT3，降低 STAT4、STAT5 和 STAT6 水平，诱导细胞生长周期抑制并促进细胞凋亡。STAT3 具有多功能效应，既可促进细胞增殖，也可诱导细胞生长周期阻滞并促进细胞凋亡，可能与不同亚型、多聚化结构及器官靶向性相关。

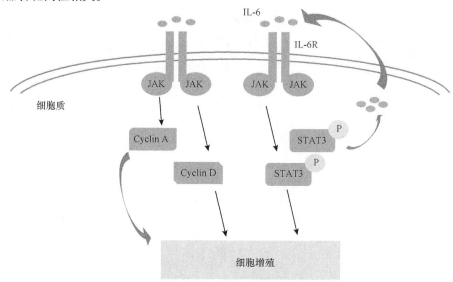

图 4-13   IL-6 抗肿瘤机制

慢性淋巴细胞白血病（CLL）患者的 IL-21R 基因和蛋白水平因人而异，与疾病不良预后因子 CD38 水平呈负相关，而非 ZAP-70 或非突变 IGVH 基因。IL-21 存在于患者淋巴结单核细胞，而在 CD40 活化的 B-CLL 细胞中并未检测到 IL-21，结果表明 IL-21/IL-21R 在 CLL 中可能发挥抑制效应。IL-21 诱导 B-CLL 细胞凋亡，CD40、CPG 核酸或 CPG ODN 可上调其敏感性。IL-21 对于不同状态的 B-CLL 细胞激活不同的 JAK/STAT 信号通路。对于休眠的 B-CLL 细胞，JAK1 和 STAT1 信号通路几乎不起作用，IL-21 主要通过激活 STAT3 通路，提高癌细胞的凋亡率。另一研究报道 IL-21 可同时激活 STAT1 和 STAT3 并诱导细胞凋亡。对于 CD40 激活的 B-CLL 细胞，IL-21 可促进 JAK1 和 JAK3 自磷酸化，从而磷酸化 STAT1、STAT3 和 STAT5，显著促进 B-CLL 细胞凋亡。IL-15 可磷酸化 STAT5 并中和 IL-21 诱导的 B-CLL 细胞增殖和抗凋亡效应。De Totero 等研究报道 IL-21 可抑制 B-CLL 细胞的 CD23 表达，激活 caspase-8 和 Bid，活化 caspase-3 及底物 p27Kip-1 和 PARP。IL-21 通过诱导 B-CLL 细胞分泌颗粒酶 B，促进线粒体 BH3 死亡活性并激活 caspase 级联反应。IL-21 可通过 BIM 介导正常鼠源性 B 细胞凋亡，抑制干扰 BIM 表达后可逆转 IL-21 诱导的细胞凋亡作用。IL-21 联合氟达拉滨和美罗华可协同增强对 CLL 患者的疗效。

IL-21 可激活淋巴瘤癌细胞中的 STAT3 进而过表达 IL-6 及抗凋亡蛋白 MCL1，启动 B 细胞表面的 CD40 共刺激信号，阻断 CD95 诱导的死亡信号，维持癌细胞的增殖。免疫调节趋化因子 MIP-3α 及 Gal1 募集 CCR6[+]CD4[+]CD25[+]FoxP3[+] Treg 细胞介导癌细胞免疫逃逸，IL-21 可激活 MIP-3α 的表达，促进肿瘤细胞免疫逃逸，进一步抑制 IL-21R Fc 端可下调 MIP-3α 的基因表达水平，增强肿瘤免疫杀伤作用。IL-21 是弥漫大 B 淋巴瘤（DLBCL）的预后良好分子，CD10[+]DLBCL 细胞的 IL-21R 结合 IL-21 激活 STAT3，上调 c-Myc 表达，减少 Bcl-2 和 Bcl-XL 蛋白分泌，促进癌细胞凋亡，改善人源化肿瘤模型小鼠缓解，延长小鼠生存期。Gelebart 等报道 IL-21 通过促进抗凋亡蛋白 BIK、NIP3 和 HARAKIRI 表达，下调 TNF-α、Bcl-XL/S 和 Bcl-2，进而抑制 NF-κB 信号通路，促进套细胞淋巴瘤细胞凋亡（图 4-14）。

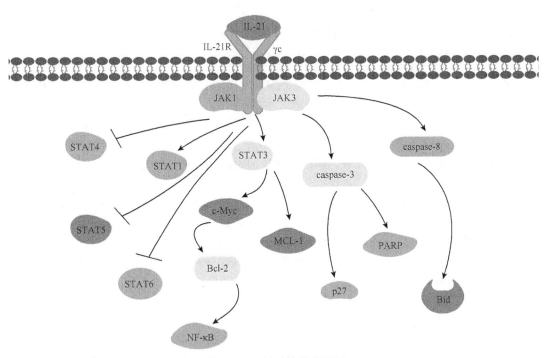

图 4-14　IL-21 抗肿瘤机制

6. 白介素 23　IL-23 是由 p19 和 p40 亚基组成的异二聚体，p19 为 IL-23 所特有，p40 是 IL-23 和 IL-12 共有。IL-23 是一类可作用于多种细胞的淋巴因子，与血细胞生长因子相互作用可共同完成造血并调节机体免疫功能。作为促炎因子，其可诱导 CD4[+] T 细胞分泌 IL-17 和 IFN-γ，刺激 CD4[+] T 细胞增殖。IL-23 的受体包括 IL-12 受体 β1（IL-12Rβ1）和 IL-23 受体 2 个亚基。活化的树突状细胞（DC）和巨噬细胞所产生的 IL-23 主要通过与 IL-23 受体相互作用，激活下游信号通路而发挥生物学功能。IL-23 可作用于 Th17 细胞，是 Th17 细胞维持分泌并发挥记忆 T 细胞功能的一种重要因子，参与多种疾病的发生发展。研究表明，IL-17 可结合 DC 的 IL-17R 并促进其分泌 IL-23，诱导 Th17 细胞分化并分泌 IL-17、IL-17A、IL-17F 及 IL-22 等细胞因子，影响疾病进展。

多发性骨髓瘤（MM）是一种不可治愈的恶性浆细胞肿瘤。Li 等对比 8 例健康志愿者和 27 例 MM 患者发现，MM 患者的 IL-17 水平高于健康志愿者水平，IL-23 并不存在统计学差异，但是晚期 MM 患者的 IL-17 和 IL-23 表达水平高于早期 MM 患者水平。而在另一研究中发现 30 例 MM 患者的 Th17 细胞及其相关因子 IL-17 和 IL-23 表达水平明显高于健康对照组水平，并且与肿瘤临床分期存在显著关系。MM 患者中极化的 Th17 可促进单个核细胞诱导 IL-17 和 IL-23 的产生，促进肿瘤细胞增殖生长。

IL-23 的体外实验表明其可直接减缓白血病肿瘤细胞的生长，在体内可上调 miR15a 进而下调 Bcl-2 表达来诱导肿瘤细胞凋亡，从而发挥抗白血病效应。Zhu 等研究发现急性髓系白血病患者的 IL-17F G 单突变和 GC 纯合子突变率较高，IL-17A 和 IL-23 的单突变和纯化 AA 突变与急性髓系白血病易感性无关联，而 IL-17F G 单突变和 GG 突变纯合子与急性髓系白血病易感性相关。Han 等研究者发现急性髓系白血病患者外周血单个核细胞和骨髓中的 Th17 细胞高于健康人，患者血浆中的 IL-17、IL-22、IL-23、IL-6、IL-1β 和 TGF-β1 较健康志愿者高。IL-1、IL-6、IL-23 及 TGF-β1 可促进 Th17 细胞增殖及分化，分泌 IL-17A 结合 IL-17 受体 IL-17R 诱导 AML 细胞增殖。

二、化学合成药与血液肿瘤免疫治疗

（一）沙利度胺

沙利度胺（thalidomide，TLD），商品名为反应停，于20世纪五六十年代被广泛作为镇静剂使用，后因沙利度胺造成的海豹肢症畸形胎儿即"反应停事件"而撤出市场。随后，科学家们发现沙利度胺可治疗自身免疫疾病并且可以有效地缓解麻风性皮肤结节红斑患者的皮肤症状，因而再一次兴起对沙利度胺的大规模研究，1998年美国FDA批准沙利度胺用于治疗麻风结节红斑。此后，大量研究表明该药可通过抑制血管生成，产生抗肿瘤及抗自身免疫病作用。

沙利度胺能够抑制炎性因子的表达，通过作用于单核细胞，促使TNF-α的mRNA降解并抑制其释放，进而抑制一系列表面黏附分子如VCAM-1、ICAM-1、E-selectin等表达，抑制肿瘤细胞的黏附和侵袭功能。核糖体通过eIF4E募集5′端具有复杂非翻译区结构的mRNA，并且多数炎性因子的转录因子的翻译过程也依赖于eIF4E，沙利度胺可下调eIF4E水平而阻断炎性分子的转录过程，从而产生抗炎作用。沙利度胺可诱导T细胞分泌IL-2和IFN-γ，它们又反馈刺激T细胞增殖，增强机体的抗肿瘤免疫作用，同时提高T细胞和NK细胞对肿瘤细胞的杀伤能力。

血管生成包括血管稳定性的丢失、内皮细胞的增殖迁移及血管成熟等一系列过程。bFGF、VEGF、血管生成素-1等因子可通过增强血管通透性和促进内皮细胞增殖，刺激血管的生成。沙利度胺可通过抑制VEGF、bFGF的分泌，调节胰岛素样生长因子1和COX-2的作用，抑制恶性肿瘤的血管生成（图4-15）。沙利度胺可以直接诱导MM细胞凋亡或抑制其生长，改变肿瘤细胞对骨髓基质细胞的黏附，阻止IL-6和VEGF等细胞因子在骨髓中的分泌，刺激自然杀伤细胞的抗肿瘤作用。同时，沙利度胺可触发caspase凋亡通路，加强肿瘤细胞对Fas诱导的凋亡的敏感性，阻滞肿瘤细胞的G_1期生长。

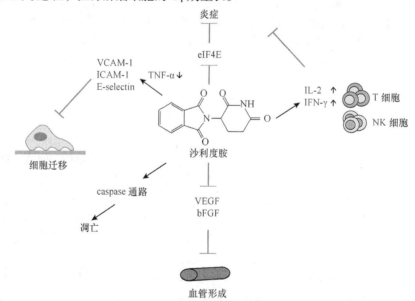

图4-15 沙利度胺杀伤血液肿瘤细胞机制

近年来，科学家们通过蛋白质组学技术鉴定出沙利度胺的结合蛋白cereblon（CRBN）和DNA损伤结合蛋白-1（DDB1），两者同为E3泛素连接酶的重要组分，与Cul4和Roc1共同形成 E3 泛素连接酶复合物。沙利度胺与 CRBN 结合后抑制其自我磷酸化，进一步抑制成纤维细胞生长因子 -8，导致肢体发育缺陷。

沙利度胺与血液疾病：

1. 急性髓系白血病（AML）　患者使用沙利度胺单药治疗后，骨髓中的原始癌细胞降低，伴随着血小板及血红蛋白水平的回升，bFGF 水平下降伴骨髓微血管密度变小。另一项研究利用沙利度胺、氟达拉滨、卡铂及拓扑替康联合化疗，部分患者获得缓解并且核型恢复正常，获得完全缓解患者的骨髓微血管密度下降。沙利度胺可通过降低白血病患者骨髓的神经纤毛蛋白（neuropilin，NRP）水平而影响骨髓微血管密度，发挥抗癌作用。研究发现白血病患者骨髓的 NRP-1 蛋白水平明显高于健康志愿者，复发 / 难治患者的 NRP 水平更高，沙利度胺可通过影响 NRP 蛋白的表达而发挥抗白血病作用。

2. 骨髓增生异常综合征（MDS）　是一种由于造血细胞异常增生而导致正常血细胞生成减少的克隆性疾病。以难治性血细胞减少，高风险急性非淋巴细胞白血病转化为特征，治疗棘手，患者大多预后不良。血管新生及调控因子与 MDS 的发生、演变及预后密切相关，抗血管生成可能是治疗 MDS 的新策略。Ⅱ期临床研究报道评估沙利度胺对台湾 MDS 患者的毒性、反应及血液改善，IPSS 评分低的 MDS 患者疗效更加，治疗组患者的反应率为 7%，而评估组患者的反应率达到 10%。只有 2 例患者出现细胞遗传学反应。沙利度胺治疗后 MDS 患者的外周血及骨髓中的 VEGF 和 bFGF 水平明显降低，表明低剂量的沙利度胺治疗低危险度 MDS 患者具有有效性和安全性。为了进一步评估沙利度胺对高危险度 MDS 患者的疗效，联合三氧化二砷、维 A 酸等其他化疗药物在高危险度 MDS 患者中取得良好疗效，毒性轻微可逆并且可为患者耐受。

3. 骨髓纤维化　是造血干细胞异常引起的慢性骨髓增殖性疾病，特点为骨髓纤维化和髓外造血，预后差。造血干细胞移植能改善该病预后，但是只适用于少数患者。骨髓纤维化患者体内 CD34+ 原始细胞、巨核细胞及血小板上的 bFGF 表达增加，血浆中的 TNF-α 水平明显升高。由于沙利度胺可抑制 bFGF 和 VEGF 的生成，具有抗血管生成作用，具有潜在治疗骨髓纤维化的能力。Robert 等报道虽然大剂量沙利度胺可减少骨髓纤维化患者的输血需求并且缓解脾大症状，但是患者对该剂量无法长期耐受。15 例患者接受低剂量沙利度胺，其中 13 例患者同时口服泼尼松，治疗后患者造血功能改善，超过 50% 脾大患者症状缓解。低剂量沙利度胺联合泼尼松治疗骨髓纤维化患者获得良好疗效，糖皮质激素药物可抑制 IL-6，通过 CD3+/CD56+T 细胞协同沙利度胺抑制 IL-1β、IL-2、IL-10、IL-12 和黏附分子，激活骨髓纤维化患者的造血系统，明显改善患者贫血症状，部分患者可脱离输血治疗，患者治疗后血小板水平回升，脾脏体积明显缩小，未观察到严重的毒副作用。患者的治疗反应率与治疗开始时的疾病严重程度，尤其是高骨髓增殖指数和脾体积大显著相关。

4. 多发性骨髓瘤（MM）　是一种起源于骨髓单克隆浆细胞的恶性增生性肿瘤性疾病，血管生成因子水平明显高于健康志愿者，对 MM 的治疗策略就是抑制血管生成及 IL-6、TNF-α 等刺激因子的分泌。沙利度胺针对 MM 的治疗有较高的特异性，抑制 VEGF、bFGF 等因子诱导血管生成，同时抑制调控 TNF-α 基因的 NF-κB 的活性，从而抑制 TNF-α 的产生；或降解 TNF-αmRNA 而抑制 TNF-α 的合成，继而减少 IL-6 的产生，增加 IL-10 和细胞毒性 T 细胞的产生，IL-4、IL-5 和 IFN-γ 与 Th1、Th2 细胞相互作用，最终起到抑制骨髓瘤细胞生长的作用。沙利度胺可进一步减少 MM 患者 CD4+T、CD8+T 和总淋巴细胞数，并且抑制 IL-2R 的生成。沙利度胺联合万珂维持治疗 MM 比单药治疗或干扰素治疗效果更好，患者具有更长的无进展生存（PFS）。除了沙利度胺之外，临床上在治疗 MM 的实践中已经形成了一些有效的治疗药物，包括美发仑、泼尼松、长春新碱、多柔吡星、地塞米松、万珂、卡非佐米等化疗药，科学家们试图将这些药物联合起来应用，寻找更加有效的 MM 治疗方案。

（二）来那度胺

来那度胺是沙利度胺的 4- 氨基 - 戊二酰基衍生物，邻苯二酰环上 C4 位的氨基使得其化学性质比沙利度胺更稳定。来那度胺除了能抑制 TNF-α、IL-1、IL-6、IL-12 的产生，还能上调外周血单核细胞中抗炎性因子 IL-10 的水平。通过 B7-CD28 通路刺激 T 细胞分泌 IFN-γ 和 IL-12，从而刺激克隆样 T 细胞的增殖和 NK 细胞的活化。通过影响 NK 细胞的数目和功能从而增强 NK 细胞介导的抗体依赖细胞介导的细胞毒作用。来那度胺可诱导 G_1 期细胞生长停滞并促进肿瘤细胞裂解而发挥直接抗肿瘤效应。研究发现来那度胺不仅抑制 VEGF 活性，同时抑制其受体的生成，通过抑制内皮细胞迁徙、降低 IL-6 和 VEGF 的表达、阻断 PI3k-AKT 通路的激活从而抑制血管的生成，在抗肿瘤血管生成方面比沙利度胺作用更强。

与沙利度胺一致，来那度胺同样可结合并抑制 CRBN 的自我磷酸化，并且抑制细胞干扰素调节因子 4（interferon regulatory factor 4，IRF4）的表达。IRF4 作为癌基因，可促进 MYC 基因的表达，通常在成熟浆细胞中表达很低，而在 MM 细胞中高表达，促进 MM 细胞的增殖并且与疾病进展密切相关。来那度胺杀伤肿瘤细胞可能通过靶向结合 CRBN 介导下游关键转录因子 IRF4，促进 MYC 表达而发挥作用。此外，来那度胺可通过 CRBN 促进 IL-2 分泌，介导调节机体的免疫功能。近来，科学家们发现来那度胺结合 CRBN 后促进 CRBN 依赖的底物 Ikaros 家族成员锌指蛋白 -1（IKZF1）和锌指蛋白 -3（IKZF3）泛素化并经过蛋白酶体降解，从而产生肿瘤细胞杀伤和免疫调节作用。来那度胺通过降低 αVβ3- 整合素水平而抑制骨吸收，抑制破骨细胞产生 B 细胞活化因子 BAFF 和诱导配体，并且通过减弱 ICAM-1、VCAM-1 和 E-selectin 的分泌从而抑制骨髓瘤细胞和骨髓基质细胞之间的黏附（图 4-16）。

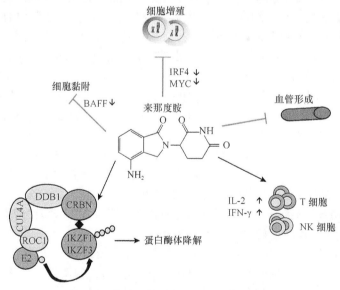

图 4-16　来那度胺杀伤血液肿瘤细胞机制

来那度胺与血液疾病：

1. 急性髓系白血病（AML）　Yang 等报道来那度胺联合化疗可降低患者血浆的 VEGF 和 bFGF 水平，通过抑制 AML 患者血管新生因子的表达，提高急性白血病缓解率。低剂量来那度胺和阿糖胞苷可改善老年急性髓系白血病患者预后，全基因表达谱预测并识别了 309 个基因与临床反应相关。Wei 等使用来那度胺联合阿扎胞苷用于急性髓系白血病患者缓解后的维持治疗发现来那度胺在急性骨髓系白血病维持治疗中显示出良好的疗效，其机制可能与抑制残留 DNA- 甲基转移 -3a（DNMT3A）有关。

2. CLL 微环境和免疫系统异常在 CLL 的发病机制中起到重要作用，常规的化疗方案如氟达拉滨、环磷酰胺联合美罗华，常加重免疫系统功能的缺陷，造成各种严重感染，引起 CLL 患者死亡。来那度胺对 CLL 患者不产生直接的细胞毒素效应，主要通过促进和调节免疫功能发挥作用，其在 CLL 中抗白血病作用主要依赖免疫系统功能重建。来那度胺可诱导白血病淋巴细胞共刺激分子的表达，提高 T 细胞与白血病细胞形成突触能力，增强人体免疫力，增加 NK 细胞数量及毒性，同时减少 Treg 细胞的数量并抑制其活性。

研究发现来那度胺可促进白血病 B 细胞中 CD40、CD80、Fas、CD54、HLA-DR 等共刺激分子和活化分子表达，这些分子可提高来那度胺的抗肿瘤活性，并且会引起 CLL 患者产生溶瘤综合征。来那度胺可引起 CLL 患者淋巴细胞亚群比例的改变，CD19/CD5$^+$ 比例减少，NK 细胞、CD4$^+$T 细胞和 CD8$^+$T 细胞比例增加。来那度胺促进 IL-2R、IL-6 和 IL-10 的分泌可影响免疫细胞的直接作用。来那度胺联合美罗华可提高 NK 细胞活性，增加 CLL 患者中 NK 细胞受体可活化的配体，抑制免疫逃逸出现。

3. MDS 是一组以无效造血和外周血细胞减少为特征的造血干细胞克隆性疾病，高危者可演变成急性白血病。患者使用来那度胺后显示，对红细胞生成有恢复作用，可使他们不再依赖输血。来那度胺对 MDS 患者的疗效主要与细胞遗传学类型明显相关，5q 异常患者疗效最佳。来那度胺治疗应答可使低危 MDS 伴 5q 缺失患者临床更加获益且不会增加向急性白血病进展的风险。来那度胺和阿扎胞苷都可作用于骨髓微环境并调节免疫细胞功能，研究表明联合来那度胺和阿扎胞苷治疗高危 MDS 患者取得良好疗效，部分患者对药物的反应与 TET2、DNMT3A、IDH1/2 突变相关，该联合疗法对 MDS 患者安全可行。

4. MM 来那度胺可直接诱导 MM 细胞 G$_1$ 期生长停滞，甚至诱导耐药骨髓瘤细胞的凋亡。来那度胺抑制细胞因子 IL-6、IL-10、TNF-α 的分泌，阻断脂多糖刺激单核细胞分泌 TNF-α、IL-1β，减弱 MM 细胞和骨髓基质细胞的活性，从而抑制骨髓瘤细胞的生长、药物抵抗、迁移、黏附分子的表达，克服细胞黏附诱导的药物抵抗。MM 细胞和骨髓基质细胞分泌的 VEGF 和 bFGF 可促进新生血管的产生，来那度胺通过抑制这些促血管生成因子的分泌而阻断新生血管形成。此外，来那度胺也可通过免疫调节作用如增强细胞毒 T 细胞、NK 细胞的作用治疗 MM。

对于冒烟型 MM 患者通常采取观察、不给予治疗。近期研究表明联合来那度胺和地塞米松治疗后，高危冒烟型 MM 患者拥有更高功能活性 T 细胞、NK 细胞及 DC 细胞，受损的免疫系统能够被来那度胺联合低剂量地塞米松重新激活，从而延缓进展至 MM。患者对低剂量地塞米松联合来那度胺具有良好耐受性，中位疾病进展时间显著延长，差异具有统计学意义。该研究团队致力于进一步探究患者免疫细胞基础水平与来那度胺激活免疫细胞同延缓疾病进展的内在联系，其后续免疫效应及对肿瘤微环境的影响也有待进一步探索。

5. 淋巴瘤 是血液系统常见肿瘤，多项体内外研究显示来那度胺可抗肿瘤、抗细胞增殖、增加 NK 细胞数量并提高其活性，通过诱导细胞毒作用所需的 CRBN 蛋白下调 IRF4 和 NF-κB，增加 IFN-β 生成，发挥着抗淋巴瘤作用。来那度胺可激活免疫系统及组织微环境而发挥直接和间接毒性作用，杀伤套细胞淋巴瘤细胞。研究表明来那度胺可激活淋巴瘤细胞中的 caspase-8，增强 Fas 诱导细胞凋亡。下调 NF-κB 活性及 FLCIE 抑制蛋白，增强 TRAIL/Apo2L 及万珂疗效。来那度胺可调节多种 B 细胞增殖相关转录子如 IKZF1、IKZF3 的活性，促进 IL-2 基因表达，激活 NK、NKT 及 CD4$^+$T 细胞，促进抗肿瘤活性。肿瘤微环境与肿瘤细胞的发生发展密切相关，在肿瘤侵犯和转移中发挥重要作用。来那度胺可促进促炎因子的分泌，直接抑制套细胞淋巴瘤肿瘤微环境，增强清除肿瘤细胞的作用。

（三）泊马度胺

Celgene 公司研发的泊马度胺（pomalidomide）是第三代免疫调节剂，为沙利度胺小分子类似物，化学名称为 4- 氨基 -2-（2,6- 二氧代 -3- 哌啶基）异吲哚 -1,3- 二酮。该药物于 2013 年 2 月 8 日经美国 FDA 批准用于治疗 MM，适用于已经接受至少两种药物治疗，但在治疗过程中或末次治疗结束 60 天内出现病情进展的 MM 患者。此外，研究者们针对该药还开展了治疗骨髓纤维化、镰刀细胞贫血等其他血液系统疾病的研究。

泊马度胺与沙利度胺和来那度胺类似，通过减少 TNF-α、白介素、bFGF 和 VEGF 等细胞因子而抑制肿瘤细胞增生、耐药、血管形成并诱导癌细胞凋亡。研究发现泊马度胺可增强 DC 对肿瘤抗原的摄取，活化 T 细胞和 NK 细胞，抑制 Treg 细胞进行免疫调节。此外，泊马度胺可抑制细胞信号转导抑制因子 1 的表达从而减少 INF-γ、IL-2 和 IL-6 的分泌，调节骨髓微环境中 RANKL/OPA 比例，抑制黏附分子 ITGA8 和 ICAM2 的表达而发挥抗骨髓瘤作用。泊马度胺可上调 p21WAF-1 基因转录水平，阻止骨髓瘤细胞的周期循环，同时干扰 PI3K/AKT 和 NF-κB 通路进而抑制癌细胞增生。Zhu 等利用特异性 shRNA 干扰骨髓瘤细胞的 CRBN 基因，证明其与泊马度胺发挥抗骨髓瘤作用密切相关。

多项研究已经表明泊马度胺在治疗 MM 患者中具有一定疗效，延长生存时间。Ⅰ 期临床研究主要探索泊马度胺在复发难治性多发性骨髓瘤（relapsed and refractory multiple myeloma，RRMM）治疗中的最大耐量。Schey 等首次报道一项 Ⅰ 期临床试验评估泊马度胺治疗 RRMM 患者的疗效及安全性。结果显示，泊马度胺的最大耐受剂量为 2mg/d，67% 患者的异常蛋白减少量超过 25%，54% 患者的异常蛋白减少量超过 50%，17% 的患者获得完全缓解（CR）。进一步分析发现 CD4$^+$ T 细胞和 CD8$^+$ T 细胞表面的 CD45RO 表达量上升，而 CD45RA$^+$ 细胞则减少；患者的 IL-2R 和 IL-2 水平升高进一步激活 T 细胞、单核细胞和巨噬细胞。

泊马度胺的 Ⅱ 期临床试验主要围绕其联合治疗的有效性和安全性。梅奥的 Ⅱ 期试验采用 2mg 泊马度胺联合 40mg 地塞米松治疗 60 例 RRMM 患者，结果显示 63% 的患者获得不同程度的缓解，其中 CR 率为 5%，VGPR 率为 28%，PR 率为 30%，中位 PFS 为 11.6 个月。不良反应主要为骨髓抑制、中性粒细胞减少、贫血和血小板减少，1 例患者发生血栓栓塞。随后的研究发现 4mg/d 泊马度胺与 2mg/d 的临床效果相似，联合小剂量的地塞米松对 RRMM 患者有着很好的疗效和耐受性，并且治疗效果与患者的危险分层无关。

泊马度胺 Ⅲ 期临床试验主要关于 RRMM 患者常用的挽救疗法。一项随机、多中心非盲的临床研究（MM-003）结果表明低剂量地塞米松联合泊马度胺治疗 RRMM 患者效果优于高剂量地塞米松，患者中位 PFS 和中位总生存时间（OS）明显延长，并且提高 17p 缺失患者的 PFS，此外，该疗法改善患者生活质量并延长患者寿命。不良反应包括中性粒细胞减少、贫血、血小板减少和发热。

泊马度胺可作为治疗复发 / 难治 MM 患者的新选择，为患者带来希望。但泊马度胺可引起血小板减少、贫血、神经病变、中性粒细胞减少等严重不良反应，不过大部分毒副反应可通过停药解决。此外，泊马度胺也被应用于骨髓纤维化、镰刀型贫血等其他疾病的研究，期望泊马度胺进一步为更多患者带来治疗新福音。

（张宏毫）

第六节　溶瘤免疫治疗

溶瘤病毒（oncolytic virus，OV）是一类经过基因工程改造的病毒，能够特异性感染并杀伤肿瘤细胞，其在肿瘤细胞内复制最终导致肿瘤细胞裂解而死亡，但不影响正常细胞功能，成为血液恶性肿瘤靶向治疗的有效策略。正常条件下，病毒具有侵蚀多种组织的倾向，然而大部分病毒更倾向于入侵肿瘤组织，因为肿瘤组织的强抗凋亡能力更有利于病毒的生长。

溶瘤病毒主要由病毒体、衣壳、包膜及基因组 RNA 或 DNA 组成。目前研究的较多的有腺病毒、单纯疱疹病毒、痘病毒、呼肠孤病毒、新城疫病毒、麻疹病毒等，其中前三者为 DNA 病毒，后三者为 RNA 病毒。

一、溶瘤免疫治疗历史背景

（一）发现阶段

1904 年，Dock 首次发现了感染性疾病能够产生抗肿瘤效应。一位 42 岁的白血病女性患者因同时患有上呼吸道感染，症状类似流感，然而该患者的白血病症状却得到了缓解，当时认为是病毒直接或间接感染肿瘤细胞，导致肿瘤症状缓解。随后，Pelner 等又发现白血病或淋巴瘤患者感染病毒后症状迅速缓解，且缓解程度与感染程度呈正相关。这为后续的溶瘤免疫治疗应用于血液系统恶性肿瘤奠定了基础。Hoster 等发现霍奇金病患者若同时伴有病毒性肝炎，包括通过实验性诱导病毒性肝炎的 21 例霍奇金病患者及 3 例自身患病毒性肝炎的霍奇金病患者，其肿瘤症状有所缓解，随后患者病情出现缓解。这些发现提示病毒感染性疾病能够影响血液恶性肿瘤疾病的进展。后来，人们利用电子显微镜技术解析了病毒的结构，其为蛋白包裹的 DNA 或 RNA 结构，部分病毒还含有脂质的衣壳。然而病毒并不能独立生存，它是一种寄生生物，需要借助宿主去完成复制及传播。同时期，大量科学研究也证实了病毒感染可导致血液肿瘤恶性程度降低，减缓疾病进展，其中以麻疹病毒的研究最多。

由于早期分子生物学技术还不够成熟，研究者只能利用野生型或减毒的病毒进行试验，通过静脉给药、肌内注射、吸入等方式感染人体，试验确实得到了良好的结果，但同时伴随的副作用也可能是致命的，如肝炎及致命性神经脑炎；或短暂缓解后，因患者强大的免疫系统反应逆转缓解，导致疾病继续进展恶化，从而死于原发病。这些结果表明，天然存在的病毒具有杀死癌细胞的先天能力，但为了进一步挖掘溶瘤病毒治疗的潜力，需要对其进行改造，提高溶瘤病毒对肿瘤细胞的选择性及效应性。

（二）探索改造阶段

20 世纪 50 年代细胞培养技术的出现及 20 世纪 90 年代基因工程等技术的建立使研究者们得以在实验室内进行病毒研究，在分子水平操纵基因成为可能，从而进入一个转基因溶瘤病毒改造时代。借助这些技术，人们对病毒的理解更进一步，利用病毒治疗恶性肿瘤的探索研究更加深入。

1940 年细胞培养技术出现，体外模型中的病毒研究进展迅速，溶瘤病毒治疗一时掀起一股热潮。Alice Moore 率先建立动物模型并进行病毒活性研究，其研究发现俄罗斯远东地区的脑炎病毒可以完全消除小鼠的纤维肉瘤，但动物本身也发生了病毒感染性疾病。尽管许多小鼠最后死于致命性脑炎，但这一发现还是具有里程碑意义，为病毒作为一种新的治疗手段应用于临床提供了依据。此外，在其他的肿瘤模型上，病毒也表现出了明显的抗肿瘤作用。然而，由于病毒除了攻击肿瘤细胞外，也会攻击人体正常细胞，且能够在动物模型上体现出良好结果的实验并不能在人身上重现。同时治疗使用的病毒样品纯度不够等问题导致很多不良反应发生，人们对病毒治疗感到非常担忧。继一系列令人感到失望的临床试验之后，人们对溶瘤病毒的研究逐渐减少，20 世纪 70 ～ 80 年代，溶瘤病毒治疗研究进入低迷期。

20 世纪 90 年代，基因工程技术的兴起及发展使得对病毒基因进行改造成为可能，溶瘤病毒治疗研究再次迎来它的热潮。基因工程技术未出现时，研究者们只能通过反复传代培养的方法使病毒在特定组织中复制。基因工程技术的出现使得研究者们能在基因水平上对病毒进行修饰或改造，从而降低病毒的毒性并提高其特异性，提升病毒使用的安全性，满足临床使用需求。理想的病毒基因应该具有稳定的抗肿瘤性能，并对其他组织是安全的。研究者们通过对病毒进行改造，如基因突变及剔除等，使得溶瘤病毒成为安全有效的抗肿瘤疫苗，它们有足够的感染性去特异性侵袭肿瘤细胞，并激活机体的免疫应答，但不引起机体发病。在另一项具有里程碑意义的研究中，Martuza 等通过基因工程的方法敲除单纯疱疹病毒（herpes simplex virus，HSV）的腺苷激酶基因，得到突变的 HSV-1 病毒，这种突变后的病毒在不分裂的细胞中不可有效复制，然而在分裂的细胞中可以无限复制。研究结果表明，突变后的 HSV-1 病毒可以有效消除小鼠脑胶质瘤，但其引起的神经毒性明显降低，这一发现标志溶瘤治疗成功迈入基因工程改造时代。

（三）发展阶段

在 20 世纪里，研究者们进行了大量的关于溶瘤病毒的研究，而溶瘤疗法也终于从实验室发展到了床边治疗。1996 年，ONYX-015 成为第一个被批准进入 I 期临床试验的病毒。2005 年，腺病毒突变株 H101 成为世界上第一个被批准用于癌症治疗的溶瘤病毒，即安柯瑞（oncorine），由俞德超博士发明，后来由上海三维生物技术有限公司开发，并于 2006 年在中国批准上市。H101 能够特异性攻击 p53 基因缺陷的肿瘤细胞，主要用于头颈部癌症的治疗。2015 年 10 月，美国 FDA 批准了第一个溶瘤病毒 talimogene laherparepvec（T-Vec，Imlygic，安进公司）用于首次手术后复发的黑色素瘤患者不可切除的皮肤、皮下和淋巴结病灶的局部治疗。

二、溶瘤免疫治疗机制研究

病毒感染的结果与病毒编码基因的致病性、病毒与宿主免疫系统之间的相互作用及病毒复制能力等因素相关。溶瘤病毒可高效特异性地感染肿瘤细胞，其主要集中在肿瘤细胞的细胞质及细胞核，通过利用宿主细胞的原料、能量和场所进行大量的复制，进而破坏肿瘤细胞，同时释放出子代病毒进一步扩散至周围的肿瘤细胞。此外，病毒感染本身及肿瘤细胞被破坏后释放免疫抗原也会引起机体炎症反应，募集树突状细胞至肿瘤组织，继而诱导固有免疫及适应性免疫反应。溶瘤病毒感染肿瘤细胞可通过多种机制导致其死亡，包括细胞凋亡、caspase-1 依赖的程序性细胞死亡、自噬性细胞死亡和坏死，通常与病毒类型或肿瘤细胞类型有关。溶瘤病毒介导的细胞死亡释放细胞因子、肿瘤相关抗原（TAA）和其他危险信号，包括病原体相关分子模式（pathogen associated molecular pattern，PAMP）及损伤相关分子模式（damage associated molecular pattern molecule，DAMP）等。

宿主对这些信号的免疫反应与细胞毒性穿孔素和颗粒酶的局部释放有关，颗粒酶可以杀死邻近的非病毒感染的肿瘤细胞，即所谓的"免疫相关"旁观者效应。另外，一些类型的溶瘤病毒也靶向肿瘤脉管系统，肿瘤血液供应的丧失导致未感染的肿瘤细胞死亡。目前溶瘤病毒的抗肿瘤免疫治疗机制仍处于研究探索阶段，并未完全阐明，其主要通过两种途径发挥抗肿瘤活性：①高效特异性靶向选择肿瘤细胞复制扩增，导致肿瘤细胞直接溶解；②诱导产生一种有利于免疫细胞辅助抗肿瘤免疫的环境，即免疫原性细胞死亡（immunogenic cancer cell death，ICD），可分为细胞因子诱导的凋亡、先天性免疫细胞毒性和抗原特异性适应性 T 细胞杀伤三个不同但相互重叠的阶段（图 4-17）。

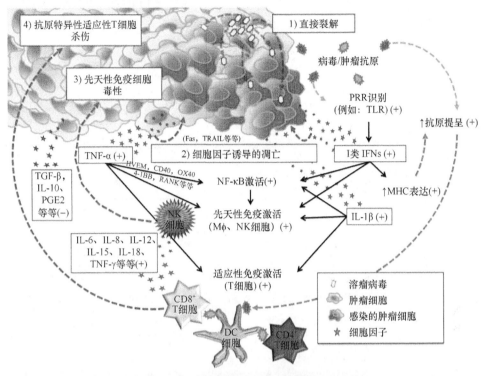

图 4-17　溶瘤病毒抗肿瘤免疫治疗机制示意图
"+"代表促进抗肿瘤治疗，"-"代表抑制抗肿瘤治疗

（一）溶瘤病毒特异性选择肿瘤细胞主要机制

首先，大部分病毒具有倾向性选择感染肿瘤细胞而非正常细胞的本能，这可能与肿瘤细胞本身的特征有关。肿瘤细胞与正常细胞相比较，其具有 5 个优势特征：①持续激活的生长信号；②对抗生长信号不敏感，从而逃避凋亡；③血管生成增加；④细胞可持续传代存活；⑤侵袭性和转移性。值得注意的是，被感染的细胞表现出许多与转化的肿瘤细胞相同的特性，其原因是病毒已经进化出不同的机制，从而有利于其在宿主内进行复制，并能够逃避体内的免疫检测。实际上，一些病毒通常能够利用维持肿瘤生长的异常信号传导途径来选择性地感染并在肿瘤细胞内复制，而不是正常细胞。例如，持续性活化的 AKT 信号通路在许多不同类型的肿瘤中起着维持肿瘤细胞持续增殖和存活的作用。Wang 等研究者证实，肿瘤细胞中的黏液瘤病毒具有天然的趋向性，其可促进 AKT 与 M-T5 形成蛋白复合物，从而内源性激活 AKT。

其次，已有研究证实肿瘤细胞表面较正常细胞表达更多的病毒选择性表面受体，这是病毒特异性选择并感染肿瘤细胞的另一重要机制。在鳞状细胞癌中，与低表达细胞表面黏附分子 Nectin-1 组相比较，高表达组表现出更高的 HSV-1 感染率及细胞毒性。另一研究表明，麻疹病毒利用细胞表面 CD46 分子进入宿主细胞，该细胞表面分子在多种肿瘤中高表达，如肝细胞癌、结直肠癌、卵巢癌、乳腺癌等（表 4-6、表 4-7）。

表 4-6 常见 DNA 类型病毒的特点

病毒	单纯疱疹病毒	腺病毒	牛痘病毒	细小病毒
科属	疱疹病毒科	腺病毒科	痘病毒科	细小病毒科
基因组	dsDNA	dsDNA	dsDNA	ssDNA
入侵方式	疱疹病毒入侵介质，结合素 1 或结合素 2	柯萨奇 - 腺病毒受体	巨噬作用	唾液酸残基
复制场所	细胞核	细胞核	细胞质	细胞核
临床试验阶段	Ⅰ - Ⅲ	Ⅰ - Ⅲ	Ⅰ - Ⅲ	Ⅰ - Ⅱ
临床试验的疾病种类	黑色素瘤，头颈癌，胰腺癌，多形性胶质母细胞瘤，乳腺癌，肝细胞癌	头颈癌，胰腺癌，多形性胶质母细胞瘤，乳腺癌，前列腺癌，卵巢癌，结直肠癌，膀胱癌	头颈癌，黑色素瘤，肺癌，乳腺癌，肝细胞癌，结直肠癌	多形性胶质母细胞瘤

表 4-7 常见 RNA 类型病毒的特点

病毒	呼肠孤病毒	柯萨奇病毒	脊髓灰质炎病毒	塞内卡谷病毒	麻疹病毒	新城疫病毒	水疱性口炎病毒
科属	呼肠孤病毒科	小 RNA 病毒	小 RNA 病毒	小 RNA 病毒	副黏病毒	副黏病毒	副黏病毒
基因组	dsRNA	（+）ssRNA	（+）ssRNA	（+）ssRNA	（-）ssRNA	（-）ssRNA	（-）ssRNA
入侵方式	连接黏附分子 A	柯萨奇 - 腺病毒受体 / 细胞间黏附分子 1/ 衰变加速因子	CD155	胞吞	信号传导淋巴细胞活化分子，CD46	胞吞，直接融合	低密度脂蛋白受体
复制场所	细胞质	细胞质	细胞质	细胞质	细胞质	细胞质	细胞质
临床试验阶段	Ⅰ - Ⅱ	Ⅰ - Ⅱ	Ⅰ	Ⅰ - Ⅱ	Ⅰ - Ⅱ	Ⅰ - Ⅱ	Ⅰ
临床试验的疾病种类	头颈癌，胰腺癌、黑色素瘤、卵巢癌、非小细胞肺癌、结直肠癌、神经胶质瘤、肉瘤	黑色素瘤、膀胱癌、前列腺癌、乳腺癌	多形性胶质母细胞瘤	神经内分泌肿瘤、肺癌、神经母细胞瘤	多发性骨髓瘤、卵巢癌、多形性胶质母细胞瘤、口腔癌、腹腔恶性肿瘤	多形性胶质母细胞瘤	肝细胞癌

此外，溶瘤病毒还可以利用肿瘤细胞缺乏抗病毒防御机制这一优势来避免被机体的免疫系统所清除。正常细胞被病毒感染时，通过识别病毒元件释放干扰素（IFN）和激活 Toll 样受体（TLR），继而激活下游的一系列信号通路，导致蛋白激酶 R（protein kinase R，PKR）被活化，磷酸化的 PKR 随后阻断蛋白质合成并阻止病毒在细胞中的复制。但在大部分肿瘤细胞中，其 IFN 信号通路失活或 PKR 活性异常，使其更容易受到病毒感染，为病毒特异性感染肿瘤细胞创造了条件。如水疱口炎病毒（vesicular stomatitis virus，VSV）对 IFN 高度敏感，但能特异性地在 IFN 信号通路失活的肿瘤细胞中大量复制。为了进一步提高 VSV 对肿瘤细胞的靶向性及安全性，在 VSV 基因组中引入 M 蛋白变异体。野生型 VSV 的 M 蛋白是一种多功能蛋白，具有促进病毒复制及抑制宿主 IFN 基因表达的作用，而突变后的 M 蛋白在保留其促进病毒复

制这个功能的同时删除了其抑制 IFN 基因表达的功能。这样重组改造后的 VSV 具有更高的安全性和靶向性，即使其入侵到正常细胞中，也会因为 IFN 信号通路的正常激活而无法复制，而在 IFN 免疫缺陷的肿瘤细胞中却能有效地复制，"趋利避害"原则使其更倾向感染肿瘤细胞。同样，溶瘤病毒也利用了在肿瘤细胞中其他信号通路异常这一优势，如 p53 基因的失活。p53 基因是细胞内重要的凋亡诱导基因，在 DNA 损伤及原癌基因激活等信号刺激时被活化，从而阻滞细胞周期，引起细胞凋亡。研究表明，50% 以上的肿瘤类型中都存在 P53 功能失活，这是肿瘤细胞的一大特征。病毒在长期的进化过程中形成了抑制宿主细胞凋亡的功能，从而可以完成正常的复制。有研究表明，腺病毒 H101 在删除了 E1B 及 E3 部分区域后，其丧失了抑制细胞凋亡的能力从而无法复制，而在 P53 功能失活的肿瘤细胞中则可正常复制。

（二）免疫诱导的肿瘤细胞死亡机制

虽然肿瘤细胞的死亡可能是免疫介导的，也可能不是免疫介导的，但溶瘤病毒诱导的肿瘤细胞死亡大多数是免疫介导的。溶瘤病毒在杀伤肿瘤细胞时会诱导产生一种有利于免疫细胞辅助抗肿瘤免疫反应的环境，即 ICD。该免疫反应包括了固有免疫反应和适应性免疫反应及肿瘤细胞发生凋亡、坏死和自噬等诱导的多种信号。同样，溶瘤病毒杀伤肿瘤细胞的能力也依赖于病毒的种类、剂量、病毒趋向性及肿瘤细胞对不同细胞死亡方式的易感性差异。

1. 固有免疫反应 当溶瘤病毒杀伤肿瘤细胞并引起其破裂后，肿瘤细胞会释放出病毒核酸、蛋白等 PAMP 及高迁移率组蛋白 B1（high mobility group protein box-1，HMGB1）、热休克蛋白等 DAMP。同时，溶瘤病毒可以促进 TAA 的释放及提呈。ICD 相关的 DAMP 和其他的免疫刺激因子有利于濒死的肿瘤细胞和先天性免疫细胞（如 DC、中性粒细胞或巨噬细胞）之间产生广泛的接触面，从而有利于介导机体产生后续的适应性免疫应答。免疫细胞通过定位在细胞质或细胞膜上的模式识别受体（pattern recognition receptor，PRR）识别病原体 / 损伤相关分子模式，释放 IFN-α、IFN-β、IFN-γ、TNF-α、IL-6、IL10 等炎性因子，这些细胞因子与相应受体结合，诱导抗病毒反应并募集免疫细胞。从进化的角度说，PRR 在起源上是非常古老的，通常以 Toll 样受体（TLR）为代表，由于不能像 PAMP 那样容易地使微生物或病原体的整体结构基元发生突变，所以 PRR 表现出高度保守性。参与固有免疫的细胞类型主要是巨噬细胞、自然杀伤细胞及中性粒细胞。溶瘤病毒引起肿瘤细胞破裂后，病毒来源的 dsRNA 基因组通常通过两种类型的 PRR 即内体 TLR3 或细胞质维 A 酸诱导基因 I 样受体（RIG-I-like receptor，RLR）来检测。在识别病毒 dsRNA 之后，RLR 触发激活线粒体抗病毒信号传导蛋白（mitochondrial antiviral signaling protein，MAVS），同样地，通过 TLR3 检测 dsRNA 触发通过含有 TIR 结构域的接头分子 -1（TIR containing adaptor molecule 1，TICAM1）介导的信号传导途径，其也激活 I 型 IFN 通过 IRF3-NFκB 信号轴。其中 I 型 IFN 及 TNF-α 可以直接活化 NK 细胞，不依赖 MHC-I 类分子识别的方式直接杀伤肿瘤细胞。此外，病毒感染可诱导趋化因子的分泌，如 CXCL1、CCL2、CXCL10 等。

研究指出，中性粒细胞在参与溶瘤病毒介导的肿瘤细胞死亡过程中表现出重要作用。事实上，在治疗后经常可观察到，中性粒细胞在驱动溶瘤病毒介导的细胞死亡中可能比细胞毒性 T 淋巴细胞（CTL）更重要。中性粒细胞是重要的免疫第一反应者，因此负责在感染部位引发抗微生物应答。中性粒细胞在病毒发病机制中起着重要的作用，因此对其对溶瘤病毒所呈现的免疫反应也不必感到惊讶。一旦被激活，除了分泌 TNF 相关的细胞凋亡诱导配体（TRAIL）和 TNF-α 之外，中性粒细胞还产生大量的活性氧（reactive oxygen specie，ROS），其不仅可以引起靶标病毒的破坏，而且还可以传播死亡细胞，引起进一步的炎症级联反应，提高溶瘤效果。

天然免疫细胞会对注入的溶瘤病毒做出迅速的固有免疫反应，清除病毒和受感染的肿瘤细胞，值得注意的是，在溶瘤病毒有机会大量复制和产生足够细胞毒性反应，释放 DAMP/TAA 诱导适应性免疫反应前，可能就被固有免疫反应清除或抑制其扩散了。病毒诱导 ICD 的能力、抗肿瘤活性、扩散能力和机体的抗病毒活性之间保持恰当平衡是非常重要的，也是非常复杂的，需要反复不断地优化改造溶瘤病毒，并调整治疗方案。研究表明，利用免疫调节剂、组蛋白去乙酰化酶抑制剂等药物均能够抑制机体固有免疫反应，从而给病毒的复制提供足够的时间并产生足够的细胞毒性反应（表 4-8）。

表 4-8　在癌细胞死亡期间主要的细胞过程或潜在的运输 DAMP 的分子途径

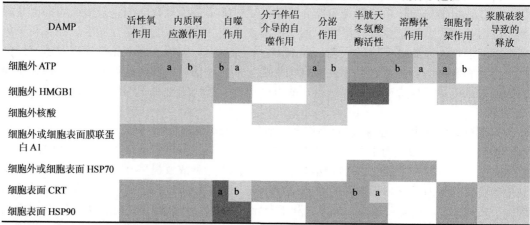

DAMP	活性氧作用	内质网应激作用	自噬作用	分子伴侣介导的自噬作用	分泌作用	半胱天冬氨酸酶活性	溶酶体作用	细胞骨架作用	浆膜破裂导致的释放
细胞外 ATP	a b		b a		a b		b a	a	b
细胞外 HMGB1									
细胞外核酸									
细胞外或细胞表面膜联蛋白 A1									
细胞外或细胞表面 HSP70									
细胞表面 CRT			a b				b a		
细胞表面 HSP90									

注：■ 代表正性调节 DAMP 运输的能力；■ 代表负性调节 DAMP 运输的能力；□ 代表在 DAMP 运输中无作用；□ 代表在 DAMP 运输中的作用未知
a，适用于基于金丝桃素的光动力疗法（hypericin-based photodynamic therapy，Hyp - PDT）诱导的 ICD；b，适用于化疗诱导的 ICD；没有符号表示适用于所有 ICD 诱导剂
ATP，三磷酸腺苷；CRT，钙网蛋白；DAMP，损伤相关的分子模式；HMGB1，高迁移率族蛋白 B1；HSP，热休克蛋白

2. 适应性免疫反应　病毒的扩增复制及病原性是机体免疫系统进化的主要促进因素，且病毒疫苗还能够引发适应性免疫反应。溶瘤病毒介导的免疫治疗作用主要是通过激活或改变固有免疫和适应性免疫反应来达到抗肿瘤的疗效的。DC 提取肿瘤抗原后迁移至外周淋巴组织，分化为成熟的抗原提呈细胞，成熟的抗原提呈细胞表达活化初始 T 细胞所必需的肿瘤抗原及共刺激分子，诱导适应性免疫应答。溶瘤病毒进入体内，选择性靶向感染肿瘤细胞，在肿瘤细胞内利用其原料及能量大量复制，引起肿瘤细胞破裂，从而促进肿瘤相关抗原的释放及提呈，诱导适应性免疫反应（图 4-18）。

病毒感染的肿瘤细胞的直接溶瘤作用导致 TAA 的释放，TAA 作为弱抗原发挥功能，可能包括突变蛋白，融合蛋白及组织和（或）癌症特异性过表达蛋白。当宿主免疫系统被激活并引发抗 TAA 时，激活的细胞毒性 CD8+T 细胞的抗肿瘤作用可以在全身各部位观察到，而并非只在病毒的注入部位。除了释放溶瘤病毒特异性的 PAMP 外，病毒介导的坏死细胞和自噬性死亡细胞也会释放 DAMP，包括 ATP、钙网蛋白、HSP 和 HMGB1 蛋白。最后，死亡细胞还会在其周围释放多种细胞因子，如 IFN、TNF-α 和 IL 等，进一步促进细胞介导的免疫应答。

综上所述，TAA，PAMP，DAMP 和细胞因子的存在刺激抗原提呈细胞（APC）的成熟，其反过来通过交叉呈递引发宿主适应性免疫应答。

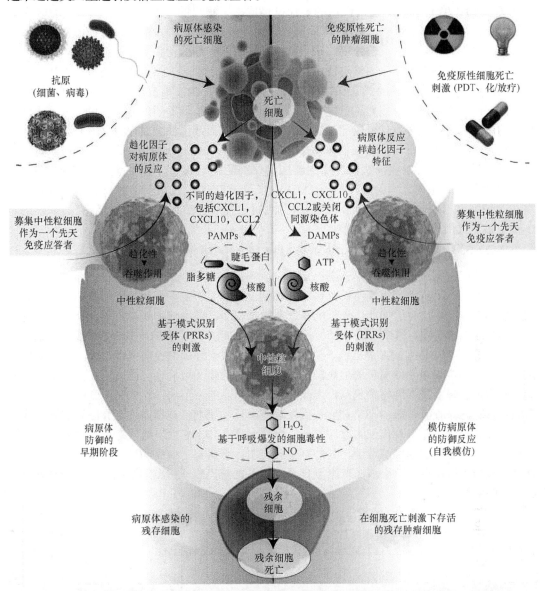

图 4-18　基于趋化因子和危险信号改变的自我模仿或模拟癌症细胞在致病性损伤或抗癌疗法后经历免疫原性细胞死亡的病原体防御反应的示意图

三、溶瘤病毒应用于血液系统恶性疾病的研究进展

恶性血液病是血液系统的常见病和多发病，包括各种类型的白血病、淋巴瘤和多发性骨髓瘤等，其疾病性质决定了该类疾病预后不良，严重影响了人类健康。近年来，现代生命科学技术被迅速应用于血液学的研究及血液病的诊断和治疗，新的抗癌疗法给恶性血液病患者带来新的希望。理想的新抗癌疗法应当具有最好的抗肿瘤效果及最小的全身毒副作用，近年来关于溶瘤病毒应用于血液系统恶性疾病的研究也日益增多，这也是近年来研究者们探索和

研究的热点和目标。

非霍奇金淋巴瘤（NHL）和白血病是全世界最常见的两种癌症。随着靶向治疗的引入，虽然关于 NHL/B 细胞来源的白血病的治疗已经取得了很大的进展，但是针对 T-NHL/ 白血病的治疗标准建立的则不多。由于 B 系和 T 系来源的 NHL 或白血病常表现为侵袭性的，患者容易复发，且预后差，其治疗面临重大挑战，故需开创新的治疗方法来提高患者的治愈率及生存率。溶瘤病毒应用于血液恶性疾病的治疗是近年来的研究热点及新的治疗方法，为恶性血液疾病患者带来希望。在临床试验中，溶瘤病毒已用于治疗难治性多发性骨髓瘤（MM）。在临床前研究中，许多溶瘤病毒已显示出明显的抑制各种血液肿瘤的能力。大多数关于溶瘤病毒的研究都是利用多发性骨髓瘤、B 系或髓系来源的血液恶性肿瘤作为模型，只有少数研究是利用 T 细胞来源的淋巴瘤或白血病作为研究模型。大鼠 H-1 细小病毒（H-1PV）是一种具有巨大潜力作为针对血液恶性肿瘤的新型治疗剂的溶瘤病毒。研究表明，H-1PV 能够抑制 Burkitt 异种移植淋巴瘤的生长，并有效杀伤来源于 CHOP 耐药的弥漫性大 B 细胞淋巴瘤、皮肤 T 细胞淋巴瘤和 T 细胞急性淋巴细胞白血病患者的肿瘤细胞。在这些研究的基础上，H-1PV 被建议用作化疗方案的佐剂。

（一）溶瘤病毒应用于血液恶性肿瘤治疗的概况

在溶瘤病毒研究的黎明时期，淋巴瘤和白血病是参与其中最重要的两种肿瘤。然而，随着后续的发展，研究者们逐渐将研究目标转移到乳腺癌、肺癌、卵巢癌、膀胱癌、皮肤癌、结肠癌等实体瘤中。尽管如此，大量的临床前数据显示，数种溶瘤病毒可以选择性地裂解造血干细胞或下游血细胞谱系（表 4-9）。如表中所示，临床前模型中最多的是多发性骨髓瘤，接着是 B 系来源的白血病或淋巴瘤、髓系白血病、T 系来源的白血病或淋巴瘤。黏液瘤病毒是一种天然嗜性仅限于欧洲兔的痘病毒，对其他脊椎动物无致病性，已被证明在多发性骨髓瘤细胞中可选择性诱导肿瘤细胞凋亡。此外，双重删除的痘苗病毒、腺病毒血清型 -5、柯萨奇病毒 A21、呼肠孤病毒、VSV 和麻疹病毒都能够成功靶向性选择多发性骨髓瘤细胞。除了对多发性骨髓瘤细胞表现出细胞毒性以外，黏液瘤病毒和水疱性口炎病毒也可靶向感染急性髓系白血病细胞，引起细胞毒性。另外有研究表明，腺病毒、疱疹病毒、重组病毒、水疱性口炎病毒和麻疹病毒可诱导杀伤来源于 B 系或 T 系的淋巴瘤或白血病细胞，并可抑制其异种移植瘤的生长。

表 4-9　溶瘤病毒靶向血液系统恶性疾病的临床前研究汇总

溶瘤病毒	恶性肿瘤	恶性细胞类型
DNA 病毒		
黏液瘤病毒（痘病毒科）	MM、AML	浆细胞、骨髓细胞
牛痘病毒（痘病毒科）	MM	浆细胞
腺病毒（腺病毒科）	MM、淋巴瘤	浆细胞
疱疹病毒（疱疹病毒科）	淋巴瘤	B 细胞、T 细胞
RNA 病毒		
柯萨奇病毒 A21（小 RNA 病毒科）	MM	浆细胞
呼肠孤病毒（呼肠孤病毒科）	MM、淋巴瘤	浆细胞、B 细胞

续表

溶瘤病毒	恶性肿瘤	恶性细胞类型
水疱性口炎病毒（弹状病毒科）	MM、AML、CLL	浆细胞、骨髓细胞
麻疹病毒（副黏病毒科）	MM、淋巴瘤、白血病	浆细胞、B 细胞、T 细胞
人类乳头瘤病毒（小 RNA 病毒科）	淋巴瘤、白血病	B 细胞、T 细胞、骨髓

人类乳头瘤病毒（H-1PV）具有可感染并杀伤人类血液恶性肿瘤细胞的能力，可追溯到 20 世纪 80 年代，当时 Faisst 等研究者通过筛选后选择 H-1PV 作为溶瘤病毒，其可在体外杀伤一系列的血液恶性肿瘤细胞系，包括 B 细胞性淋巴瘤细胞、成人 T 细胞性白血病及体外转化的类淋巴母细胞系。Angelova 等的研究为上述结果提供了进一步的验证，他们证明非洲和欧洲的 B 细胞性淋巴瘤细胞对 H-1PV 诱导的杀伤作用高度敏感，其中包括那些 CD20-、利妥昔单抗不敏感的细胞，而来自健康人的正常 B 细胞则表现出相反的结果。在重症联合免疫缺陷（severe combined immunodeficiency，SCID）小鼠淋巴瘤模型中，单次瘤内 H-1PV 注射足够抑制肿瘤的生长并且在整个观察期间（70 天）小鼠都处于无病生存状态。即使是在肿瘤已经启动后再注射溶瘤病毒也表现出明显的抑瘤作用。

溶瘤病毒治疗的兴起引起了越来越多研究者及临床工作者的兴趣。目前已有两种溶瘤病毒，分别是野生型呼肠孤病毒和一种工程麻疹病毒，已经成功地进入临床试验阶段。令人鼓舞的是，在瑞士进行的一项关于麻疹病毒治疗皮肤 T 细胞淋巴瘤（cutaneous T-cell lymphoma，CTCL）的非随机 I 期研究结果表明，麻疹病毒可有效治疗皮肤 T 细胞淋巴瘤，并且就安全性和有效性而言，结果都是可喜的。但是，应该注意的是，目前招募血液癌症患者的溶瘤病毒试验仅限于难治性 MM，并且其招募的患者人数明显少于黑色素瘤或神经胶质瘤的溶瘤病毒临床试验。综合前期的研究结果，可以得出部分溶瘤病毒在多发性骨髓瘤、淋巴瘤及白血病中均表现出了诱导溶瘤的潜力，故针对上述溶瘤病毒的进一步改造及临床研究是非常有必要且前途光明的，希望溶瘤免疫疗法可以为血液恶性疾病患者带来新的曙光。

人类乳头瘤病毒有望成为未来治疗血液恶性肿瘤的有力武器。前期研究结果已证实 H-1PV 能在体外有效诱导 B 细胞性淋巴瘤的杀伤及异种移植瘤的生长抑制。那么问题来了，H-1PV 是否可用于其他类型的血液恶性疾病呢？这个问题是研究者们普遍关心的，因为之前 B 细胞性淋巴瘤主要见于乌干达和尼日利亚，而在非洲以外的其他地方比较罕见，这促使科学家们进一步研究该病毒是否可靶向其他来源的血液恶性肿瘤细胞并诱导肿瘤细胞死亡。选取一批来自 ATCC 市售血液恶性肿瘤细胞系进行体外实验，其中包括来源于 B 系或 T 系的淋巴瘤或白血病细胞。实验结果如表 4-10 所示，只有一种混合型 B 细胞淋巴瘤和一种 Sézary 综合征 CTCL 对 H-1PV 诱导的细胞死亡具有抗性。这种抗性与后代病毒颗粒产生的缺失（Hut 78 细胞系）或低水平（Farage 细胞系）相关，而不是由病毒进入的阻塞造成的。相比之下，弥漫大 B 细胞系来源的细胞表现出高水平的 H-1PV 子代病毒体产生，并且在非常低的病毒剂量时可几乎完全清除肿瘤细胞。值得注意的是，具有 CHOP 抗性的醛脱氢酶 1A1 表达上调的弥漫大 B 细胞淋巴瘤（DLBCL）细胞系（如 Pfeiffer 细胞）是最敏感的 H-1PV 靶标之一。这些结果提示 H-1PV 在化疗耐药的 DLBCL 患者中可能具有较好的疗效。此外，H-1PV 能够在 T-ALL 和一些 CTCL 细胞中复制，具有显著的细胞病变效应。尽管 CTCL 是一种相对罕见的疾病，但在美国和世界其他地区，

CTCL的发病率在过去的2～3年中增加了3倍。血液受累的晚期疾病阶段需要全身性治疗，而且一般而言，CTCL患者的生活质量受到很大影响。因此，研究者正在扩大体外模型小组，以测试H-1PV在几种主要是T细胞系来源的血液恶性肿瘤（包括CTCL）中的抗肿瘤潜力。基于CHOP的化疗在CTCL患者中的失败导致了两种组蛋白去乙酰化酶抑制剂（histone deacetylase inhibitor，HDACi）——伏立诺他和罗米地辛的开发和随后的美国FDA批准。由于患者未能达到或维持对这些药物的50%的有效性，所以必须以组合的方式联合其他治疗方法以克服对HDACi的抗性。溶瘤病毒特别是H-1PV，似乎是潜在的候选者。另一种HDACi丙戊酸与溶瘤H-1PV结合时，可增加细小病毒介导的对宫颈癌和胰腺癌细胞的细胞毒性，从而导致协同杀伤作用。进一步的临床前研究是值得进行的，以确定这些结果是否可以延伸到CTCL和其他具有临床挑战性的T细胞恶性肿瘤如T-ALL。最近有报道称，HDACi抑制后转录因子TAL-1的表达（与T-ALL预后不良有关）显著下调。

表4-10　淋巴瘤和白血病来源的细胞系对溶瘤H-1PV感染的反应性

细胞系		疾病	H-1PV介导的杀伤力/敏感性	H-1PV介导的杀伤力/敏感性
恶性B细胞瘤				
Farage	ATCC® CRL-2630™	B淋巴细胞性NHL（混合型）	抵抗	+
Toledo	ATCC® CRL-2631™	弥漫大B细胞淋巴瘤	++	++
Pfeiffer	ATCC® CRL-2632™	弥漫大B细胞淋巴瘤	+++	++
+++DB	ATCC® CRL-2289™	大B细胞淋巴瘤	+++	+++
RL	ATCC® CRL-2261™	B淋巴细胞性NHL	+	++
恶性T细胞瘤				
CCRF-CEM	ATCC® CRL-2630™	T-ALL	++	++
Loucy	ATCC® CRL-2630™	T-ALL	+	+
SUP-T1	ATCC® CRL-2630™	T-淋巴细胞NHL	+	++
Hut78	ATCC® CRL-2630™	CTCL（赛扎里氏综合征）	抵抗	无
HH	ATCC® CRL-2630™	CTCL	+++	++
恶性髓系肿瘤				
HL-60	ATCC® CRL-2630™	急性早幼粒细胞白血病	++	+
未确定恶性的细胞源				
SR	ATCC® CRL-2630™	大细胞性免疫母细胞淋巴瘤	+++	未分析

注：当引起50%细胞死亡所需的病毒剂量为< 5，5～10或10～50pfu每细胞时，其对H-1PV诱导的杀伤的敏感性评分分别为+++，++和+。当达到50%细胞死亡所需的病毒剂量超过50pfu每细胞时，细胞被认为是"有条件的抵抗"；感染后72h的病毒滴度与感染后12h滴度的比率分别> 100，10～100或< 10时，将H-1PV子代病毒粒子产生的能力评分分别为+++，++或+

（二）溶瘤病毒在各血液恶性疾病中的具体研究

近年来，以非化疗为基础的治疗方案迅速出现，血液恶性肿瘤治疗正在发生根本性的变化。一个日益增长的领域是使用自然发生的或基因修饰的病毒，其既可以引起直接的细胞毒性，又可以引起免疫刺激，具有长效的抗癌记忆。已经在体外和体内研究了大量病毒作为溶瘤剂，包括人类的小型研究。溶瘤病毒作为一种新的治疗恶性血液肿瘤的免疫治疗手段，其应用于各类型血液系统恶性肿瘤的临床前 / 临床试验正在开展，包括溶瘤病毒治疗急性髓系白血病、急性淋巴细胞性白血病、淋巴瘤、多发性骨髓瘤等。涉及的溶瘤病毒主要分为 DNA 和 RNA 两大类，常见的有水疱性口炎病毒、麻疹病毒、黏液瘤病毒、新城疫病毒等。

1. 溶瘤病毒治疗急性白血病的研究

（1）急性髓系白血病：急性髓系白血病（AML）是一种造血干细胞恶性克隆性疾病，发病时骨髓中异常的原始细胞及幼稚细胞大量增殖并抑制正常造血，病死率高。近年来，联合使用蒽环类药物和阿糖胞苷的化疗方案已成为该疾病的主要治疗方案，在年轻患者群体中完全缓解率为 60% ～ 80%。虽然治疗进展可能会使特定的 AML 亚型受益（如 FLT3 抑制剂治疗 FLT3 突变的 AML），但一般来说，新药对诱导缓解率并没有太大的提高。AML 患者，除非进行异基因造血干细胞移植等强化巩固策略，否则复发率较高。一般而言，复发后患者的预后较差，治疗方案常不能令人满意。

最近的临床前试验及相关数据证实了具有活性及复制能力的肿瘤特异性溶瘤病毒具有抵抗血液恶性肿瘤的能力。黏液瘤病毒具有抗 AML 肿瘤异种移植物的抗肿瘤活性，并且能够靶向原代人白血病细胞，同时保留正常的造血干细胞和祖细胞。程序性死亡配体 1（PD-L1）在许多癌症中上调，并通过与 T 细胞上的程序性死亡 1（PD-1）受体结合而抑制细胞毒性 T 细胞活性。AML 和慢性骨髓单核细胞白血病（chronic myelomonocytic leukemia，CMML）患者的 $CD34^+$ 细胞中 PD-L1 高表达。Shen 等开展了一项关于溶瘤病毒治疗 AML 的临床前研究，将 VSV 疗法联合 PD-L1 抗体治疗 C1498 鼠源 AML 模型。VSV 溶瘤病毒对绝大多数 AML 患者来源的单个核细胞表现出较好的感染率（表 4-11）。研究者选择该模型是因为 VSV 在 C1498 细胞中复制良好并且在体外 48h 内杀死大部分细胞。特别值得关注的是应及时应用抗体以防止病毒感染细胞的过早免疫清除。因此，研究者还对一组动物进行了无创性成像研究，溶瘤病毒单独或联合 PD-L1 抗体疗法，并监测肿瘤中的 VSV-mIFNb-NIS 的传播情况。使用小鼠 AML 的皮下成瘤和转移瘤建立模型，研究者发现将 VSV 病毒疗法与免疫检查点抑制剂偶联可能是改善 AML 患者不良预后的有效联合治疗方案（图 4-19）。

这项临床前研究概述了一种非常新颖的治疗 AML 的方法，将溶瘤病毒与免疫检查点抑制相结合，将病毒治疗作为免疫治疗揭示出来（图 4-20）。这样的策略可以扩大可能适用于免疫治疗的恶性肿瘤谱系，而不是那些免疫原性最强的恶性肿瘤。这些结果需要在未来的研究中得到证实，但仍然存在一些挑战。AML 患者的全身性病毒给药需要达到较大的病毒滴度，以克服可能中和病毒的宿主血清和免疫因子。尽管在小鼠模型中未观察到，但肝脏和脾脏的清除和隔离是人类全身施用的重要障碍，如在离体患者样品中所证实的，病毒仅强烈地感染一部分病例。因此，选择合适的病毒并将其适用于恶性白血病细胞仍然是一个挑战。由于免疫反应在抗白血病治疗中似乎是必需的，所以这种方法在以前接受过化疗并可能有免疫功能缺失的患者中的表现还有待观察。

表 4-11　基线特征、既往治疗及来自不同 AML 患者的单个核细胞对 VSV-GFP 的易感性

患者编号	白血病亚型	细胞遗传学	常规预后分子	其他突变	化疗方案	VSV-GFP MOI	VSV-GFP Susceptibility
1	AML-M4	46, XX, inv(16)	FLT3, NPM1, CEBP1 阴性	C-kit D816V	3+7, HiDAC×3, S-HAM	1	++
2	AML-MRC	46, XY	FLT3, NPM1, CEBP1 阴性	N/A	3+7, 氟达拉滨+阿糖胞苷	1	+
3	post MPN-AML	46, XX, dic(4; 17)(q12; p11.2)add(5)(q13), 7/46, XX	FLT3, NPM1, CEBP1 阴性	N/A	3+7, allo-HSCT	1	+/-
4	APL	46, XX, t(15; 17)(q22; q21)	PML-RARα	TP53, NRAS	ATRA+A$_2$SO$_3$	10	+
5	post MPN-AML	46, XX, dup(6)(p21.1p21.3)/42, XY, t(1; 16)(p34; q22), 5, der(p; 17)(q10)	FLT3, NPM1, CEBP1 阴性	RUNX1, NRAS	克拉屈滨 地西他滨	10	+++
6	CMML	47, XX, +r/48-49, xx, +2-3r	N/A	TET2, EZH2, ASXL1, NARS	羟基脲	10	++
7	APL	46, XX, t(15; 17)(q22; q21)	PML-RARα	N/A	ATRA+A$_2$SO$_3$	10	++
8	AML-MRC	50, XX, +1, add(1)(p13)×2, t(3; 20)(q13; q13.1), del(5)(q13q33)	FLT3, NPM1, CEBRA, 阴性	N/A	3+7, MEC, allo-HSCT	10	+
9	AML-NOS	46, XY	FLT3, NPM1, CEBPA, 阴性	U2AF1	S1203(临床试验组 3)	10	+/-
10	AML-NOS	46idem, +r/46, XX	FLT3, NPM1, 阴性	TP53	5-阿扎胞苷	10	+++
11	CMML	45, XY, -7	FLT3, NPM1, 阴性	SF3B1, TP53	3+7, MEC, 氟达拉滨+ARAC	10	+++
12	AML-M4	47, XY, +8/46, XY	FLT3, NPM1, 阴性	TET2	3+7+尼洛替尼	10	++
13	AML-MRC	复杂/单克隆	FLT3, NPM1, 阴性	N/A	S1203(临床试验组 3)	10	-

注：为了说明临床样本对病毒感染的敏感性的差异，我们使用任意比例对感染强度 [绿色荧光蛋白（GFP）阳性细胞] 进行分级，其中 "-" 表示没有 GFP 细胞，"+" 表示 10%GFP 细胞，"+/-" 表示 10% ～ 50%GFP 细胞，"++" 表示 > 50%GFP 细胞，"+++" 表示 > 80%GFP 细胞；

3 + 7，标准诱导方案环磷酰胺和阿糖胞苷；A$_2$SO$_3$，三氧化二砷；allo-HSCT，异基因造血干细胞移植；AML-M4，急性髓单核细胞白血病；AML-MRC，AML 与骨髓增生异常相关的变化；AML-NOS，未另行规定的 AML；APL，急性早幼粒细胞白血病；ARAC，胞嘧啶阿拉伯糖苷；ATRA，全反式维 A 酸；HiDAC，高剂量阿糖胞苷；MEC，米托蒽醌，依托泊苷和阿糖胞苷；MOI，感染复数；MPN，骨髓增生性肿瘤；N/A，不可用；NRAS，神经母细胞瘤 RAS 病毒（v-ras）致癌基因同源物；PML-RARα，早幼粒细胞白血病 - 视黄酸受体 α 融合基因；S1203，西南肿瘤学合作组试验（第 3 组由伊达比星，伏立诺他和阿糖胞苷序贯米托蒽醌冶疗组成）；S-HAM，大剂量阿糖胞苷序贯米托蒽醌冶疗

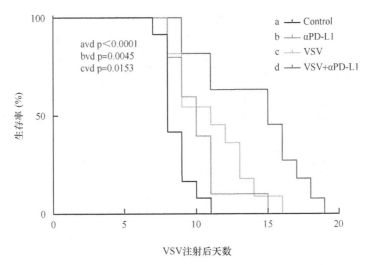

图 4-19　不同治疗组小鼠的 Kaplan-Meier 生存曲线图

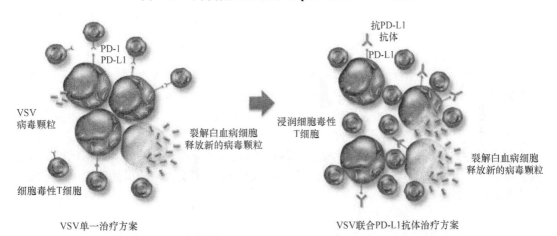

图 4-20　VSV 溶瘤病毒单一或联合 PD-L1 抗体治疗方案的机制示意图

（2）急性淋巴细胞白血病：成人急性淋巴细胞白血病（ALL）是一种侵袭性血液系统恶性肿瘤，在初始诱导治疗后有 85% ～ 95% 的完全缓解率。尽管序贯性联合免疫抑制剂和骨髓抑制性化疗药物治疗，但成人 ALL 长期存活率 < 50%，难治复发的 ALL 患者其存活率更低。在大多数 ALL 患者中量化和监测微小残留病灶，为早期发现疾病复发并进行新疗法干预提供基础依据，这将是新型生物疗法的最佳选择。已发表的 I 期临床试验表明，溶瘤病毒在皮肤 T 细胞淋巴瘤和卵巢癌中表现出安全性和一些治疗前景。减毒麻疹病毒疫苗株 MV（MV-Edm）已在一系列恶性肿瘤中表现出肿瘤特异性复制和抗肿瘤活性。疫苗 MV 基因组的复杂操作可以帮助其靶向肿瘤并辅助体内跟踪。尽管如此，在系统递送期间如何隐蔽 MV 免于被体内的抗体中和这一问题仍是急需关键解决的。近年来，人们越来越关注用基于细胞的递送系统来规避体液免疫。该策略的成功取决于病毒的有效离体细胞负载，细胞内病毒扩增，全身施用后肿瘤部位的有效细胞靶向，以及在肿瘤部位成功释放病毒。

间充质干细胞（mesenchymal stromal cell，MSC）是具有自我更新能力的非造血细胞，可分化为间充质来源的细胞谱系。Castleton 等使用骨髓来源的 MSC 作为溶瘤麻疹病毒（MV）的载体，来规避在大多数患者中发现的抗麻疹体液免疫，其似乎不被患者之前的化疗所废除。

MSC 是一种有吸引力的细胞载体，因为它们很容易被从骨髓抽吸物中分离出来，在良好的生产实践条件下容易体外扩增，并且可以跨人类白细胞抗原（HLA）限制性注入使用。在过去的二十年中，全球数百个临床试验为这些细胞在临床应用上的安全性提供了有力的支持。Castleton 等证实临床上相关的抗 MV 免疫球蛋白 G 抗体滴度持续存在于英国多中心 ALL-14 临床试验中的 16 名研究患者中，说明在这些患者中使用溶瘤麻疹病毒治疗将面临巨大挑战。为了研究 MSC 能够作为克服抗体中和作用的载体，他们首先证明这些细胞表达了 CD46（疫苗株受体），证明了 MSC 对 MV 感染的易感性及使用 MSC 作为载体的可能性。建立 ALL 小鼠动物模型，将负载 MV 溶瘤病毒的 MSC 输注到小鼠体内，结果表明，MSC 可与白血病细胞形成融合体，复制的 MV 溶瘤病毒直接从 MSC 转移至白血病细胞内（图 4-21）。

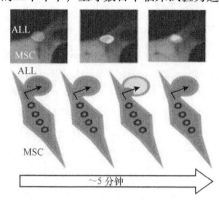

图 4-21　MSC-MV 靶向作用 ALL 示意图

为了进一步证明 MSC 将 MV 递送至 ALL 细胞的临床适用性，研究者们用 MV 溶瘤病毒或 MSC 装载的 MV 溶瘤病毒联合或不联合抗 MV 抗体处理 SCID 小鼠。结果表明，抗 MV 抗体消除了 MV 疗法的存活收益，而接受 MSC-MV 处理的小鼠显示出明显的存活优势（图 4-22），表明 MSC 可以将溶瘤病毒递送至 ALL 细胞内。这些研究结果对于白血病的生物治疗具有巨大的意义。首先，这些研究数据验证了 MSC 可以靶向体内传播性白血病细胞，为无数机会瞄准恶性造血细胞或相关的微环境打开了大门。其次，检测白血病小鼠的存活曲线显示，用 MSC-MV 处理的动物比没有抗 MV 抗体的 MV（$P=0.02$）更好。因此，尽管溶瘤病毒具有感染和裂解恶性细胞的倾向，但与单纯的裸 MV 溶瘤病毒相比较，MSC 似乎增强了 MV 溶瘤病毒对 ALL 的靶向性，表明 MSC 装载病毒疗法可能优于单纯溶瘤病毒的系统性输注。

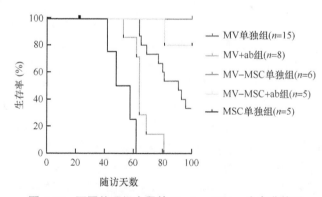

图 4-22　不同处理组小鼠的 Kaplan-Meier 生存曲线图

目前针对难治复发的 ALL 患者的 I 期临床试验正处于初期研究阶段，将多种抗 ALL 的免疫抑制药物，如环磷酰胺、类固醇或抗 B 细胞单克隆抗体，联合 MV 溶瘤病毒疗法，目的在于抑制抗 MV 免疫反应，确保 MV 在宿主体内有足够的复制时间。

2. 溶瘤病毒治疗淋巴瘤的研究　淋巴瘤起源于淋巴结和淋巴组织，其发生大多与免疫应答过程中淋巴细胞增殖分化产生的某种免疫细胞恶变有关，是免疫系统恶性肿瘤。主要分为霍奇金淋巴瘤（HL）和非霍奇金淋巴瘤（NHL）两大类。淋巴瘤是最常见的肿瘤之一，在男性最常见肿瘤中排名第八，在女性最常见肿瘤中则排名第十。淋巴瘤也是狗疾病发生和死亡的重要原因，占所有恶性肿瘤的 7% 和血液肿瘤的 83% ~ 90%。由于自发的犬和人类淋巴瘤具有相似的生物学行为，以狗为实验对象，为淋巴瘤的研究提供了良好的机会。

新城疫病毒（newcastle disease virus，NDV），一种禽副黏病毒，已被证明具有固有的溶瘤和免疫刺激作用。重要的是，NDV 可以在体外选择性地杀伤哺乳动物体内的肿瘤细胞而非健康细胞。值得注意的是，这种病毒，特别是强毒（高毒力）菌株，被认为是人畜共患病，主要引起人类结膜炎。哺乳动物没有感染的报道，也没有人类传染的报道。因此，禽类溶瘤性 NDV 可以用于包括狗和人在内的不同哺乳动物的癌症治疗，并具有安全性。Diana 等利用自然减毒而非重组的低毒力 NDV-MLS 病毒株探讨其对淋巴瘤的抗瘤作用，实验对象主要是犬原发性淋巴瘤来源的细胞和侵袭性弥漫大 B 细胞淋巴瘤来源的人细胞系及健康人外周血单个核细胞。研究发现，NDV-MLS 优先对人和犬的恶性 B 细胞产生细胞毒性。B 细胞来源的淋巴瘤是两种物种中最普遍的亚型。另一方面，研究结果表明 NDV-MLS 溶瘤病毒对健康的单核细胞有不同的细胞毒性作用。NDV 选择性在人类癌细胞中复制，很大程度上是由于这些肿瘤细胞对 I 型干扰素的反应差，使得它们不能诱导抗病毒蛋白的快速持续生产。Diana 等发现 NDV-MLS 对于人和犬来源的淋巴瘤细胞具有更高的选择性，而对健康的单核细胞和正常的 B 细胞则表现出低选择性，这一研究发现为 NDV-MLS 溶瘤病毒应用于临床奠定了基础。

淋巴瘤在人类和犬中都是常见肿瘤，其治疗仍具有挑战性。非重组 NDV 已被用于晚期和（或）转移性实体肿瘤的治疗。在用 MK107 疫苗株来源的 NDV-PV107 治疗的一组患者中，研究者列入了三名淋巴瘤患者，但他们并没有特别报道在这些患者中观察到的结果。在治疗开始的 5min 内出现急性反应（主要是非心源性胸部和背部疼痛及高血压），并在 0.5h 内自发消退。研究者发现 NDV-MLS 的静脉内给药限制了早期病毒向正常组织的传播。目前尚无关于自发性淋巴瘤生物分布的资料。研究者们仅在唾液腺，肾脏和胃组织中发现 NDV 免疫组化染色阳性，这反映了对于患病个体的正常组织可能的低毒性潜力。研究者在静脉输注后 24h 并没有在肿瘤组织中发现病毒颗粒，考虑到 NDV-MLS 被归类为减毒株，病毒传播到肿瘤组织可能需要更长的时间。

通过上述研究可以得出的结论是，NDV-MLS 是一种非致病性哺乳动物菌株，是治疗人和犬弥漫性大 B 细胞淋巴瘤的潜在药物。下一步临床前 / 临床研究需要阐明最佳的治疗方案，并建立适当的生物安全措施，以防止环境传播。

3. 溶瘤病毒治疗多发性骨髓瘤的研究 MM 是产生抗体的浆细胞的克隆性恶性肿瘤，是第二常见的恶性血液病，并导致显著的患者发病率和病死率。MM 中高度的免疫调节异常，包括 T 细胞失衡和免疫抑制性检查点蛋白及骨髓来源抑制细胞的上调，使得这种恶性肿瘤从宿主免疫控制中逃脱。尽管对 MM 的治疗在过去十年取得了进展，包括引入免疫调节药物，但是这种疾病的预后很差，5 年以下的患者不到 50%。因此，需要新的治疗策略。OV 是依赖于肿瘤特异性溶瘤作用和有效的适应性抗肿瘤免疫应答产生有效性的新型治疗剂。迄今为止，一些 OV 已经在 MM 的临床前研究中显示有效，其中三个达到了早期临床试验。OV 基于肿瘤嗜性、增强抗肿瘤免疫力的能力和与其他免疫治疗剂合理组合以实现更强的临床反应的能力，代表 MM 的合理治疗。

溶瘤病毒应用于多种血液恶性肿瘤的抗瘤研究中。具体而言，最近使用溶瘤病毒的临床研究集中在三种 RNA 病毒和两种 DNA 病毒上（表 4-12）。

表 4-12 溶瘤病毒近期在 MM 临床前研究中取得的成功及其特点

	麻疹病毒	黏液瘤病毒	呼肠孤病毒	水疱性口炎病毒	痘苗病毒
科属	副黏病毒科	痘病毒科	呼肠孤病毒科	弹状病毒科	痘病毒科
基因型	ss (-) RNA	dsDNA	dsDNA	ss (-) RNA	dsDNA
基因大小	~15kb	~160kb	~24kb	~24kb	~190kb
病毒颗粒	有包膜	有包膜	裸核	有包膜	有包膜
细胞受体	信号传导淋巴细胞活化分子 &CD46	?	连接黏附分子 -1	低密度脂蛋白受体	?
转基因	是/容易	是/容易	是/困难	是/中等	是/容易
可达到的滴度（pfu/mL）	$>10^9$	$>10^9$	$>10^9$	$>10^9$	$>10^9$
临床前研究	是	是	是	是	是
临床研究	是	否	是	是	否

　　Dingli 等的研究表明，改良的麻疹病毒（含编码人甲状腺碘化钠协同转运体，MV-NIS）能够诱导 KAS6/1 骨髓瘤异种移植物的消退，联合 I^{131} 放射治疗可诱导耐麻疹病毒的 MM 的消退。2 个早期的麻疹病毒联合环磷酰胺的临床试验已经开展（NCT00450814，NCT02192775），NCT00450814 最近公布的结果表明，MV-NIS 能够在被宿主免疫系统清除之前高效复制，并具有可靠的安全性（表 4-13）。此外，一名患者接受治疗后，连续 9 个月以上保持完全缓解，而其他患者的血清游离轻链则有不同程度的短暂下降。在阿肯色大学进行的 II 期临床试验（NCT02192775）也正在评估 MV-NIS 联合环磷酰胺方案治疗 MM 的疗效，该临床试验使用的治疗方案是单剂量静脉注射 MV-NIS，随后 4 天使用环磷酰胺，目前这个临床试验的数据结果还未公示。在携带播散型 MM 的小鼠中静脉注射黏液瘤病毒（myxoma virus，MYXV），24h 内可消除 70%～90% 的恶性细胞，同时保持造血骨髓龛的完整性。研究证明，呼肠孤病毒（RV）通过诱导细胞凋亡和自噬，可以在体外有效杀死 MM 细胞系和患者标本。近期有两项关于 RV 溶瘤病毒治疗 MM 的临床试验正在进行，分别是 NCT03015922（溶瘤病毒 reolysin 联合免疫调节剂来那度胺或泊那度胺）和 NCT02514382（溶瘤病毒 reolysin 联合硼替佐米及地塞米松），中期结果表明，虽然该治疗安全，但只有 50% 可评估的患者（$n=3$）其治疗可保持疾病处于稳定状态。

表 4-13　溶瘤病毒在 MM 中的临床研究

病毒	名称	类型	阶段	组合	状态	数据来源
麻疹	MV-NIS	增加 NIS	I / II	+/- 环磷酰胺	进行中	Dispenzier A，et al
			II	环磷酰胺	进行中	NCT02192775
呼肠孤病毒	reolysin	–	I	来那度胺或泊马度胺	进行中	NCT03015922
				硼替佐米 + 地塞米松	进行中	NCT02514382
疱疹性口炎	VSV-IFNβ-NIS	增加 NIS+ IFNβ		–	完成	Sboror DW，et al
				卡非佐米 + 地塞米松	暂停	NCT02101944
			I	–	进行中	NCT03017820

注：NIS，甲状腺碘化钠同向转运蛋白（thyroidal sodium-iodide symporter，NIS）；IFNβ，人类干扰素 β 基因

　　任何溶瘤病毒的潜在成功都与其诱导系统性抗肿瘤免疫应答的能力密不可分。通常 MM 都处于一个免疫抑制的状态，单独的溶瘤病毒难以诱导系统产生足够的免疫应答。溶瘤病毒应用于 MM 的首个临床试验结果也证明了这一结论，此外，其应用于其他部位肿瘤的临床试验结果也证明了这一观点。因此，未来应用溶瘤病毒成功地治疗 MM 很大程度上取决于使用协同治疗的方法来诱导系统产生足够强大的抗肿瘤免疫应答。两种具有这样前景的协同治疗方法包括将溶瘤病毒联合免疫检查点抑制剂，或联合免疫调节剂如来那度胺。

　　溶瘤病毒疗法代表了用于治疗 MM 有希望的免疫治疗方法。虽然目前尚无足够的数据支持其在临床上作为单一疗法使用，但它们增强系统抗肿瘤免疫应答的能力使其成为联合其他免疫疗法如免疫检查点抑制剂或免疫调节剂的合理候选物。

　　4. 溶瘤病毒治疗其他血液恶性疾病的研究　　天然存在的溶瘤病毒呼肠孤病毒在癌细胞中复制，引起直接的细胞毒性，并且可以激活先天性和适应性免疫应答以促进肿瘤清除。呼肠孤病毒是安全的，耐受性好，目前在临床试验中联合地塞米松 / 卡非佐米用于治疗 MM。Tumilasci 等和 Samuel 等报道慢性淋巴细胞性白血病（CLL）细胞由于 Bcl-2 过度表达而对另一种 RNA 溶瘤病毒——VSV 具有抗性，通过抑制 Bcl-2 表达可使肿瘤细胞对 VSV 溶瘤病毒敏感而起到溶瘤作用。Parrish 等的研究证实了以前的研究，并证实 CLL 细胞对呼肠孤病毒诱导的溶瘤作用敏感，尽管患者之间的敏感性具有一定差异。呼肠孤病毒诱导 caspase 依赖的细

胞凋亡，因此患者间抗凋亡蛋白（如 Bcl-2/Bcl-xL/Bcl-w/NOXA/Mcl-1）的差异可能影响其对溶瘤病毒的敏感性。重要的是，呼肠孤病毒对非白血病造血干细胞的作用已有描述，没有观察到呼肠孤病毒引起的毒性作用。

Parrish 等研究发现将呼肠孤病毒传递给癌症患者后，观察到 NK 细胞的活化。然而，溶瘤病毒增强 NK 细胞介导的抗体依赖性细胞毒性的能力是未知的。这项研究阐明了溶瘤呼肠孤病毒治疗 CLL 的潜力，既作为一种直接的细胞毒剂，也作为一种免疫调节剂。Parrish 等证明呼肠孤病毒：①直接对抗 CLL 的细胞毒性，其需要具有复制能力的病毒；②通过单核细胞衍生的干扰素 -α（IFN-α）依赖性机制在表型上和功能上激活患者 NK 细胞；③增强抗体依赖性细胞毒性介导的杀伤 CLL 与抗 CD20 抗体的组合。Parrish 等的研究数据提供了强有力的临床前证据来支持将呼肠孤病毒联合抗 CD20 免疫治疗用于治疗 CLL。

CLL 细胞对直接病毒溶瘤作用的敏感性有限可能阻碍了溶瘤病毒治疗的临床前发展。然而，随着对溶瘤病毒治疗免疫介导部分认识的提高，现在重新考虑溶瘤病毒在 CLL 治疗中的作用是非常具有前景意义的。

四、溶瘤免疫治疗应用于血液系统恶性疾病的挑战与未来

为了将溶瘤病毒治疗作为标准化的抗癌治疗，需要量化的治疗方案以确定导致阳性临床结果的最小裂解活性。这些量化指标包括溶瘤病毒复制轮次的数量，肿瘤 - 病毒暴发大小，免疫原性及先天性免疫细胞抑制的时间，综合上述所有的量化指标，最终确定治疗的最佳溶解性和疫苗样效应。为了充分认识当前这个领域今后将要面临的困难，溶瘤免疫治疗的弊端也是需要我们考虑的一个问题。来自对病毒的预先免疫的天然抗性通过中和抗体降低其传染性，并且针对病毒的免疫反应性偏向与肿瘤相比，将偏离免于肿瘤靶向的免疫应答。

（李梅芳）

第七节　联合免疫治疗

近年来，免疫调控因素、肿瘤微环境等研究领域的创新性发现促使针对肿瘤的免疫治疗技术不断获得突破性进展，基因工程免疫细胞、免疫检查点阻断剂、小分子抑制剂等为临床恶性肿瘤治疗提供了更为有效的选择。作为血液肿瘤治疗领域中最引人瞩目的事件，美国 FDA 在 2017 年批准两款嵌合抗原受体 T 细胞（CAR-T）免疫疗法产品，分别用于复发或难治性儿童、青少年 B 细胞型急性淋巴细胞白血病（B-ALL）（诺华 Kymriah CTL019）和非霍奇金淋巴瘤（凯特 Yescarta KTE-C10）的治疗。程序性死亡受体 1 单抗（PD-1）等免疫检查点阻断剂应用于淋巴瘤的治疗，证实了免疫疗法已成为肿瘤治疗领域中至关重要的方式。

然而，在临床应用过程中仍存在诸多问题，降低了这些先进治疗技术的疗效。例如，CAR-T 细胞疗法引起的靶向毒性和脱靶效应，导致细胞因子释放综合征（CRS）、神经毒性、脑水肿等不良反应，抗细胞毒性 T 淋巴细胞相关蛋白 4（CTLA-4）和抗 PD1/PD-L1 治疗中非特异性免疫活性所导致的肠炎、肺炎等免疫毒性等。同时，鉴于机体免疫系统的复杂性，患者接受免疫治疗的效果受到多重因素的共同调节，包括疾病阶段、机体免疫系统的状态、基因特征、患者年龄及其他伴随疾病的影响等。因此，如何最大限度地发挥免疫治疗方法对疾病治疗的优势，是众多学者及医务人员共同关注的问题。

Science 杂志在 2014 年底公布的未来值得关注的科研热点复合免疫疗法尤其引人关注。联合免疫疗法旨在将多种免疫治疗措施有机地组合起来，作为综合治疗的重要部分，对进展性或转移性肿瘤患者进行治疗，达到延长患者生存期、阻止或减少复发并提升患者生存质量

的目的。因此，在现有免疫治疗技术日新月异的发展年代，采用联合免疫疗法将为恶性血液肿瘤患者获得有质量的长期生存带来新希望。

一、免疫联合治疗机制

以免疫学角度分析，肿瘤发生发展经历三个阶段：免疫清除、免疫平衡和免疫逃逸。在肿瘤发展过程中，肿瘤细胞获得了利于自身生长增殖的多种生物学特性，如永生能力、不依赖生长信号、细胞凋亡抗性等，同时从根本上改变了其与宿主微环境的相互作用。多项研究证实，肿瘤细胞与宿主免疫之间的相互作用的削弱在肿瘤的发展过程中起着关键作用，免疫系统可以破坏新生的转化细胞，但也可以通过降低免疫原性来促进或选择肿瘤变异体，从而使得肿瘤细胞逃避免疫系统的攻击，进入免疫逃逸期。目前，研究者对于肿瘤免疫编辑过程的了解有限，而血液系统恶性肿瘤因其自身的特性，是研究肿瘤与免疫系统相互作用的良好模型，同时研究者也研发出多种先进有效的治疗技术或模式。在近 30 年中，医学界对血液恶性肿瘤研究者的分子学和细胞学研究获得了重大进展，肿瘤免疫治疗技术也被研究者广泛认可。特别是近年来开展的多项临床前及临床研究，提供了更多证据证实免疫系统在控制血液恶性肿瘤发展过程中所起的作用，以及肿瘤诱导机体免疫耐受从而使其失去抗肿瘤免疫反应的能力。

肿瘤细胞因其具备独特的抗原，从而使其能够被 CD8$^+$T 细胞识别，因此，肿瘤免疫治疗领域的研究重点在于增强对肿瘤特异性抗原的适应性免疫应答反应。既往采用的技术方法包括肿瘤疫苗、过继性 T 细胞输注及免疫调节细胞因子，通过提高肿瘤患者外周血中抗肿瘤 T 细胞的数量及活性达到抗肿瘤目的。随着分子生物学、基因测序、生物信息学飞速发展，通过基因编辑技术制备的 T 细胞显示了更为有效的抗肿瘤活性：CAR-T 将识别肿瘤相关抗原的单链抗体和 T 细胞活化基序结合，通过基因转导技术转染 T 细胞，使 T 细胞获得靶向性杀伤肿瘤细胞的能力，其机制是将抗体对肿瘤抗原的高亲和性和 T 细胞的杀伤功能相结合，赋予T 细胞强效持久的杀伤效能。同时研究发现，多种负性调节机制在肿瘤微环境中相互配合，抑制已充分启动的 T 细胞抗肿瘤反应，主要包括：①缺乏特异性肿瘤抗原刺激导致的 T 细胞无作用；②调节性 T 细胞（Treg）、骨髓衍生的抑制细胞（MDSC）、肿瘤相关的巨噬细胞等对 T 细胞功能的抑制；③ T 细胞抑制性信号 CTLA-4 表达上调；④ PD-L1 与 PD-1 结合抑制T 细胞活化增殖。与内源性 T 细胞相似，CAR-T 细胞容易受到肿瘤微环境中免疫抑制因子的影响。针对上述任一种或多种途径进行干预，都有可能增强免疫或过继性 T 细胞治疗策略引起的抗肿瘤免疫反应。例如，免疫调节单抗可通过激活刺激性受体 [如 TNFRSF9（4- 1bb）或OX40]，或阻断抑制性受体（如 PD-1 或 CTLA-4）克服局部免疫抑制；修饰的 CAR-T 细胞被设计表达具有克服肿瘤微环境相关免疫抑制作用能力的蛋白（如 CD40L，IL-12 或 4-1BBL 等）（图 4-23）。

肿瘤细胞利用多种策略逃避宿主免疫，既往研究发现，单独使用疫苗在清除肿瘤疾病中的作用有限，疫苗只有与其他针对肿瘤免疫逃逸机制的疗法结合起来，通过调节抑制性分子，调节免疫细胞及 T 细胞功能，研究者才可以确保疫苗刺激的 T 细胞在体内最大程度发挥抗肿瘤作用。因此，采用联合免疫疗法将成为一种强有力的治疗手段，对血液恶性肿瘤，尤其是复发 / 难治患者有良好效果。

二、基于 CAR-T 细胞的联合疗法

T 细胞受体在识别抗原提呈细胞或靶细胞上的主要组织相容性复合体（MHC）分子所提呈的抗原肽时，不仅识别抗原肽，还需要识别与抗原肽结合的 MHC 分子类型。CAR-T 疗法

的优势在于克服了以往肿瘤特异性 T 细胞抗原受体（TCR）靶向肿瘤的 MHC 限制性，避免肿瘤细胞通过下调 MHC 表达所导致的免疫逃逸。同时，蛋白类抗原和糖脂类抗原均可作为 CAR-T 细胞治疗的靶抗原，在很大程度上扩大了此项技术的应用范围。

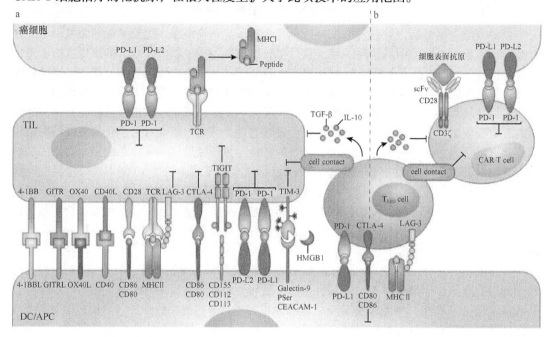

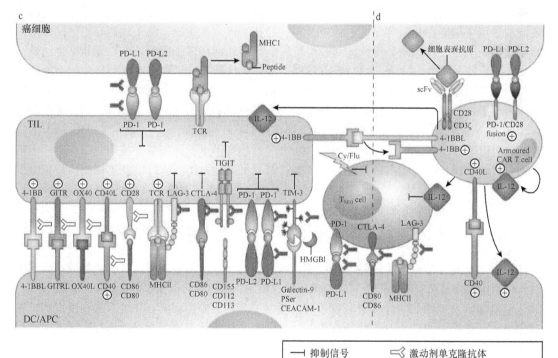

图 4-23　免疫调节性单克隆抗体和 CAR-T 细胞克服免疫抑制作用

a，免疫抑制分子对内源性 T 细胞抗肿瘤活性的影响；b，CAR-T 细胞同样会受到肿瘤微环境中免疫抑制因子的影响；c，免疫调节单克隆抗体可通过激活刺激性受体或阻断抑制性受体及 CTLA-4 克服局部免疫抑制；d，修饰的 CAR-T 细胞通过表达特异性蛋白克服与肿瘤微环境相关的免疫抑制

制备具有高度增殖能力、强大杀伤肿瘤活性并具有持续存活特性的 CAR-T 细胞是获得良好临床疗效的保证，目前已有多家报道二代 CAR-T 细胞临床试验结果获得喜人成果，但也逐渐发现治疗技术存在的缺陷。例如，Davila 等研究者对 B-ALL 患者的队列研究发现，采用带有 CD28 共刺激域的 CD19 CAR-T 细胞治疗，16 例成人患者完全缓解（CR）率达 88%，但只有桥接异体干细胞移植的患者可以获得长期缓解；Maude 等研究结果显示，对于难治复发 ALL 患者，CAR-T 细胞（CTL019）治疗能够获得较高的缓解率（CR 率达 90%），但部分患者存在 CR 后复发（回输 CTL019 后 6 周至 8.5 个月）的问题。复发相关机制主要包括以下 3 点：①CAR-T 细胞在体内持续时间短，CD19 阳性白血病复发，这部分患者在回输 CAR-T 细胞后短期内即无法检测到 CTL019 细胞；②肿瘤抗原表达逃逸 / 变异，CD19 表达缺失而导致 CD19 阴性白血病复发；③难治白血病患者体内存在微小残留病变（MRD），导致疾病复发并迅速进展。同时，CAR-T 细胞临床应用过程中主要不良反应为细胞因子释放综合征（CRS）。CRS 反应的出现，提示通过 CAR 信号可以引起超生理反应，因此在一定程度上限制了 CAR-T 细胞的应用。

临床数据表明，CAR-T 治疗达到有效清除肿瘤细胞、获得良好疗效的影响因素包括：CAR-T 细胞的扩增能力与持续存在时间、CAR-T 的设计、回输中 T 细胞组成比例、肿瘤类型、肿瘤微环境和患者的预处理情况等。对 CAR-T 细胞进行基因改造是提升作用效果最直接的方法。近年来在新型分子和免疫学研究中获得的突破性进展为 T 细胞治疗技术的改造提供了良好的基础：筛选更为特异性的抗原；设计多个抗原复合的 CAR 结构，通过识别抗原组合而降低脱靶效应；优化 T 细胞生产、加强安全性控制等技术，提高杀伤特异性，减少脱靶效应，提高安全性。

研究者通过追加注射 CAR-T 细胞的方法来解决 CAR-T 细胞在体内存活持久性的问题，维持其对肿瘤的杀伤抑制作用，结果显示个体化疗效差异较大，提示 CAR-T 细胞在体内存活时间受到多种因素的调节，也证实了通过延长 CAR-T 细胞体内持续时间能够延缓部分肿瘤复发、为患者争取获得更多治疗机会。而 CAR-T 疗法在血液恶性肿瘤治疗中的地位取决于其对疾病疗效的维持及联合应用的价值。

除此之外，研究者证实，将 CAR-T 细胞治疗与不同抗肿瘤策略联合，能够获得协同效应，降低肿瘤逃逸的危险性，提高临床疗效（图 4-24）：化疗和放疗可以通过改变肿瘤微环境增强免疫治疗效果，其机制与延长过继性 T 细胞的持续性、清除免疫抑制细胞及促进 T 细胞迁移到肿瘤等有关；单克隆抗体针对肿瘤细胞表面发现的特异性抗原发挥作用，小分子药物可以穿透细胞膜，通过干扰特定蛋白质的酶活性杀伤肿瘤细胞，这些靶向治疗措施同样具有协同细胞免疫疗法共同清除肿瘤细胞的作用。

1. CAR-T 细胞联合化疗　研究发现，化疗药物在发挥直接的细胞毒性作用的同时，可以提高肿瘤细胞的免疫原性，具有辅助抗肿瘤免疫反应的作用，而在多种肿瘤疾病中证实，免疫治疗能够有效增强肿瘤细胞对化疗的敏感性。将化疗与 CAR-T 细胞治疗联合进行血液肿瘤治疗，已显示出良好的协同作用：采用化疗方案预处理，能够有效降低肿瘤负荷，在杀伤肿瘤细胞的同时，为 CAR-T 细胞扩增提供空间，并清除免疫抑制细胞、激活抗原提呈细胞，为激活抗肿瘤免疫反应提供适宜环境。

研究显示，预处理的强度与 CAR-T 细胞的持续性及疗效具有相关性。Brentjens 等开展一项针对急性淋巴细胞白血病（ALL）和慢性淋巴细胞白血病（CLL）患者的 CAR-T 临床研究中，患者在输注 CD19CAR-CD28z T 细胞的前一天，一组未接受预处理，另一组加入 $1.5 \sim 3.0 \text{g/m}^2$ 的环磷酰胺（Cy）预处理，结果发现，接受 Cy 的患者体内 CAR-T 细胞持久性及临床疗效明显

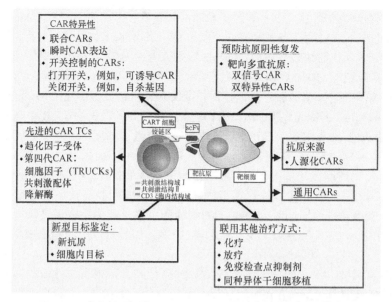

图 4-24　嵌合抗原受体（CAR）T 细胞治疗中克服挑战的策略

克服 CAR-T 细胞疗法的局限性，包括设计先进的 CAR-T 细胞，如第四代 CAR-T 细胞定向为通用型细胞因子杀伤（TRUCK）、抗原阴性肿瘤逃逸复发的预防，改善 CAR 安全性、特异性、抗原性并发展通用型 CAR，CAR-T 细胞与其他疗法的联合

优于未接受预处理组。Cameron 等采用化疗联合 CAR-T 细胞方案治疗复发 / 难治成人 B-ALL，观察 CAR-T 细胞回输剂量及化疗预处理方案对临床效果的影响。研究结果显示：CAR-T 细胞治疗具有良好的疗效（CR 率达 92%）；CD4$^+$ CAR-T 和 CD8$^+$ CAR-T 细胞在体内的扩增水平与注入的 CAR-T 细胞剂量有相关性；在 CAR-T 细胞回输前接受 Cy 单独治疗的 12 例患者中有 10 例（83%）达到 CR，然而，其中 7 例（70%）在 CAR-T 细胞输注后 66 天复发，疾病复发的原因与血液中 CAR-T 细胞持久性的丧失有关；而在 CAR-T 细胞输注之前，采用环磷酰胺 / 氟达拉滨（Cy/Flu）方案以清除淋巴细胞的患者 CR 率达 100%；与仅接受 Cy 方案患者相比，采用 Cy/Flu 淋巴细胞清除方案的患者的无病生存率明显延长（Cy/Flu：中值，未达到；Cy：150 天，P=0.09）；采用 Cy/Flu 方案可降低患者对 CAR-T 细胞的需求量，血液中 CAT-T 细胞扩增能力及持续时间均显著高于单独使用 Cy 方案的患者，提示 Cy/Flu 方案能够减少免疫介导的 CAR-T 细胞的排斥。

研究发现，CAR-T 细胞输注相关不良反应与肿瘤浸润程度，以及 CAR-T 细胞输注剂量有关。将 Flu 添加到以 Cy 为基础的淋巴细胞清除方案中，可以改善 CAR-T 细胞的扩增、持久性和无病生存率，证实通过联合化疗方案，能够降低 CAR-T 细胞剂量从而减轻不良反应。

另一项临床研究中，32 例复发 / 难治 B-NHL 患者随机分为单纯 Cy 预处理组和 Cy/Flu 方案预处理组，联合 CD19 CAR-T 细胞治疗。研究结果显示：与单独使用 Cy 方案 [CR 率：8%；总体反应率（ORR）：50%] 相比，接受 Cy/Flu 预处理方案的患者体内 CAR-T 细胞的扩增能力和持久性显著延长，并呈现更高的反应率（CR 率：50%；ORR：72%），在最大耐受剂量时，Cy/Flu 预处理患者的 CR 率为 64%（ORR：82%；n=11）。其他研究报道 CD19 CAR-T 治疗前采用 5- 氮杂 -2'- 脱氧胞苷、依鲁替尼等化疗药物及双特异性抗体（blinatumomab）预处理，可以增加 CAR-T 的体内持续性及其抗肿瘤效应。目前临床研究应用的 CD19 CAR-T 细胞均是鼠源的，这也可能是患者体内 CAR-T 细胞丢失的原因之一，Cy/Flu 方案可以降低对 CAR 结构中小鼠单链可变区的免疫反应，以增强 CAR-T 细胞在体内的扩增能力，进而提高疗效。

2. CAR-T 细胞联合免疫检查点阻断剂 免疫检查点对于正常免疫功能至关重要，维持自身免疫耐受，防止自身免疫性疾病的发生。研究证实，激活的 T 细胞如 CAR-T 细胞表达 PD-1 和 CTLA-4，可以作为防止免疫反应过度激活的闸门，以降低自身免疫发生的危险。然而，恶性肿瘤细胞及其基质细胞在长期演化过程中，利用免疫检查点对 T 细胞功能的抑制作用，逃避免疫系统的攻击：在肿瘤细胞表面高表达免疫检查点相关配体，如 CTLA-4 L 或 PD-L1，同时其他 T 细胞活化的负性调节信号表达上调，诱导 T 细胞和 CAR-T 细胞凋亡及耗竭。免疫检查点阻断剂，如阻断 PD-1 的抗体通过干扰 PD-L1/PD-1 免疫抑制轴，介导肿瘤细胞消减。目前抗 CTLA-4 抗体和抗 PD-1 抗体，如易普利单抗，纳武单抗，帕姆单抗等，被批准应用于黑色素瘤、非小细胞肺癌和霍奇金淋巴瘤（HL）等疾病，能够使肿瘤患者获得长期缓解并延长其生存期。对于免疫检查点阻断剂因激活自身免疫反应性 T 细胞而导致的免疫相关不良事件，近期研究证实可以采用类固醇或抗肿瘤坏死因子（TNF）抗体治疗，并且不良事件的处理不影响患者的治疗效果及整体生存，Davids 等研究结果显示，将免疫检查点阻断剂应用于异基因干细胞移植后，大部分患者未因此发生移植物抗宿主反应（GVHD），进一步确证了免疫检查点抑制剂应用的可行性。

鉴于免疫检查点阻断剂的临床疗效显著，同时具有调节免疫细胞的功能，因此，将其与 CAR-T 细胞联合应用，有望克服肿瘤细胞对 CAR-T 细胞的抑制作用，并增强其抗肿瘤效果。

John 等研究发现，经 PD-L1（+）肿瘤细胞抗原刺激后，抗 Her-2 CD8[+] CAR-T 细胞表面 PD-1 表达水平显著升高，抗 PD-1 抗体能够提高抗 Her-2 CAR-T 细胞胞内 Ki-67、干扰素 -γ（IFN-γ）和颗粒酶 B 的表达水平，提示阻断 PD-1 的免疫抑制作用能够增强 CAR-T 细胞的增殖能力和活性。采用动物模型分析，结果显示 CAR-T 细胞与抗 PD-1 抗体联合，能够显著抑制肿瘤生长，其机制与 PD-1 阻断剂增强 CAR-T 细胞功能、抑制 Gr1[+] CD11b[+] MDSC 有关。同时，抗 PD-1 抗体在动物模型中未引起明显的免疫不良反应。

将免疫检查点抑制剂与 CAR-T 细胞联合应用的第一项 I 期临床试验由休斯敦卫理公会医院在 2009 年申请，将 CAR-T 细胞与 CTLA-4 阻断剂（ipilimumab）联合使用，用于治疗 B-NHL、ALL 和 CLL，研究者认为 ipilimumab 将有助于 T 细胞的增殖（NCT00586391）。

临床前的数据表明，抗 PD-1 抗体治疗可以增强 CAR-T 细胞对肿瘤的根除作用。美国宾夕法尼亚大学的艾布拉姆森癌症中心最近报道一项病例，一位复发/难治弥漫大 B 细胞淋巴瘤（DLBCL）的患者（PD-L1 表达阳性），前期接受宾夕法尼亚大学临床试验（NCT02030834）治疗，采用 Cy 预处理后输注自体 CART19 细胞，回输后第 26 天确诊疾病进展，继而采用二次 CART19 细胞回输联合 pembrolizumab（2mg/kg）治疗。评估疗效发现，加入 PD-1 抗体，患者体内 CART19 细胞扩增，CART19 细胞表达 PD-1 和 Eomes 降低，肿瘤病变范围缩小，产生显著的抗肿瘤反应，提示 pembrolizumab 不仅具有独立于 CART19 细胞的活性，同时能够增强 CAR-T 细胞的活性，共同杀伤肿瘤细胞。虽然相关机制尚未明确，可能与 CAR-T 细胞或内源性肿瘤浸润淋巴细胞或二者同时介导免疫信号有关，但已说明 PD-1/PD-L1 通路对于 CAR-T 细胞治疗所引起的抗肿瘤免疫反应具有重要的调节作用。基于此病例，该研究机构进一步开展一项关于 pembrolizumab 的单中心 I/II 期临床试验，选择 CTL019 治疗后表现为 CD19[+] 复发/难治的 DCBCL、滤泡淋巴瘤或套细胞淋巴瘤患者，采用 pembrolizumab 治疗，验证 pembrolizumab 的安全性并观察整体反应率和无进展生存率（NCT02650999），进一步分析 PD-1 阻断剂与 CAR-T 疗法联合应用的临床价值。

研究者在关注如何利用免疫检查点阻断剂改善 CAR-T 细胞疗效的同时，开发多种方法，以防止 CAR-T 细胞表面 PD-1 受体介导产生抑制性信号对细胞作用的影响。Cherkassky 等利用原位胸膜间皮瘤模型开展研究，采用 CD28（M28z）或 4-1BB（MBBz）作为共刺激分子构建抗间皮素 CAR，转染 CAR-T 细胞，结果显示：MBBz CAR-T 细胞在较低剂量下的作用优于 M28z CAR-T 细胞；在动物模型试验中，M28z CAR-T 细胞 PD-1 表达上调水平高于 MBBz CAR-T 细胞；同时，注射 αPD-1 抗体，或者特异性共表达负性 PD-1 受体结构域（竞争性结合 PD-L1 但不引起信号传导），均具有增强 CAR-T 细胞抗肿瘤活性的作用。

Ren 等利用基因编辑技术，探索通用型 CAR-T 细胞的研发，研究将 CAR 的慢病毒传递体系和编码 Cas9 的 mRNA 与 sgRNA 共电转技术结合，同时靶向内源性 TCR，β2 微球蛋白和 PD-1，制备 TCR/HLA-I/PD-1 缺陷的同种异体 CAR-T 细胞，检测结果显示：与非基因编辑的 CAR-T 细胞相同，CRISPR 基因编辑的 CAR-T 细胞在体内外实验中均显示良好的抗肿瘤活性；由于 TCR 和 HLA-I 类分子双缺陷的 T 细胞同种异体反应性降低，在动物模型中未引起 GVHD；同时干扰了 PD-1 表达，增强了 CAR-T 细胞的体内抗肿瘤活性。

近期一项临床前研究显示，在 CAR-T 细胞中加上一段改造的"开关受体"，CAR-T 细胞不仅可阻断 PD-1 介导的免疫抑制，同时将抑制性 PD-1 信号转化为免疫刺激信号，进而杀死肿瘤细胞。在两种不同的肿瘤模型中，研究者比较了 PD-1CD28 CAR-T 细胞疗法与 pembrolizumab 联合 CAR-T 细胞疗法（不含开关受体）的肿瘤杀灭能力，结果发现 PD-1 CD28 CAR-T 细胞疗法表现出了更强的抗肿瘤能力。

这些研究表明，当 PD-1/PD-L1 抑制轴被阻断或转化为促炎性反应 T 细胞信号时，CAR-T 细胞的抗肿瘤活性增加。过继性转移的 T 细胞显示 PD-1、T 细胞免疫球蛋白黏液素 3（T cell immunoglobulin mucin-3，TIM3）和 LA3-3 的表达上调，在小鼠和人肺癌中的 PD-1- 阻断 T 细胞中已经证实了 TIM-3 的上调，并获得了抗 PD-1 治疗的耐药性。因此，两种免疫检查点的双重阻断可能有助于进一步优化治疗。

3. CAR-T 细胞联合疫苗　　CAR-T 细胞治疗在治疗难治 / 复发白血病方面疗效显著，CD19-CAR-T 细胞治疗难治 / 复发 ALL 的缓解率可达 61%～ 93%，但 1 年复发率可高达 36%～ 48%。研究发现，微小残留病变（MRD）的存在和 CAR-T 细胞在体内无法长期存活是制约疗效、导致复发的关键因素。因此，清除白血病 MRD，同时诱导相关 T 记忆干细胞（T memory stem cell，T_{SCM}）——CD19-CART$_{SCM}$ 细胞在体内分化形成、保证 CD19-CAR-T 细胞的来源，有助于增强 CD19-CAR-T 细胞的抗肿瘤效应，并预防缓解后复发，减缓疾病进展。

肿瘤疫苗以肿瘤细胞上异常表达蛋白为靶点，激活机体特异性免疫反应靶向性杀伤肿瘤细胞。研究证实，在低肿瘤负荷的情况下，靶向多肽类树突状细胞（DC）疫苗因其靶向性明确及患者耐受性良好等独特优势可有效清除体内 MRD，是预防复发的重要方式。靶向疫苗在体内诱导强烈的持续性特异免疫反应的同时，还可有效诱导包括 T_{SCM}、中央记忆型 T 细胞（central memory T cell，T_{CM}）等免疫记忆细胞的分化形成，使其在体内的细胞数及比例明显升高。

EB 病毒特异性细胞毒 T 淋巴细胞（EBV CTL）在干细胞移植受者体内长期存在但不引起 GVHD。一项神经母细胞瘤的 I 期临床试验中，与采用非特异性激活的 T 细胞相比，用一代 GD2 CAR 转染自体 EBV CTL，在循环中保持高水平。在二代 CAR 试验中，受到病毒抗原刺激后通过内源性 EBV TCR 信号激活，能够扩增 CAR CTL 而不引起细胞因子介导的毒性作用。

研究证实联合疫苗能够提高 CAR-T 细胞在体内的存活时间。由德、英、法、意等欧洲多国研究中心共同开展临床试验，首次报道的欧洲 CD19-T CAR-T 细胞多中心研究结果显示：采用供者 EBV CTL 细胞转染 CD19CAR，全部 11 例患者未发生 CRS 反应、神经毒性或 GVHD；治疗后 1 个月，5 名患者达到 CR，1 例 PR，3 例稳定，3 例无应答；中位随访期为 12 个月，11 例中有 10 例复发，2 例带病存活，1 例 CR 状态随访至 3 年；CD19CAR CTL 的扩增效果较差，但通过接种疫苗可以增强 CAR-T 细胞在体内的持续时间：不接种疫苗中位持续时间为 0（范围：0～28）天，而接种疫苗的天数为 56（范围：0～221）天（$P=0.06$）。研究进一步采用辐射后的淋巴母细胞系进行免疫，结果提示，疫苗具有促进 CD19CAR CTL 扩增及延长其生存时间的作用，进而增强抗白血病作用的效果。研究验证了 CD19CAR 转导至供者 EBV CTL 作为效应细胞，具有清除白血病 MRD 的可行性，可以作为综合免疫治疗的新策略。

4. CAR-T 细胞联合溶瘤病毒 肿瘤靶向 CD8$^+$ T 细胞的激活依赖于三种经典信号：TCR 参与（信号 1）、协同刺激（信号 2）和炎症刺激（信号 3）。信号 3 通常由细胞因子 IL-12 或 I 型 IFN 驱动。第二代或第三代 CAR 的 TAA 设计了带有信号 1 和 2 的工程 T 细胞，但对于信号 3 的稳定存在仍有争议。I 型 IFN 支持 CD8$^+$ T 细胞的增殖、克隆性扩增、效应功能和（或）记忆形成，并且可以通过增强 DC 的抗原交叉呈递活性，抑制 Treg 细胞的活化、增殖。研究发现，溶瘤病毒（OV）通过感染肿瘤细胞，诱导机体产生全身性的免疫应答，激活机体的抗肿瘤免疫，相关机制与 OV 诱导肿瘤微环境中 I 型 IFN 分泌增强，继而增强 DC 和 T 细胞效应功能，降低 Treg 和 MDSC 诱导的免疫抑制作用，促使肿瘤免疫表型由"冷"转变为"热"状态，有利于 CAR-T 细胞的进入、扩展和效能有关。

含有 4-1BB 结构的二代 CAR 通过 CAR-T 细胞自身分泌 IFN-β，形成自分泌（旁分泌）反馈信号，提示 I 型 IFN 信号对于效应 T 细胞功能的重要性。I 型 INF 基因在 CAR-T 细胞诱导中的机制，可能与联合 4-1BB 信号通过激活 TNF 受体相关因子 2（TRAF2）发挥作用有关。含有 4-1BB 结构的 CAR 或嵌合共刺激受体（CCR）构建的 CAR-T 细胞伴随增强的 4-1BB 信号，在肿瘤微环境中对 I 型 IFN 信号尤为敏感，并且可能与 OV 有良好的协同作用。

目前，大量改良的 OV 正在进行临床前和临床的研究，由于 OV 感染有可能将肿瘤细胞转化为生产细胞因子和趋化因子的工厂，从而将肿瘤微环境从免疫抑制状态转化为有利于 T 细胞进入和激活的免疫活化环境。因此，将 OV 与包括 CAR-T 细胞的治疗联合，有可能产生令人兴奋的协同效应。

目前，研究者从多角度探索 OV 与 CAR-T 细胞联合应用的可行性（图 4-25），如通过注射 OV T-VEC 促进 DC 等抗原提呈细胞募集至肿瘤微环境，间接增强 CAR-T 细胞的激活和增殖能力；利用 OV 传递促 T 细胞活化的细胞因子和趋化因子等，并证实了 CAR-T 细胞与携细胞因子的 OV O-Ad 联合治疗对实体肿瘤有效。在白血病、淋巴瘤和骨髓瘤的临床前模型中已经开展了关于 OV（如 par vovirus 和 NDV）的相关研究，提示 OV 具有诱导先天免疫反应的功能，通过在 OV 基因组中插入特定的基因，可能会提高 CAR-T 细胞的效应功能。

三、基于免疫检查点阻断剂的联合治疗

正常情况下，机体通过免疫检查点来防止自身免疫的发生，肿瘤细胞利用这一特性，诱导免疫细胞失去对肿瘤细胞的监视作用。研究发现，通过阻断免疫细胞表面的抑制性受体或免疫检查点，重新激活内源性抗肿瘤 T 细胞的免疫作用，可以启动天然免疫反应以清除肿瘤细胞。免疫检查点阻断剂已被研究应用于多种肿瘤细胞，在恶性程度高及耐药性强的肿瘤治疗中获得显著效果。目前针对免疫检查点研究中最令人关注的是 CTLA-4，PD-1 和 TIM-3 等。实验数据表明，在单独使用一种免疫检查点阻断剂时，肿瘤细胞可以通过下调相应受体、诱导其他检查点抑制性分子表达而逃避免疫监视。在进展期 AML 小鼠模型中发现，PD-1 和

TIM-3 在衰竭的 CD8$^+$ T 细胞上的共表达，采用基因敲除的方法阻断 PD-1 和 TIM-3 的表达，能够使 AML 小鼠延迟复发，证实联合阻断 PD-1/PD-L1 和 Tim3/Galectin-9 通路有助于防止血液恶性肿瘤患者的 CD8$^+$ T 细胞衰竭。因此，同时针对不同的免疫检查点进行调控，可能具有更为优化的治疗效果。

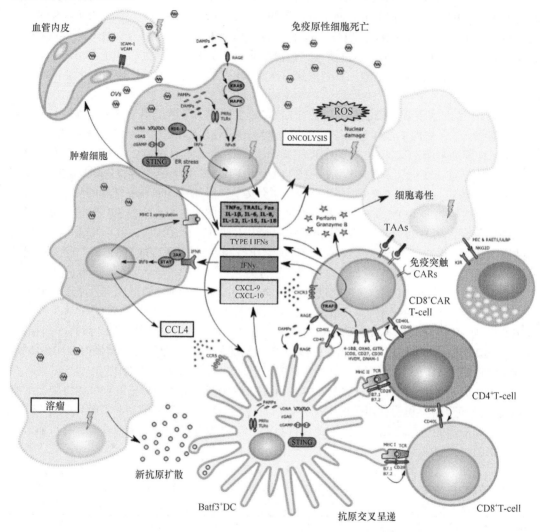

图 4-25 OV 介导增强的抗肿瘤免疫，包括增强的 CAR-T 细胞招募和效应功能

1. 免疫检查点阻断剂联合造血干细胞移植　在造血干细胞移植后的初期，血液肿瘤处于微小残留状态，是免疫重建的关键时期，此时加入免疫检查点阻断剂有可能取得良好的疗效，因此，研究者开展了一项 II 期临床试验，纳入自体干细胞移植（auto-HSCT）治疗后的 DLBCL 患者，给予抗 PD-1 抗体 pidilizumab 治疗，结果显示 auto-HSCT 后采用 PD-1 阻断剂具有重要的治疗效果，可以作为难治复发 DLBCL 或 HL 的巩固治疗，目前在这方面开展了多项临床研究（NCT02362997，NCT02331368）。

Kong 等研究发现，接受移植的 AML 患者外周血中，PD-1 高表达、TIM-3 阳性（PD-1^{hi} TIM-3$^+$）T 细胞的产生及增殖与移植后白血病复发密切相关，复发患者 PD-1^{hi}TIM-3$^+$T 细胞功能缺陷，IL-2、TNF-α 和 IFN-γ 分泌能力降低。哈肯萨克大学医院开展一项 I 期临床研究，采用 nivolumab（PD-1 抑制剂）和 ipilimumab（CTLA-4 抑制剂）单独或联合治疗，对

HSCT 后具有高复发危险 AML/MDS 患者的安全性进行探讨（NCT02846376）。Albring JC 等采用 PD-1 抑制剂 nivolumab 治疗 allo-HSCT 复发的 AML 患者，促使患者获得 CR 或处于疾病稳定状态。以上研究证实，造血干细胞移植后加用免疫检查点抑制剂，能够防止新产生的抗白血病淋巴细胞通过 PD-1/PD-L1 通路衰竭，从而增强宿主抗白血病效应，清除微小残留病灶。

2. 免疫检查点阻断剂联合过继性免疫细胞治疗　单独采用免疫细胞治疗恶性肿瘤，常因体内过继的 T 细胞持久性差且其免疫效应在肿瘤微环境中被大量抑制导致所获得的疗效差强人意。

Zhou Q 等研究发现，单独采用 CTL 治疗对 AML 小鼠治疗无效，将过继性 CTL 联合 PD-L1 单抗，则在延长小鼠生存时间的同时，使得治疗组 20% 以上小鼠获得长期生存；同时发现 PD-L1 单抗能够促进荷瘤小鼠体内具有 IFN-γ 分泌功能的 CTL 细胞增殖，在治疗中抑制 Treg 细胞将大幅度提升抗白血病效果，具有清除 AML 细胞的作用。Poh SL 等将细胞因子诱导的杀伤细胞（CIK）分别与各种免疫检查点阻断剂（anti-CTLA-4，anti-KIR，anti-LAG-3，anti-PD-1 和 anti-TIM-3）联合，检测对血液恶性肿瘤的杀伤抑制作用，结果显示：加入各类免疫检查点阻断剂后，CIK 细胞对肿瘤细胞的杀伤能力显著提高，与未激活的 T 细胞和 NK 细胞相比，CIK 细胞的细胞毒性提升在较低的效靶比中表现更为显著，但对于正常白细胞无明显杀伤作用。证实 CIK 细胞与免疫检查点阻断剂联合能够提升抗肿瘤作用效果。

3. 免疫检查点阻断剂联合 DC 疫苗　异基因造血细胞移植技术因激发同种异体淋巴细胞反应，对患者产生移植物抗肿瘤效应而发挥作用，这也是治疗性疫苗作为血液恶性肿瘤的有效治疗手段的基础。肿瘤疫苗通过激活和扩大能够识别并靶向肿瘤细胞的效应细胞群，重新激活宿主抗肿瘤免疫功能。在肿瘤形成过程中，肿瘤细胞通过多种机制诱导 T 细胞功能障碍和衰老，维持并放大肿瘤细胞免疫抑制作用，导致肿瘤疫苗和过继性 T 细胞治疗无效。成功疫苗设计前提是在有效抗原呈递的环境中引入与肿瘤相关的抗原，以此逆转对肿瘤的免疫耐受性，并产生有效的抗肿瘤反应。随着对肿瘤和肿瘤微环境诱导免疫耐受机制的深入了解，人们意识到必须将免疫调节与免疫激活相结合，才能有效提升机体的抗肿瘤免疫。最有效的策略可能是使用联合疗法，如将肿瘤疫苗与免疫检查点阻断剂联合，在降低与自身免疫相关毒性的作用同时防止重新建立肿瘤耐受性。

免疫检查点抑制剂主要靶向肿瘤细胞或免疫细胞上表达的分子，这些分子作为"刹车"，会阻断 T 细胞的有效功能。检查点抑制剂治疗会释放"刹车"，进而促进预先存在的抗癌免疫反应。目前，CTLA-4 和 PD-1/PD-L1 通路阻断剂在 HL 治疗中获得显著疗效，但作为单药使用，对多发性骨髓瘤（MM）和 AML 等血液学恶性肿瘤的疗效较差，患者反应率较低，其原因可能与肿瘤特异性效应细胞较少、免疫检查点阻断剂缺乏与其相互作用的靶点而无法产生抗肿瘤免疫反应有关。研究者将疫苗介导的 T 细胞扩增和检查点阻断剂激活免疫作用相结合，采用检查点阻断剂 pidilizumab（CT-011）与自体 DC/ 全肿瘤细胞融合疫苗治疗自体造血干细胞移植后的 AML 患者，体外实验显示 T 细胞活化增殖、Treg 比例降低、T 细胞对靶细胞的杀伤能力增强，证实 pidilizumab 能够增强疫苗诱导的 CTL 功能；接受治疗的 22 例患者中，6 例获得很好的部分缓解，6 例获得 nCR/CR，其中 3 例经免疫治疗转化为 CR。虽然现在尚未能明确 pidilizumab 在联合治疗中的具体作用机制，但基于研究结果的有效性，研究者目前开展了基于 AML 和 MM 的临床试验来进一步验证疫苗和检查点阻断剂联合应用的效果（NCT01096602）。

4. 免疫检查点阻断剂联合溶瘤病毒　研究表明，免疫检查点抑制剂发挥作用依赖于肿瘤患者肿瘤微环境内 T 细胞的数量，而 OV 利用其对肿瘤细胞的感染、溶解作用，具有释放肿瘤抗原诱导免疫细胞浸润的特性，因此，将二者联合使用，具有促进免疫检查点阻断剂功能的作用。

Shen W 等采用编码 IFN-β 碘化钠同向转运体（NIS）的溶瘤性水疱性口炎病毒（VSV）（VSV-IFNβ-NIS）进行实验，结果发现，与单独使用相比，VSV- IFNβ-NIS 与抗 PD-L1 单抗联合应用能够降低 AML 细胞在动物体内的负荷，并显著延长小鼠生存时间，肿瘤组织中浸润性 CD4$^+$ CD8$^+$ T 细胞增多，CD8$^+$ T 细胞分泌 IFN-γ 水平升高；进一步研究发现，清除 CD8$^+$ T 细胞或 NK 细胞导致联合疗法的抗肿瘤作用效果显著降低，提示免疫检查点阻断剂与 OV 联合是治疗 AML 的有效疗法。

四、小　结

免疫疗法自提出以来已经经历了一个多世纪的发展，而近年来通过临床试验观察到的显著性临床疗效，为这一研究领域带来了前所未有的热度。CAR-T 疗法对复发 / 难治 B-ALL 和淋巴瘤患者的总体生存率的提高、免疫检查点抑制剂在 HL 和非小细胞肺癌等领域的良好效果，以及小分子免疫调节剂、溶瘤病毒、抗肿瘤疫苗和肿瘤靶向性单抗在各类肿瘤疾病中的应用，均证实了通过免疫系统作用对肿瘤进行"间接"治疗，能够将以前被判定为致死性的恶性疾病转变为可控性的疾病。

尽管在过去 10 年取得了重大突破，但迄今为止尚未完全实现通过免疫疗法完全清除恶性肿瘤的目标。因此，研究者们将各类免疫治疗技术相结合，并调动传统治疗方法在免疫调节方面的潜力，探讨从多角度共同克服肿瘤免疫逃逸机制，并积极开发新技术以提高各种免疫治疗手段的疗效。伴随精准医疗技术不断发展进步，在未来针对肿瘤患者的治疗策略中，研究者将根据肿瘤的新抗原表达情况及其微环境状态分析其所适合的免疫疗法，以此对肿瘤进行分类，并结合患者情况制定个体化治疗组合方案，真正达到精准化诊疗。

（贺艳杰　秦　跃）

第三篇

临 床 篇

第五章 白血病免疫治疗

第一节 急性髓系白血病

急性髓系白血病（AML）又称急性非淋巴细胞白血病，是一种血液系统恶性肿瘤，以髓样前体细胞克隆增殖为特征，并且这些细胞具有持续自我更新的能力。AML起病急，进展快，如果不快速干预治疗，短期内可迅速进展导致死亡。同时AML发病率随着年龄增加而增加，因此，随着人口老龄化，其发病率也逐年提升。然而，多年来AML的一线治疗仍然是标准的诱导、巩固化疗及造血干细胞移植。但是化疗毒性大并且复发风险高，特别是老年患者不能耐受一线化疗及干细胞移植，通常接受较低强度姑息治疗，尽管我们对AML的生物学分子基础研究取得不断的进展，并不断开发出新的药物，但对于改善患者的总体生存及预后并未取得突破性进展。同时存在肿瘤细胞耐药、克隆演变导致化疗无效，或即使经一线化疗得到缓解并找到合适供者行异基因造血干细胞移植，移植后维持治疗及移植后复发再治疗的选择依然是当前的难题。

近年来，各种免疫疗法的出现并不断成熟为AML的治疗迎来里程碑式的进步，特别是为复发/难治及无一线治疗机会的患者带来新的希望。与化疗、放疗不同，免疫疗法为一类低毒性的治疗手段，包括共轭和双特异性单克隆抗体、疫苗、细胞治疗[过继性T细胞、自然杀伤（NK）细胞、细胞因子诱导的杀伤细胞（CIK）等]、程序性死亡蛋白1（PD-1）/程序性死亡配体1（PD-L1）抑制剂和细胞因子等。可通过抗原释放和提呈、T细胞启动和激活识别与杀伤白血病细胞，或通过修饰蛋白和细胞疫苗增强抗原释放和表达，最终识别和杀伤白血病细胞，同时针对细胞毒性T细胞相关抗原4（CTLA-4）的刺激因子和免疫检查点抑制剂可增强T细胞启动和激活，最终抗体、细胞治疗及免疫检查点抑制剂靶向作用于PD-1或PD-L1，增强对白血病细胞的识别和杀伤。

免疫疗法被尝试用于各种不同的疾病状态，包括作为改善完全缓解（CR）率的前期诱导治疗，作为挽救治疗桥接异基因造血干细胞移植（即抗体治疗，细胞治疗和检查点抑制剂治疗）或替代异基因造血干细胞移植（即疫苗治疗和检查点抑制剂治疗）作为巩固治疗预防复发。此外，传统的化疗、靶向治疗、表观遗传学疗法都可导致免疫系统激活，包括抗原的释放和提呈、T细胞启动和激活，因此可以与免疫疗法联合通过协同作用治疗AML。本章节我们通过回顾这些新治疗方法的科学基础，并总结现有的证据及临床试验对AML相关的免疫疗法作简要介绍。

一、单克隆抗体

基础部分已介绍了AML细胞表达多种表面抗原，相应的抗体通常特异性识别这些特定抗原以杀伤白血病细胞。抗体可招募合适的免疫细胞，通过受体配体结合，阻断与白血病细胞生长相关的特定信号通路，或将化疗药物与白血病细胞结合以破坏白血病细胞。因为大多数潜在的抗原都同时存在于 AML 细胞和健康的骨髓前体细胞中，这很容易出现 AML 治疗中的靶向效应，从而导致如长时间血小板低的情况，所以在 AML 细胞上寻找其他合适的靶抗原作为免疫治疗的靶点是一项巨大的挑战，目前包括 CD33、CD123、CD47 和 CD64 在内的抗原是最多被研究的，同时对 AML 的免疫治疗来说也是最重要的。

单克隆抗体与不同临床发展阶段的白血病细胞及白血病干细胞、髓祖细胞的表面抗原结合，特别是 CD33 和 CD123。非共轭单克隆抗体在 AML 治疗中的作用有限，新的方法侧重于共轭单克隆抗体，包括与化疗药物结合的抗体药物结合物（antibody-drug conjugate，ADC）或作用于 Fc 以增强依赖抗体的细胞毒性（ADCC）。此外，双特异性 T 细胞衔接器（BiTE）和双亲和力重定向（DART）分子的双特异性单克隆抗体可直接使细胞毒性 T 细胞（通过与CD3 结合）作用于特定的白血病细胞抗原，进而破坏白血病细胞。

（一）ADCC

1. CSL360　基于 CD123 在 LSC 中表达高，但在正常造血干细胞和祖细胞低表达，CD123 是 AML 抗体治疗的理想靶点，目前相关的临床前研究也一直寄希望于通过抗 CD123特异性单克隆抗体治疗消除 LSC。但是，靶向 CD123 的重组的嵌合 IgG1 单克隆抗体（CSL360）的一期临床研究中，40 例预后不良的患者只有两例患者有疗效反应。

2. CSL362　缘于 CSL360 的临床试验效果不理想，研究者对其进行更新开发出了更加人性化的 CSL362，减少了在 Fc 部分的免疫原性和额外的优化，提高 ADCC 对 NK 细胞 CD16的亲和力。对已经缓解但复发风险高的 AML 患者使用 CSL362 进行了随访评估，在随访 6 个月后，50% 的患者仍为 CR 状态，并且在后续随访过程中有 6 位微小残留病（MRD）阳性的患者转为 MRD 阴性。

3. JNJ-56022473　是一种 CSL362 型抗体，是由一种新的细胞系产生的，并在临床前试验中显示了类似 CSL362 的活性。JNJ-56022473 作为 HMA（高三尖杉酯碱、米托蒽醌、阿糖胞苷）治疗失败的 AML 患者的单一治疗，或联合地西他滨用于不适合行强化疗的 AML 患者，目前正在进行两项 II 期临床试验（NCT02992860 和 NCT02472145）。

（二）抗体药物结合物：偶联药物的单抗

1. 吉妥珠单抗（GO）（人源化 CD33 单抗）　研究表明，CD33 在正常造血干细胞或成熟粒细胞中表达极低，而大约 80% 的 AML 细胞表达 CD33，因此，在 AML 免疫治疗中，CD33 是最适合的靶点，也是研究人员集中关注的热点。

GO 是一种结合了可破坏 DNA 的霉素的人源化抗 CD33 单克隆抗体，2000 年美国 FDA 首次批准了 GO 用于 60 岁以上的首次复发但不适合积极化疗的 AML 患者。然而 2010 年，在一项III 期临床试验后，GO 被从市场撤回。该临床试验比较了 GO 联合传统的 DA 方案（柔红霉素 +阿糖胞苷）与单独使用标准的 DA 方案诱导化疗在 60 岁以下的 AML 患者中的治疗效果，而结果显示联合 GO 并没有使患者受益，反而增加了病死率。研究中柔红霉素 $45mg/m^2$ 组与 $60mg/m^2$ 标准组比较病死率显著降低，与其他研究一致（5% *vs* 1%）。另外四项随机研究显示，在伴有预后良好和预后中等的细胞遗传学改变的患者中，联合使用 GO 可增加患者的总生存时间（OS），而并不会增加病死率。同时一项荟萃分析也表明联合 GO 作为诱导化疗在伴有预后良好和中等的遗传学改变的患者中是安全的，并且增加了 OS，而对于预后不良的患者不能获益。目前，美国 FDA 和欧洲药品管理局重新评估后 GO 在 2017 年已再次被批准使用。

2. SGN-CD33A（vadastuximab talirine）（一种新型的抗 CD33 抗体）　随着 GO 的发展，研究者做了大量的工作消除链接不稳定及脱靶毒性效应，通过在连接位点上使用设计的半胱氨酸浸润剂，合成 DNA- 交联吡咯环苯二氮平二聚类药物（PBD），优化了单克隆抗体与 CD33 结合的链接技术，进而精准负载药物，推进了 SGN-CD33A 的发展。经证实，SGN-CD33A 实际效果为临床前模型药效的三倍，并且与 GO 不同，它能够在异种移植模型中消除伴多耐药表型 AML 细胞和有独立细胞遗传学风险的 AML 细胞。数项 I 期临床试验研究已证实对于不适合强化疗的 AML 患者，单采用 SGN-CD33A 作为一线治疗与联合 7+3 诱导方案、阿扎胞苷或地西他滨作为一线治疗效果相当。试验结果初步显示，SGN-CD33A 单一治疗及联合化疗、联合 HMA 治疗的有效率分别是 54%、78% 和 73%，更欣慰的是分别有 46%、74% 和 47% 的患者获得了 MRD 转阴。而后续一项开放的 III 期临床试验中对初诊的老年 AML 患者采用 SGN-CD33A 和阿扎胞苷、地西他滨联合使用出现了较为明显的肝脏毒性。而采用 SGN-CD33A 联合 HMA 治疗老年 AML 患者的 III 期临床试验仍可继续注册登记。

（三）双特异性抗体

双特异性 T 细胞衔接器（BiTE）抗体和双亲和力重定向（DART）分子

1. AMG-330 BiTE 抗体的优势在于，它们能够直接将细胞毒性 T 细胞特异性招募到目标抗原上，从而介导 T 细胞杀伤白血病细胞而无须预刺激或共刺激。blinatumab（博纳吐单抗）是目前在急性 B 淋巴细胞白血病（B-ALL）和 B 细胞淋巴瘤患者中取得理想效果的 BiTE 抗体，可连接 B 细胞表面抗原 CD19 与 T 细胞受体（TCR）抗原 CD3。AMG-330 是一种针对 CD33 和 CD3 的单克隆双特异性抗体，在包括 AML 细胞系和异种器官移植实验的临床前实验中，证实了其抗体介导的细胞毒作用。并且 AMG-330 与 CD33 结合后不会导致 CD33 的内化，同时在循环 CD33、CD33 基因单核苷酸多态性、CD33 低表达情况下 AMG-330 仍然活跃，但不会显著降低正常的造血祖细胞。目前正在针对初次缓解后复发或难治的 AML 患者进行 AMG-330 的临床试验（NCT02520427）。

2. MGD006 与 BiTE 抗体相比，DART 技术可使双特异性抗体通过羧基端连接二硫键，使同源重链和轻链可变域区域分别稳定地置于两条独立的多肽上，最终由四个重链和轻链可变区的多肽相互串联组成 DART 分子，在理论上 DART 分子这种改进是优于 BiTE 抗体的。在人源性 B 细胞株的体外细胞毒性实验中，对 CD19/CD3DART 抗体和 CD19/CD3BiTE 抗体进行了比较，证实 DART 的结构优于 BiTE 结构，但是这一结论在体内尚未得到证实。MGD006 是一种与白血病细胞表面 CD123、LSC、CD3 均有亲和力的 DART 分子，在异种移植小鼠模型中已证实其可成功抑制 AML 细胞的增殖。目前已针对 RR-AML 患者进行 MGD006 的 I 期临床试验（NCT02152956）。

二、PD1/PD-L1 抑制剂（免疫检查点抑制剂）

免疫检查点，包括 CTLA-4 和 PD-1，已经证实是肿瘤细胞免疫逃逸的重要机制。PD-L1 和 PD-1 分别在小鼠的 AML 细胞和骨髓基质细胞上过度表达，导致抗肿瘤 T 细胞对 AML 细胞失应答，最终 AML 细胞免疫逃逸。另外，使用 HMA 治疗后，AML 细胞 PD-L1、PD-L2、PD-1、CTLA-4 的表达也会上调，进而促进免疫逃逸。已证实阻滞这些检查点有显著的临床疗效，尤其是针对黑色素瘤、非小细胞肺癌、霍奇金淋巴瘤。

一项阿扎胞苷联合抗 PD-1 单抗治疗难治性 AML 患者的 I 期临床试验的前期结果公布，患者在 d1 ～ d14 使用阿扎胞苷，d1、d14 使用 PD-1 单抗，只要患者没有明显的不良事件（AE），就重复用药，共分析了 51 例难治 AML 患者临床数据，与阿扎胞苷单药挽救性治疗的生存数据进行历史对照，中位 OS 为 9.3 个月。骨髓基质中主要是大量 CD8$^+$ 效应 T 细胞，而 Treg 细胞比例较低，这与治疗反应率高有关。在一项针对 28 例经造血干细胞移植后复发的恶性血液病患者（包括 12 例 AML 患者）的 I 期临床试验中对 CTLA-4 抗体（ipilimumab）的安全性和有效性进行了评估，在使用 3mg/kg 的剂量下没有反应，但在使用 10mg/kg 时 5 例患者达到 CR，并且 5 例 CR 患者均为 AML 患者，包括 3 例 AML 伴白血病细胞皮肤浸润、1 例 AML 伴髓样肉瘤、1 例骨髓增生异常综合征（MDS）转化的 AML 患者，有 3 例患者在 15 个月后仍持续 CR。在 ipilimumab 治疗有效的患者中发现，在白血病细胞浸润部位，CD8$^+$T 细胞浸润增加，同时 T 细胞免疫系统激活，CD4$^+$Tcon 增加，CD4$^+$Treg 细胞减少。

目前，PD-1 抗体（nivolumab 和 pembrolizumab）、PD-L1 抗体（durvalumab 和 atezolizumab）、CTLA-4 抗体（ipilimumab）或联合诱导化疗、表观遗传学药物（氮杂胞苷、地西他滨、SGI-110）及其他检查点抑制剂的临床试验正在招募患者，包括不适合诱导化疗的老年患者，不适合其他疗法或在移植后复发的患者、疾病缓解但 MRD 监测下提示复发风险高的患者等。

三、疫　苗

疫苗治疗是一种通过引入肿瘤抗原刺激患者机体的免疫系统来特异性识别和杀伤肿瘤细胞的方法。20 世纪 60 年代末首次尝试了 AML 疫苗，它是由结核肽杆菌 - 卡米特 -guerin 抗原和激活的 AML 细胞联合产生的，主动刺激机体免疫系统。当时的肿瘤抗原多为放射线照射、其他方式灭活的自体 / 异体 AML 细胞或细胞溶解物，来刺激患者的特异性免疫反应，最初并没有取得显著效果。然而，近年来疫苗的制备和生产有了很大的改善，蛋白、多肽或肿瘤抗原基因疫苗发展迅速，AML 疫苗是通过使用经过辐射的完整的 AML 细胞或对 AML 细胞抗原进行减毒而进一步开发和生产的，可被归类为白血病相关抗原（leukemic associated antigen，LAA）或白血病特异性抗原，目前已有四种 AML 靶向疫苗，包括：多肽疫苗、DC 疫苗、粒细胞巨噬细胞集落刺激因子（GM-CSF）疫苗及全肿瘤细胞抗原疫苗，如 WT1、PR-3、PR-1、Eps-8、MAGE-A1、MAGE-A3、NY-ESO-1、RHAMM 等。疫苗常与免疫佐剂联合应用，上述抗原可以负载到抗原提呈细胞上，采用自体白血病细胞与 DC 融合来刺激机体特异性免疫反应进一步清除白血病细胞。但是，因难以清除大量白血病细胞，目前疫苗主要用于 CR 期患者。

（一）多肽疫苗

AML 的多肽疫苗接种已被广泛研究，但结果一度令人失望，为了不断优化以使多肽疫苗特异性与 AML 细胞抗原结合，而不破坏正常细胞并达到疗效，需要找到免疫原性强的最佳抗原。大量研究结果证实，在 AML 细胞上过度表达的 WT1 抗原是多肽疫苗的合适靶点，并研究已证实了 WT1 多肽疫苗在清除表达 WT1 的 AML 细胞时具有很强的效力，多肽疫苗与 WT1 结合后可刺激细胞毒性 T 淋巴细胞（cytotoxic T lymphocyte，CTL）特异性杀伤表达 WT1 的 AML 细胞。另外蛋白酶 3（PR-3）也是一种主要表达在 AML 细胞上的重要的丝氨酸蛋白酶，在髓系白血病原始细胞和 CD34 白血病祖细胞中过表达，PR-3 被认为在白血病表型的维持中起着至关重要的作用，莫尔德雷姆等证实 PR-3 衍生的表位肽可诱导 CML 或 AML 患者 CD8$^+$T 细胞特异性免疫应答，因此也是制备多肽疫苗的靶点，同样通过激活 CTL 杀伤 AML 细胞，然而针对 PR-3 的多肽疫苗没有取得满意的效果。但将 PR-1（一种来源于骨髓蛋白酶 3 的长度为 9 个氨基酸的多肽）和 WT1 多肽疫苗联合应用比单用 PR-1 或 WT1 多肽疫苗均可提高疗效，研究证实联合应用可具有协同作用。另一种可用于制备多肽疫苗的重要抗原是透明质酸介导的运动性（RHAMM）受体，是一种细胞表面受体，属于细胞外基质分子群，在不同的肿瘤细胞系和多发性骨髓瘤中高表达。RHAMM 蛋白与有丝分裂纺锤体的形成有关，在所有白血病细胞系中均检测到 RHAMM mRNA 和蛋白水平的表达，将自然处理的

RHAMM-R3 多肽作为诱导 CD8 早期效应 T 细胞的特异性免疫应答的表位，也具有很强的免疫原性。

（二）树突状细胞疫苗

DC、抗原提呈细胞（APC），是先天性和获得性免疫的关键调节细胞，也是抗肿瘤免疫应答的关键调节因素。不论是起源于骨髓或起源于胸腺的淋巴组织中均含有 DC，这群细胞负责免疫监视作用和免疫应答的调节。DC 前体可分化成多种免疫活性不同的亚群，而这些细胞不同的免疫功能则和其成熟程度及活化状态密切相关。未成熟的 DC 具有较强的吞噬功能，并且可以与人类白细胞抗原（HLA）结合，在机体稳态情况下，这些未成熟 DC 要么无法对它们获取的抗原产生免疫应答，要么对这些抗原产生较为强烈的免疫耐受。另一方面，很多因素如炎症介质、CD40L 等都可以刺激未成熟 DC，使这些细胞活化、成熟，成为激活免疫系统的引发器。活化后的 DC 可以上调共刺激分子、细胞因子及趋化因子，以招募淋巴细胞并激活免疫清除功能，清除宿主体内具有危险性的抗原。除了抵抗外来病原体的作用外，也已证明 DC 是诱导抗肿瘤免疫应答的重要成分。肿瘤宿主体内，DC 的主要功能即为激活 CTL，并将肿瘤抗原通过主要组织相容性复合体（MHC）途径提呈给活化的 CTL，从而识别并杀伤肿瘤细胞。DC 与免疫系统的交互联系也因此为 AML 的免疫治疗提供了可能性，使其可以将白血病细胞作为靶点进行杀伤。

肿瘤特异性 DC 的来源是宿主的单核细胞，在 GM-CSF 和白介素 -4 的存在下，在体外分化为 DC，然后通过 WT1 mRNA 的电穿孔引入 LAA。针对 WT1 的单核细胞衍生来源的 DC 疫苗作为部分预后高危的缓解患者的治疗选择已经取得疗效。2015 年，一种基于端粒酶 DC 的新疫苗在 II 期临床试验中取得了成功，对于仅出现如头痛和疲劳等轻度的副作用而言这种疫苗在很大程度上是安全的。2017 年 *Blood* 杂志的一篇综述中多项临床研究数据证实 DC 疫苗可作为预防或延缓 AML 复发的有效策略，应进行进一步的调查以充分发挥其潜力。

（三）粒细胞 - 巨噬细胞集落刺激因子疫苗

GM-CSF 疫苗是另一种重要的药物，它与其他 AML 疫苗一起被用于刺激免疫系统。一项研究中，通过 GM-CSF 与 HLA-A*0201 受限的 WT1 多肽疫苗联合使用治疗不适合进行诱导化疗的患者，超过 50% 的受试者获得疗效，达到稳定的疾病状态，但仍需要进一步研究改善来提高它的疗效。

（四）全肿瘤抗原疫苗

另一种免疫治疗策略是全肿瘤抗原疫苗，可以同时激活对多个肿瘤相关抗原（TAA）的免疫反应。针对 AML 的全肿瘤抗原疫苗可规避肿瘤细胞免疫逃逸机制及导致有效免疫反应受抑制的非炎性白血病微环境等因素，我们可通过增加肿瘤微环境中炎症刺激来促进其抗原提呈能力。目前，多数全肿瘤抗原疫苗的临床试验证实其对于 AML 是有效的，第一次关于 AML 患者主动免疫治疗的报道是比较患者接受单独化疗或化疗联合免疫治疗的疗效，其中免疫治疗包括皮内注射以卡介苗作为佐剂的经照射处理的 AML 细胞，灭活的 AML 细胞经 APC 提呈肿瘤抗原进一步诱导机体对 LAA 产生免疫应答。临床数据证实全肿瘤疫苗可延长患者首次缓解时间及第一次复发后患者的 OS。也有学者在做经照射的原始 AML 细胞连同炎症刺激方案的疗效的研究，I 期临床试验采用经照射的自体的 AML 细胞联合细胞因子 IL-2、IL-6 和 GM-CSF 治疗复发 / 难治 AML 患者，结果显示 25 例患者中有 4 例完全缓解，5 例部分缓解，这也基本上是目前 AML 患者全肿瘤疫苗临床试验结论的总趋势。因此，这一疗法相对来说是成功的，可根据患者情况作为一种治疗的选择。

四、过继性免疫细胞治疗

过继性免疫细胞治疗是指将自体或同种异体免疫效应细胞输注给患者以直接杀伤患者体内的 AL 细胞。由于 AL 患者一般需反复化疗或干细胞移植治疗，且 AL 细胞主要占据骨髓及外周血使正常免疫细胞受抑而大量减少，或免疫细胞本身是白血病细胞来源的细胞，其免疫功能常很弱，在此情况下，疫苗及非特异免疫刺激剂等需要激活体内免疫系统的方法很难在早期见效。因此，过继性免疫效应细胞治疗逐渐受到重视。异基因造血干细胞移植（allo-HSCT）后输注同一供者的淋巴细胞是防治 allo-HSCT 后 AL 复发的最常用且经济的过继性免疫治疗方法。CAR-T 细胞疗法是治疗 r/r B-ALL 患者见效较快、疗效较好的过继免疫细胞治疗。同时 CIK、NK 细胞、抗原特异性 CTL 也在清除 MRD、预防复发、提高治愈率上有一定疗效。

（一）嵌合抗原受体 T 细胞

嵌合抗原受体 T 细胞（CAR-T），是将能识别某种肿瘤抗原的单链抗体（scFv）的抗原结合部与激活 T 细胞所需的信号分子，包括跨膜的共刺激结构域（如 CD28 和 CD4-1BB）和 T 细胞的活化基序 [如 CD3 复合物（ζ 链）胞内结构域] 在体外偶联为一个嵌合蛋白，通过基因转导的方法转染患者的 T 细胞，经基因修饰的 T 细胞通过表达单链抗体增强结合肿瘤细胞的能力，同时通过共刺激信号和活化基序的表达激活 T 细胞的增殖和细胞毒活性，使其能特异性地识别和杀伤肿瘤细胞。当患者自身 T 细胞被重新修饰后则产生大量肿瘤特异性 CAR，CAR 包含有细胞外抗原结合域、跨膜域、信号细胞内结构域，胞外结构域是典型的单链可变片段（scFv）源于肿瘤特异性单克隆抗体。应用抗体衍生的结构域识别抗原有 3 个优点：①抗体不依赖 MHC 提呈，即 CAR 为非 HLA 限制性，没有与内源性 TCR 链错配的任何风险；②抗体结合抗原比 TCAR 有更高的亲和力，形成更稳定的免疫突触；③治疗更精准，由于 CAR-T 是应用基因修饰患者自体的 T 细胞，利用抗原抗体结合的机制，能克服肿瘤细胞通过下调 MHC 分子表达及降低抗原提呈等免疫逃逸，让肿瘤细胞无所逃遁。

CAR-T 的临床疗效首先在 B 细胞恶性肿瘤中得到证实。CD19-41bb-ζ CAR-T，是最开始进行临床应用的，随后 CD19-CD28-ζ CAR 由 BRentjens 和 Sadelain 用于治疗难治性急性淋巴细胞白血病和更成熟的 B 细胞白血病 / 淋巴瘤。除了 CD19-CAR 的初步成功，其他 CAR-T 也被临床研究证实有效。上述发现使得 CAR-T 治疗髓系白血病成为一种可能。

AML 是一种多样化的髓系恶性疾病，因此无法通过单一靶点治疗所有的临床亚型，使用 CAR-T 治疗骨髓恶性肿瘤包括 AML 更具挑战性，有效的治疗应可以清除发生转化的肿瘤干细胞，同时清除由此干细胞分化而成的下一代细胞，因此所需设计的区域则更为复杂多变。

目前研究人员将重点放在用 CD33-CAR 治疗 AML 上。在体外和临床前实验中证实 CD33-CAR-T 细胞具有较好的疗效。CD33 在绝大多数的白血病细胞中均有表达，且在造血干细胞中无表达。初步研究中 1 例 CD33 阳性的 AML 患者经 CD33-CAR 治疗后缓解。另一项正在进行的 I 期临床试验显示，使用 Lewis-y（Le-y）CAR-T 细胞治疗 4 例复发的 AML 患者，CAR-T 在体内持续了 10 个月，并获得临床疗效。其中 1 例患者在接受诱导化疗后因败血症死亡，另外 3 例患者在回输 CAR-T 时 MRD 阳性，CAR-T 治疗后获得生物学缓解。1 例患者持续 5 个月细胞遗传学缓解，第 2 例持续 23 个月疾病处于缓解状态，第 3 例患者尽管未缓解接受了再次诱导化疗，但 CAR-T 治疗后外周血原始细胞降低了。此外 CD44v6、CD123 等 AML 干细胞抗原也被发现可用于替代 CD33。

有研究测试了二代 CD123 CAR-T 细胞，它由 1 个 CD123 CAR 和 CD28 共刺激分子组成。这种 CAR-T 细胞在异基因小鼠体内表现出了有效的抗白血病效应，而且在体外实验中发现，利用 AML 患者 T 细胞制作成的 CD123 CAR-T 细胞能够重新杀伤患者自身的白血病细胞。他们还将 CD123 CAR-T 细胞与脐血中的 CD34⁺ 细胞共培养，仍然能培养出正常的细胞集落，提示 CD123 CAR-T 细胞对脐血中 CD34⁺ 细胞并没有杀伤作用。S Tettamanti 等也在 CIK 上加上了一代 CD123 CAR，即一代 CD123 CAR CIK 细胞，证实了 CD123 CAR-T 的抗白血病效应及靶向性。然而，目前尚无 CD123 CAR-T 成功治疗 AML 患者的报道，究其原因可能如下：①最佳的 CAR 设计尚不清楚。例如，如何选择共刺激分子及其数量、细胞膜外连接片段的长度等。② CAR-T 的制备技术尚不成熟。③ CAR-T 在体内的存在时间尚无法合理控制。④不良反应。目前临床上报道的不良反应主要有 B 细胞"再障"；细胞因子释放综合征，由 T 细胞或巨噬细胞的细胞因子释放引起的发热、心动过速和低血压等，毛细血管通透性增加，容量异常分配，多器官衰竭；神经系统毒性，包括致命的脑水肿。⑤无法有效克服肿瘤微环境的抑制作用。因此，治疗过程需在有丰富免疫治疗经验的医师指导下进行，以降低治疗风险。

目前各项研究也在更积极地开拓可与 CAR 联合的手段，包括 PD-L1、IDO 及一些抑制因子等。目前，在 AML 中进行的 CAR-T 细胞临床试验，包括靶向 CD33（NCT01864902、NCT02799680）、CD123（NCT02159495）、FLT3、自然杀伤（NKG2D）抗原（NCT02203825）、LEWIS-Y 的 CAR-T。

除了靶向抗白血病效应外，还有 CAR-T 的安全问题，目前对于 CAR 治疗的不良反应报道主要为体内可能会产生抗 CAR 抗体、细胞因子释放综合征等，包括肿瘤溶解综合征，神经系统毒性（包括致命的脑水肿），如果处理不当会严重威胁患者的生命。因此设计 CAR 识别区域是 CAR 治疗前的重要先决因素。

（二）自然杀伤细胞

自然杀伤细胞（NK 细胞）可以在未暴露过的情况下靶向杀灭白血病细胞。2002 年首次有研究证实，干细胞来源的杀伤抑制受体（killer inhibitory receptor, KIR）与供体不匹配的 NK 细胞可增强 GOL 效应杀伤 AML 细胞，后来该结论被更多研究证实。随后，有研究人员发现，在 AML 患者体内输注 NK 细胞可减少免疫耐受并不会出现移植物抗宿主疾病。虽然这些结果提示结合 NK 细胞治疗可安全、有效降低 AML 复发风险，但仍需要更多的临床研究证实。此外，增强 NK 细胞活性可能也会成为今后白血病的治疗方法。目前用来提高 NK 细胞数量和活性的方案，包括扩增活化的 NK 细胞、RXR 激动剂或 γ 谱系特异性抗体，如抗 CD33。增强 NK 细胞杀伤活性的另一种方法是抗体阻断抑制性 KIR，其可阻断 KIR，这种方法最近被证明在 AML 患者体内是安全的。Treg 细胞减少可能会抑制供体 NK 细胞的增殖，也抑制可以应用的 NK 细胞治疗方案。最近的一项临床试验表明，用 IL-2 联合白喉毒素融合蛋白抑制宿主 Treg 细胞可增加 NK 细胞的增殖并用来治疗成人复发性 AML。因此，所有活性 NK 细胞都可以被用来杀伤 AML 细胞。

（三）CAR 自然杀伤细胞

作为先天免疫细胞，NK 细胞能够在没有抗原表达的情况下攻击恶性细胞，不需要 HLA 匹配。因此 NK 细胞不仅限于自体使用，还可以从同种异体的供体中获得。这使它成为在 AML 中使用的具有吸引力的细胞群，特别是在与 CAR 的结合中，可以将 NK 细胞引导到 AML 原始细胞的特定抗原上以清除白血病细胞。目前，有数项针对 RR-AML 患者 CD33（NCT02944162）和 CD7（NCT02742727）的临床试验正在开展。近年来，一些临床试验提出了一种大范围内分化自适应 NK 细胞（FATE-NK100）扩增的方法，其特点是 CD57 的表达和激活 NK 细胞受体 NKG2C。他们分离巨细胞病毒血清反应阳性的供者外周血单个核细胞，去除 CD3⁺T 细胞和 CD19⁺B 细胞，然后用 IL-15 和小分子抑制剂糖原合成酶激酶 3β（GSK3β）刺激培养细胞以增强 NK 细胞成熟和扩张。使用这种方法，NK 细胞的扩增所得最终产品提高 6.4 倍，FATE-NK100 包含 142.2×10^8 CD57$^+$NK 细胞和 15.8×10^8 CD57$^+$NKG2C$^+$ 自适应 NK 细胞。FATE-NK100 已被美国 FDA 明确批准用于晚期 AML 患者进行 I 期临床试验。

（四）细胞因子诱导的杀伤细胞

采用 CD3 单抗、白介素 -2（IL-2）、γ 干扰素（IFN-γ）、IL-1 培养的正常人外周血淋巴细胞（peripheral blood lymphocyte，PBL），称为细胞因子诱导的杀伤细胞（CIK）。研究显示培养后白血病患者自体 CIK 中各类 T 细胞的绝对值均增加（占 90% 以上），CD3$^+$/CD8$^+$/CD56$^+$ NKT 细胞增加倍数最高，也含有对自身白血病细胞特异性反应的 CTL。一个研究团队采用自体 CIK 联合化疗治疗 300 余例中低危险性化疗后获得第 1 次 CR（CR1）期的 AL 患者，5 年持续完全缓解概率比同一研究团队相同危险分层仅接受化疗患者提高 20% 以上，可使部分 MRD 转阴。供者来源 CIK 可防治 allo-HSCT 后白血病复发，对供者淋巴细胞输注（DLI）无效者也有效，比 DLI 更安全，无严重移植物抗宿主病发生，从而提高 allo-HSCT 对 AL 的治愈率。在一项 II 期临床试验中使用 CIK 细胞，在成人和儿童晚期血液恶性肿瘤患者中，包括 41 例 AML 患者，尽管最初的 DLI 患者的 CR 率为 28%，早期死亡发生在 24 例患者中，在 11 例患者中观察到急性移植物抗宿主病。CIK 与 IL-2 结合的另一项研究目前正在招募难治性和高风险的 AML 和骨髓增生异常综合征（NCT01898793）患者。使用 CAR 靶向瞄准 CIK 可能会更有效地瞄准白血病细胞。

五、非特异免疫调节剂及细胞因子

最早采用的非特异免疫刺激剂是 Coly 毒素（多种细菌毒素混合物），其他有卡介苗、短小棒状杆菌、细胞壁骨骼、内毒素、脂多糖、胸腺肽、多种佐剂等。目前，非特异免疫刺激剂主要以佐剂的形式与疫苗等联用，如琥珀酰化钥孔㓢血蓝素、不完全福氏佐剂、含有非甲基化的胞嘧啶鸟嘌呤二核苷酸的寡脱氧核苷酸、Toll 样受体拮抗剂等。佐剂可通过以下方面增强疫苗的作用：模仿炎症或细胞死亡信号吸引 APC 到达抗原注射部位，促进 APC 摄取抗原，诱导 APC 成熟以增加抗原的提呈，刺激 T 细胞，激活和扩增抗原特异性 CTL 或 B 细胞。部分细胞因子有增强免疫细胞的功能及抗肿瘤增殖的作用。应用最多的是干扰素 α（IFN-α）及 IL-2，但是目前多项研究尚未显示 IFN-α、IL-2 能够提高 AL 的治愈率，这可能是由于 IL-2 在高度免疫抑制的微环境中抗白血病的作用有限，因此 IL-2 作为 MRD 转阴达到 CR 状态或移植后的维持治疗。但是一组包括 9 项 III 期随机临床试验（共 1665 例入组者）的分析显示在患者第一次达到 CR 后使用 IL-2 维持治疗组与对照组的无病生存率和 OS 无显著差异。另一项随机对照的 III 期临床试验显示 IL-2 与组胺二盐酸盐（二盐酸组胺制剂）结合作为巩固治疗与不治疗组相比可显著提高无病生存率，而 OS 无显著差异。在欧洲已经通过了 IL-2 联合组胺二盐酸盐作为巩固治疗方案，但是无足够的临床试验证实联合使用可提高 OS，因此美国 FDA 目前尚未批准。另外，部分细胞因子可以作为佐剂联合疫苗应用，如 IFN 及 GM-CSF 是目前最成功的佐剂。

在过去的几十年，AML 的传统治疗方法没有突破性进展，虽然个体化治疗、替代治疗等方式取得了一定的进步，但 AML 是异质性疾病，任何单一的治疗方案都不可能实现最佳的治疗效果，也不足以满足 AML 的治疗需要。目前的研究已证实各种免疫治疗方法的疗效取得了突破性的进展，今后在发挥自身优势的情况下，免疫治疗与传统治疗方案有效结合，将最大限度地减少治疗相关的毒副作用并更有效地治疗 AML 并预防疾病复发。

（岳春燕　黄　睿　平宝红）

第二节 急性淋巴细胞白血病

一、背景：急性淋巴细胞白血病与免疫治疗

（一）急性淋巴细胞白血病

急性淋巴细胞白血病（ALL）是一组起源于造血干细胞的恶性克隆性疾病，在人群中有两个发病高峰——4岁以下儿童和60岁以上老人。ALL占儿童血液恶性疾病的75%左右，是儿童最常见的白血病，而在成人白血病中ALL大约占20%。按照发病时白细胞计数、不同细胞遗传学及分子遗传学改变特点，对ALL进行了不同风险分型。ALL的治疗手段主要包括化疗、造血干细胞移植（HSCT）、分子靶向药物及免疫治疗等。

（二）免疫治疗

近年来白血病免疫治疗开始崭露头角，展现出良好的应用前景。自1997年美国食品药品监督管理局批准利妥昔单克隆抗体用于治疗B淋巴细胞恶性疾病以来，ALL的免疫疗法不断出现新突破。

ALL的免疫治疗主要分为四类：一是单克隆抗体治疗，通过抗原抗体识别原理加强机体对肿瘤细胞的识别与杀伤；二是细胞治疗，通过回输经过基因修饰的T细胞，加强对肿瘤细胞的识别及杀伤；三是免疫检查位点抑制剂，通过阻断T细胞活化过程中的抑制性信号分子，加强免疫识别与杀伤；四是肿瘤疫苗，通过加强肿瘤抗原呈递，从而提高对肿瘤细胞的特异性杀伤作用。2016年，美国FDA分别将CAR-T细胞治疗、双标记单克隆抗体及免疫检查位点抑制剂列为急性白血病治疗的三大突破，由此，免疫治疗开始成为ALL治疗的又一新模式。

二、急性淋巴细胞白血病与单克隆抗体

（一）单克隆抗体治疗原理

单克隆抗体（mono-antibody，m-Ab，单抗），利用肿瘤细胞表面特异性表达的抗原与其所对应的抗体，两者在体内相结合，通过抗体依赖的细胞毒作用（ADCC），补体依赖的细胞毒作用（CDCC），以及抗体与抗原结合引起的直接效应，包括抑制细胞生长，改变细胞周期及凋亡，介导针对肿瘤的免疫效应。根据治疗原理的不同，单抗主要分为三种：一是单纯单抗，通过单抗与肿瘤细胞表面特异性抗原结合，介导机体对肿瘤细胞的免疫识别，从而实现肿瘤细胞的特异清除，如针对CD20的利妥昔单抗（rituximab）；二是载药单抗，将特异性单抗与药物相结合，如抗CD19的coltuximabravtansine，抗体可以实现其所承载的化疗药物定向给药，从而实现精准化疗；三是双标记单抗，如抗CD19与抗CD3双标记的blinatumomab，可以通过抗CD19位点与肿瘤细胞相连，另一端抗CD3位点与T细胞相连，从而介导T细胞对肿瘤细胞的识别与杀伤。

针对不同的淋巴细胞白血病细胞表面的特异性抗原，不同种类单抗的研究不断推陈出新，如CD19、CD20、CD22、CD52、CD25等，是ALL免疫治疗的研究热点。

（二）单克隆抗体的治疗研究

1. 抗CD20单抗　CD20是由B系淋巴细胞MS4A1基因编码表达的特异性抗原，同时表达在大部分正常B细胞及30%～50%的恶性B细胞表面。CD20出现在前B细胞到成熟B细胞阶段，并不表达在造血干细胞祖B细胞及成熟的浆细胞上。CD20是一种跨膜磷酸化蛋白，起到钙离子通道的作用，从而介导B细胞的增殖、分化及凋亡。CD20不会被内化，也不会在结合相应抗体后从细胞表面脱离，更不会释放入血成为游离体，这些特性使得其成为良好的

肿瘤细胞靶抗原。

根据人源化程度及 Fc 片段修饰的不同，抗 CD20 单抗分为三代：第一代主要以利妥昔单抗为代表的嵌合或鼠源单抗，第二代是以奥法木单抗为代表的人源化单抗，第三代是以阿妥珠单抗为代表，其抗体 Fc 片段经过糖基化修饰。

（1）利妥昔单抗：rituximab，是抗 CD20 单抗治疗 ALL 应用最为成熟的一例。利妥昔单抗是人鼠嵌合抗体，有鼠源性的高度可变区和人源性的 Fc 片段，通过 ADCC、CDCC 及凋亡途径介导肿瘤免疫。早在 1997 年美国 FDA 就批准了利妥昔单抗用于治疗复发或难治的 B 细胞淋巴瘤，同时它也是全球第一个上市的抗肿瘤单抗。此后，针对利妥昔单抗在各类 B 淋巴细胞恶性疾病的研究不断开展。

Thomas 等较早开展了利妥昔单抗对于 Ph（−）ALL 的研究，研究纳入了 282 名初次诊断为 ALL 的成年患者，通过利妥昔单抗联合高剂量 CVAD 化疗（前四个化疗疗程 +8 个剂量利妥昔单抗：$375mg/m^2$）与单一 CVAD 化疗相比，在 CD20（+）队列中微小残留病（MRD）阴性率更高（81% vs 58%），三年持续完全缓解率（70% vs 38%，$P < 0.001$）及总体生存率（75% vs 47%，$P=0.003$）更高，研究还进一步表明年龄 < 60 岁患者获益更多。

Maury 等 2016 年发表的一项多中心随机对照临床研究，对比了利妥昔单抗（$375mg/m^2$）联合传统化疗与传统化疗，在所纳入初次诊断为 Ph（−）–CD20（+）的 B 淋巴细胞 ALL 的患者（$n=209$，18～59 岁）中，尽管试验组与对照组在完全缓解（CR）率（92% vs 91%）、MRD 阴性率（65% vs 61%，$P=0.82$）、治疗相关病死率、两年生存率（71% vs 64%，$P=0.095$）等方面没有区别，但是在可接受移植患者比例（34% vs 20%，$P=0.029$）、累积复发率（18% vs 30.5%，$P=0.02$）及未接受移植患者的两年无事件生存率（EFS，$P=0.021$）和总生存率（OS，$P=0.018$）方面利妥昔单抗更有优势（图 5-1）。

总的来说，目前关于利妥昔单抗联合化疗治疗 B-ALL 的研究表明，利妥昔单抗在改善完全缓解期、无事件生存率及复发率等方面更有优势，并且越年轻的患者优势越大。

（2）奥法木单抗：为全人源性的抗体，是第二代抗 CD20 单克隆抗体，其与 CD20 抗原上的近端小环表位结合，从而产生比利妥昔单抗更高效的 ADCC 和 CDCC。2014 年，奥法木单抗被批准用于慢性淋巴细胞白血病（CLL）的治疗，后续针对奥法木单抗用于难治的淋巴细胞恶性疾病治疗研究不断开展。Hagop 等研究表明，在所纳入的 19 名 B-ALL 成人患者中，奥法木单抗联合高剂量 CVAD 化疗（8 剂量的奥法木单抗 +4 个疗程化疗）的治疗方案在诱导化疗之后收获了 95% 的缓解率和 64% 的 MRD 阴性率，一年的无进展生存率和总体生存率都达到 91%。

（3）阿妥珠单抗：其 Fc 段经过糖基化修饰，从而提高了抗体的特异性及与抗原的亲和力。Awasthi 等进行的临床前研究表明，在 ALL 移植大鼠的体内外实验中，阿妥珠单抗（30mg/kg）在诱导 ADCC 效应（70.0±1.6% vs 45.5±0.1%，$P=0.001$）及细胞死亡（47.3±4.9% vs 23.2±0.5%，$P=0.001$）比利妥昔单抗更有优势，能显著提高总体生存率（$P=0.03$）。

（4）REGN1979：是抗 CD3-CD20 双标记抗体，通过不同的标记结合 T 细胞和表达 CD20 的肿瘤细胞，介导 T 细胞对肿瘤细胞的免疫识别与杀伤。REGN1979 的研究还处于初级阶段，在前期动物实验中，该药对 B 细胞淋巴瘤大鼠展现了良好的缓解效果，此外，灵长类动物的研究表明该药比利妥昔单抗有更强的降低 B 细胞负荷的作用。一项针对 CLL 及霍奇金淋巴瘤患者（$n=25$）的研究表明 REGN1979 在人体应用的安全性。目前，国外针对 REGN1979 治疗 ALL 的一项 II 期临床试验正处于患者招募中。

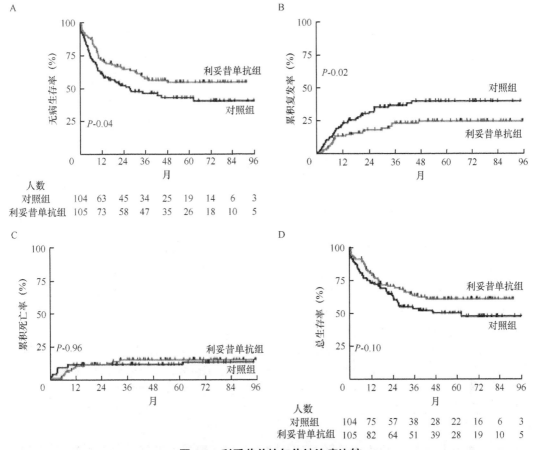

图 5-1 利妥昔单抗与传统治疗比较

A 组显示无事件生存率，2 年时利妥昔单抗组为 65%（95%CI，56% ～ 75%），对照组为 52%（95%CI，43% ～ 63%），4 年时分别为 55%（95%CI，46% ～ 66%）和 43%（95%CI，34% ～ 55%）。B 组的累积复发率分别为 18%（95%CI，11% ～ 27%）和 25%（95%CI，16% ～ 35%），对照组分别为 32%（95%CI，22% ～ 42%）和 41%（95%CI，30% ～ 51%）。C 组显示第一次缓解期的累积病死率，2 年时利妥昔单抗组的累积病死率为 12%（95%CI，6% ～ 19%），对照组为 12%（95%CI，6% ～ 19%），4 年时，这些估计值分别为 16%（95%CI，9% ～ 24%）和 12%（95%CI，6% ～ 19%）。D 组 2 年时总生存率利妥昔单抗组为 71%（95%CI，62% ～ 80%），对照组为 64%（95%CI，55% ～ 74%），4 年时分别为 61%（95%CI，52% ～ 72%）和 50%（95%CI，41% ～ 62%）

2. 抗 CD19 单抗

（1）博纳图单抗：是抗 CD19-CD3 的双标记抗体，通过结合肿瘤细胞激活 CTL 释放穿孔素和颗粒酶介导靶细胞溶解。2014 年博纳图单抗被美国 FDA 批准用于难治复发性的 B-ALL 的治疗，它是第一个美国 FDA 批准的双标记抗体。MS Topp 等 2015 年开展的一项多中心研究显示，在 Ph（−）难治复发性的 B-ALL 患者（n=189）中，通过第一周给予 9μg/d+ 第 2 ～ 4 周给予 28μg/d 持续静脉输注的给药方案，43% 的患者在前两个疗程达到了客观缓解（33%CR，10% 血液学 CR），亚组分析更进一步表明基础病情越轻（骨髓恶性细胞＜50%）的患者，对药反应越好（图 5-2）。G Martinelli 等 2017 年发表的一项多中心 II 期临床研究表明，在前期经过酪氨酸激酶抑制剂治疗的 Ph（+）难治复发性 B-ALL 患者中（n=45），两个周期的博纳图单抗可以使 36% 的患者产生完全缓解或部分血液学缓解，88% 的患者取得了 MRD 的改善。博纳图单抗导致的不良反应有神经系统毒性和细胞因子释放综合征。2017 年美国 FDA 全面批准了博纳图单抗用于 Ph（±）难治复发性 B-ALL 的治疗。

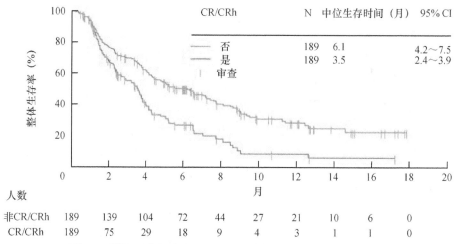

图 5-2　博纳图单抗治疗 Ph（－）难治复发性 B-ALL 疗效分析
CR，完全缓解；CRh，完全缓解伴外周血计数部分恢复

（2）coltuximabravtansine（SAR3419）：为一种载药单抗，由人源性抗 CD19 抗体和美登素衍生物组成，在与肿瘤细胞表面 CD19 分子结合后内化，释放出其中的美登素与微管蛋白相结合，阻断细胞周期介导细胞死亡。

前期在复发 B 细胞淋巴瘤患者的试验中，研究了其用于人体的安全性及较佳的给药方案（每周一次，55mg/m²），胃肠道反应为常见不良反应。HM Kantarjian 等 2016 年发表的一项多中心Ⅱ期临床试验表明，在难治复发 B-ALL 患者（n=36）中主要的不良反应为发热、腹泻及淋巴细胞减少等，而临床效果并不乐观，只有 25% 的患者显示了短暂时间的缓解（范围为 1～5.6 个月）。

（3）denintuzumabmafodotin（SGN-CD19A）：为一种载药单抗，由人源性抗 CD19 抗体和甲基化阿里他汀 F（MMAF）组成，在与肿瘤细胞表面 CD19 分子结合后内化，释放出 MMAF 抑制微管蛋白集聚，阻断细胞周期介导细胞死亡。目前其研究还处于人体安全性探索阶段，Fathi 等的一项包括儿童和成人的复发 / 难治的 B-ALL 研究（n=40）表明，denintuzum-abmafodotin 不同给药方案（每 3 周给药 vs d1+d8+d21 给药）主要的不良反应相似，包括发热、恶心、视物模糊及干眼；其中 30% 患者达到了客观缓解，有 5 人完全缓解，有 8 人达到了 MRD 的阴性。

3. 抗 CD22 单抗　CD22 是 B 细胞表面特异性表达的分子，表达在 B 细胞原始和终末分化阶段，与抗体结合可快速内化，是治疗 B-ALL 的理想肿瘤靶抗原。

（1）依帕珠单抗：早期的临床试验在儿童 B-ALL（n=18）中研究，经过依帕珠单抗联合化疗，50% 的患者达到了形态学缓解，其中 8 人获得了 MRD 阴性，揭示了其应用于人体的安全性及提高化疗疗效的可能性。后续的Ⅱ期临床试验研究了依帕珠单抗联合化疗治疗儿童和青少年ALL（n=114），单抗剂量为 360mg/m²，每 1～2 周一次，尽管联合组并未比传统化疗组有优势（65% vs 77%），但是联合组显示了更高的 MRD 阴性率。另外，还有更多针对依帕珠单抗治疗 B-ALL 的Ⅱ期临床试验正在进行。

（2）inotuzumabozogamicin：即 IO 单抗，为一种载药单抗，由抗 CD22 单抗和卡里奇霉素组成，单抗与肿瘤细胞表面抗原结合后，通过内化释放卡里奇霉素，破坏肿瘤细胞 DNA 双螺旋结构从而介导细胞死亡。Kantarjian 等探究了 IO 单抗治疗难治复发性 B-ALL 的安全性和有效性（n=49），剂量为每 4 周 1.8mg/m²，总体反应率为 57%，主要不良事件有血细胞减少、发热及肝窦阻塞综合征（SOS）等，研究更进一步表明先前接受 IO 单抗治疗的移植病人更容易发生 SOS。

Kantarjian 等 2016 年发表的一项Ⅲ期临床研究（$n=326$）表明，IO 单抗可产生更高的缓解率（80.7% vs 29.4%，$P < 0.001$）和 MRD 阴性率（78.4% vs 28.1%，$P < 0.001$），同时 IO 组患者有更长的无事件生存期和总体生存期；值得注意的是，IO 单抗组肝静脉阻塞综合征的发生率明显增高（15% vs 1%）。2017 年 8 月，IO 单抗被美国 FDA 批准用于难治复发性 B-ALL 的治疗。

（3）moxetumomabpasudotox：该药为载药单抗，由抗 CD22 抗体结合假单胞菌外毒素 A（PE38），与肿瘤细胞表面抗原结合后内化，PE38 诱导其凋亡。Wayne 等 2014 年的一项研究表明，在 44 名难治复发性的 B-ALL 患者中，25% 的患者收获了客观缓解（9 人 CR），主要不良事件有毛细血管渗漏综合征、高血钙及溶血性尿毒综合征。

（4）combotox：为载药抗体的混合物，为连接蓖麻毒素 A 链的抗 CD19 抗体与抗 CD22 抗体的等比例混合制剂。一项针对成人难治复发性 B-ALL 的研究中，见表 5-1，所有患者都显示了外周瘤负荷的减少，但在一个周期的治疗后瘤细胞数产生了快速反弹。Stefan K. Barta 等通过前期动物实验探索了 combotox 联合阿糖胞苷治疗 ALL 的可行性，结果表明联合疗法可产生协同治疗作用，目前该项Ⅰ期临床试验正处于患者招募中。

表 5-1 不同剂量 combotox 负载抗 CD19 抗体与抗 CD22 抗体治疗难治复发性 B-ALL 的不良反应及疗效分析

剂量（mg/m²）	患者数	可能相关的≥ 3 级毒性作用	最佳疗效
3	3	无	1 SD，2 PD
5	3	无	3 PD
6	3	无	1 PR，2 PD
7	7	3 级肝功能检查异常（患者 11，12）	7 PD
8	1	4 级血管渗漏综合征（患者 17）	1 PD
总	17		1 PR，1 SD，15 PD

注：SD，病情稳定；PD，疾病进展；PR，部分缓解

4. 抗 CD25 单抗 是细胞表面抗原，为白介素 2 受体的组成成分，可以激活下游信号通路促进细胞增殖。有研究表明，在 30% 的 B-ALL 细胞包括全部的 Ph（+）亚组检测到 CD25 的表达，使其成为理想的肿瘤靶抗原。ADCT-301 为 CD25 抗体联合吡咯并苯并吖庚三烯制剂，经过前期试验，目前针对其治疗难治复发性 ALL 的试验正处于患者招募中。

三、急性淋巴细胞白血病与 CAR-T 细胞治疗

（一）CAR-T 细胞治疗基本原理

嵌合抗原受体（CAR）修饰 T 细胞疗法是近年来血液恶性疾病治疗的研究热点。CAR-T 是在体外采用基因修饰方法对来自患者自身或供者的 T 细胞进行 T 细胞受体或 CAR 基因修饰，在受体另一端嵌合激活 T 细胞的元件，并在嵌合蛋白中引入多个共刺激分子，以增强 T 细胞的生存、增殖和记忆效应，对患者进行化疗预处理降低体内瘤负荷并抑制患者免疫功能，再将制备好的 CAR-T 细胞回输入患者体内，其对肿瘤细胞抗原具有非主要组织相容性复合体依赖的识别功能，从而介导对肿瘤细胞的免疫反应。根据靶向抗原的不同，在 ALL 治疗研究中 CAR-T 比较常见的有 CD19-CAR-T、CD22-CAR-T 等。2017 年 8 月，CAR-T 细胞疗法得到了美国 FDA 的全面批准用于年龄 < 25 岁难治复发性的 B-ALL 患者的治疗。

（二）CAR-T 细胞治疗研究进展

1. CD19-CAR-T CAR-T 细胞治疗被誉为近年来癌症治疗中最有希望的进展之一，其中

CD19-CAR-T 细胞治疗是迄今为止 ALL 中最成功的一种。CD19 在恶性 B 细胞上广泛表达，且在正常组织中的表达仅限于 B 细胞，使之成为一种优良的肿瘤靶向位点。

Zhang T 等研究发现：CD19-CAR-T 细胞对 B 细胞恶性肿瘤的总体应答率为 73%（$P < 0.001$），对 ALL 患者的有效率（93%）高于 CLL（62%）和淋巴瘤患者（36%）。

美国纪念斯隆 - 凯特琳癌症中心（MSKCC）第一个发布针对患有复发 / 难治性 B-ALL 的成人的 CD19-CAR-T 治疗结果。43 例可评估接受抗 CD19 28zCAR-T 细胞治疗的成人患者 [剂量为（$1 \sim 3$）$\times 10^6$CD 1928zCAR-T 细胞 /kg] 中有 36 例（84%）获得 CR，MRD-CR 率为 67%（29/43），所有患者和获得 MRD-CR 的患者的中位 OS 分别为 8.5 个月和 10.8 个月。

宾夕法尼亚大学（Upenn）的研究人员报告了 53 名复发 / 难治（R/R）B- ALL 的儿童或青年患者的治疗效果和随访表现，所有患者接受（$1 \sim 17.4$）$\times 10^6$ CD19-CAR-T 细胞 /kg 治疗，50/53（94%）获得 CR，其中 45 例获得 MRD-CR（另外 2 名 CR 患者在没有进一步治疗的情况下获得了 3 个月的 MRD $\sim$ CR）。一年的 EFS 率及 OS 率达到 45% 和 78%，CAR-T 细胞存在时间在 68% 患者中都达到了 6 个月。值得注意的是，CR 患者在输注 CAR-T 后第 28 天有 20 例出现复发（其中 13 例为 CD19 阴性复发），这应该是现有数据中最常见的 CD19 阴性复发。

在 2015 年美国血液学会上，来自国家癌症研究所的 Lee 等报告了前 38 名患者的最新研究结果。报告中，CR 和 MRD-CR 发生率分别为 61%（23/38）和 53%（20/38）。在 20 例获得 MRD-CR 的患者中，中位无白血病生存期（LFS）为 17.7 个月，LFS 从 18 个月开始的概率为 45.5%。同时，研究人员还发现，抗 CD19 CAR-T 细胞疗法是 B-ALL 患者 HSCT 的有效桥梁。

弗雷德哈钦森癌症研究中心（FHCRC）研究人员发现，29 例可评估的 R/R B-ALL 成人在 CD4 ：CD8 组成的 1 ：1 比例下分别接受 2×10^5、2×10^6 或 2×10^7 个 CAR-T 细胞 /kg 治疗，取得了良好的初步结果。其中有 27 例（93%）获得 CR。研究人员观察到相比单独接受环磷酰胺（Cy）或依托泊苷的 12 例患者，17 例接受环磷酰胺和氟达拉滨（Cy/Flu）预处理的患者的 CAR-T 细胞扩增和持续性明显增加，在 Cy/Flu 队列中也观察到总体和无病生存（DFS）率的改善，其中 17 例患者中只有 2 例（12%）在 CAR-T 细胞输注后复发（1 例 CD19$^+$ 复发，1 例 CD19$^-$ 复发）。

2018 年 4 月 8 日，Jae 等报告了在 MSKCC 进行的单中心 I 期试验结果：总共 53 名成年人接受了 19-28zCAR-T 细胞输注，其中 83% 的患者获得 CR，中位随访 29 个月，中位无事件生存率为 6.1 个月，中位总生存率为 12.9 个月。其中治疗前疾病负担较轻（< 5% 骨髓细胞，21/53）的患者中，95% 获得 CR。相较于疾病负担较高的患者（32/53，60%），疾病负担较轻的患者缓解期和生存率明显提高（图 5-3），中位无事件生存率为 10.6 个月，中位总生存率为 20.1 个月，而在高疾病负担患者中分别为 5.3 个月、12.4 个月，再次证实了众所周知的现象，即较低的疾病负担与更好的长期生存有关。观察到的两种最常见的治疗相关不良事件是细胞因子释放综合征（85%，sCRS 率为 26%）和神经毒性作用（43%）。研究人员发现疾病负担和峰值 CAR-T 细胞扩增是严重神经毒性作用的独立预测因子，且较高峰值的 CAR-T 细胞扩增与更高的 MRD$^-$CR 率相关，但以更高的神经毒性和更严重的细胞因子释放综合征发生率为代价。所有 MRD$^+$CR 阳性的患者（9/9）均 CD19$^+$ 复发，但只有 50% 的 MRD CR 阴性的患者（16/32）复发，包括 4 例 CD19 阴性复发。在 32 例 MRD$^-$CR 的患者中，还发现接受移植的患者和未接受移植的患者在无事件生存率和总体生存率方面没有显著差异。

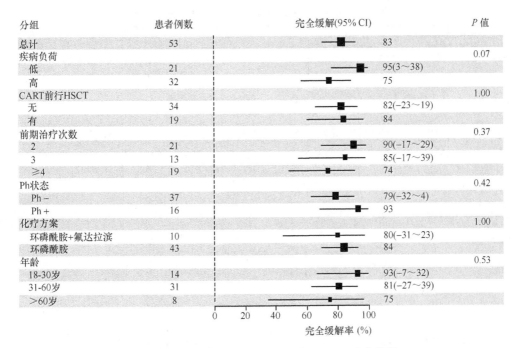

分组	患者例数	完全缓解(95% CI)	P 值
总计	53	83	
疾病负荷			0.07
低	21	95(3~38)	
高	32	75	
CART前行HSCT			1.00
无	34	82(−23~19)	
有	19	84	
前期治疗次数			0.37
2	21	90(−17~29)	
3	13	85(−17~39)	
≥4	19	74	
Ph状态			0.42
Ph −	37	79(−32~4)	
Ph +	16	93	
化疗方案			1.00
环磷酰胺+氟达拉滨	10	80(−31~23)	
环磷酰胺	43	84	
年龄			0.53
18-30岁	14	93(−7~32)	
31-60岁	31	81(−27~39)	
>60岁	8	75	

图 5-3 治疗前骨髓白血病负荷影响 CAR-T 治疗效果

■表示观察到的比例，从正方形延伸的线是这些比例的 95% 置信区间；HSCT，造血干细胞移植；Ph，费氏染色体

Maude 等在 4 月 10 日紧接着发布了一项 25 个中心、Ⅱ 期的全球研究结果：在接受了 tisagenlecleucel 输注的 75 名患者中，3 个月时的总缓解率为 81%，45 例（60%）CR，16 例（21%）CR 伴血液学不完全恢复。所有 CR 伴或不伴完全血液学恢复的患者 MRD 均为阴性。6 个月时无事件生存率和总生存率分别为 73%、90%，12 个月时为 50%、76%。77% 的患者出现 CRS，40% 的患者发生神经事件，且所有对治疗有反应的患者都出现了 B 细胞缺失且输注后 B 细胞缺失维持 6 个月的概率为 83%。可以发现，在这项关于 CAR-T 细胞治疗的全球、多中心的研究中，复发或难治性 B-ALL 的儿童和青年患者表现出高应答率，其结果与先前单中心研究中观察到的结果相似。总结不同研究中心的 CD19-CAR-T 细胞治疗复发 / 难治 ALL 疗效如下表所示（表 5-2，表 5-3）。

表 5-2 不同研究中心使用 CAR-T 细胞类型及预处理方案

疾病	研究机构	患者人群	靶点	CAR-T 结构	预处理
B-ALL	MSKCC	成人：44（43 反应可评估）	CD19	SJ25C1-CD28-CD3ζ	Cy 或 Cy/Flu
	Upenn	儿童及成人：53	CD19	FMC63-CD8α-4-1BB-CD3ζ	48/53 接受预处理
	NCI	成人：38	CD19	FMC63-CD28-CD3ζ	27 Cy/Flu 3 HD Cy/Flu 6 FLAG 2 IE
	FHCRC	成人：30（29 反应可评估）	CD19	FMC63-IgG4 CD28-4-1BB-CD3ζ	2 Cy/E 11 Cy 12 Cy/Flu3 5 Cy/Flu5

注：MSKCC，美国纪念斯隆 - 凯特琳癌症中心；Upenn，宾夕法尼亚大学；NCI，国家癌症研究所；FHCRC，弗雷德哈钦森癌症研究中心；Cy，环磷酰胺；Flu，氟达拉滨；HD，高剂量；FLAG，氟达拉滨 + 阿糖胞苷 + 重组人粒细胞刺激因子；IE，异环磷酰胺 / 依托泊苷；E，依托泊苷；Cy/Flu3，Cy 60mg/kg×1+Flu 25mg/m²× 3；Cy/Flu5，Cy 60mg/kg×1+Flu 25mg/m²×5

表 5-3　不同研究中心 CAR-T 细胞疗效及复发分析

研究机构	共刺激结构域	CAR-T 剂量	疗效	复发 /CD19 表达 / 时间
MSKCC	CD28	$1.5×10^6 ～ 3×10^6$/kg	患者总数，51；ORR，82.4%；OS，6.3 个月（CAR-T 前原始细胞 < 5%，20 人），17 个月（CAR-T 前原始细胞 ≥ 5%，31 人）	1/22；CD19$^+$；13 周
BCM	CD28	$1.5×10^7$/kg ～ $1.2×10^8/m^2$	患者总数，4；ORR，75%	1/3；CD19$^+$；2 月
NCI	CD28	$0.03×10^6$/kg ～ $3×10^6$/kg	患者总数，51；ORR，60.8%；OS，34.7%，38 个月（接受 Cy/Flu）；5.5 个月（无接受 Cy/Flu）	8/28；2CD19$^+$，5CD19$^-$，1 未知
ZUMA-3	CD28	10^6/kg 或 $2×10^6$/kg	可评估患者数，10；ORR，75%	N/A
FHCRC	4-1BB	规定的 CD4：CD8 组成	可评估患者数，40；ORR，91%；OS 率，在 12 个月时为 74%	6/36；全部 CD19$^-$
FHCRC	4-1BB	$2×10^5$/kg ～ $2×10^7$/kg（规定的 CD4：CD8 组成）	可评估患者数，36；ORR，94%	9/30；7 CD19$^+$，2CD19$^-$
CHOP	4-1BB	$10^7 ～ 10^8$/kg	可评估患者数，59；ORR，93%；OS 率，在 12 个月时为 79%	20/59；7CD19$^+$，13CD19$^-$；8 人在 6 ～ 8.5 个月出现复发
ELINA	4-1BB	$0.2×10^6$/kg ～ $4×10^6$/kg	可评估患者数，29；ORR，83%	N/A
ENSIGN	4-1BB	$2×10^6$/kg ～ $5×10^6$/kg（体重 ≤ 50kg）；$1×10^8$/kg ～ $2.5×10^8$/kg（体重 > 50kg）	可评估患者数，29；ORR，69%；OS 率，在 6 个月时为 75.7%	8/20；6CD19$^+$，2CD19$^-$；1.7 ～ 7.6 个月

注: MSKCC，美国纪念斯隆 - 凯特琳癌症中心；BCM，贝勒医学院；NCI，国家癌症研究所；FHCRC，弗雷德哈钦森癌症研究中心；CHOP，费城儿童医院；ORR，客观反应率；OS，总生存时间

异基因 HSCT 是一种利用同种异体反应 T 细胞治疗血液恶性肿瘤的手段，那么如何在避免移植物抗宿主病的同时保持移植物抗肿瘤（GVT）效果？针对这一问题，Melody Smith 等综述了异基因 CAR-T 细胞治疗在移植后环境中的潜力。迄今为止，已有 132 例 B 细胞恶性肿瘤患者输注异基因 CD19-CAR-T 细胞，其中 4%（n=5）的患者发展为急性 GVHD，3%（n=4）的患者发展为慢性 GVHD。更具体地说，在接受供体来源的 CAR-T 的患者中，GVHD 的总发生率为 14%（n=7），急性和慢性 GVHD 的发生率分别为 8%（n=4）和 6%（n=3）。在给予受体来源的 CAR-T 细胞的患者中，GVHD 的总发生率为 2%（n=2），急性和慢性 GVHD 的发生率均为 1%（n=1）。其中，23/57（40%）患者获得了完全缓解（包括 CR、CCR）。Maude 等、Turle 等、Gardner 等和 Park 等报告的 75 例患者不包括在本计算中，因为这些患者的临床结果报告为骨髓缓解、EFS、OS 或 MRD 阴性缓解，而不是 CR 和 PR（表 5-4）。

表 5-4　供者来源 CD19-CAR-T 细胞治疗 HSCT 后复发 ALL 疗效及 GVHD 反应分析

T 细胞及 CAR 类型	临床报道	人数	GVHD 发生率	CAR 治疗疗效
真同源（供者来源淋巴细胞）				
CD19 CAR DLI（28z；γRV）	Brudno 等	20	慢性，10%（2/20）	CR 率，30%（n=6）；PR 率，10%（n=2）
CD19 CAR DLI（4-1BBz；LV）	Dai 等	2	急性，100%（2/2）	CR 率，50%（n=1）
CD19 CAR DLI（28z；SB）	Kebriaei 等	19	急性，10%（2/19）；慢性，6%（1/19）	63%（9 人持续 CR，1 人第 2 次 CR，2 人缓解状态下死亡）

续表

T 细胞及 CAR 类型	临床报道	人数	GVHD 发生率	CAR 治疗疗效
CD19 CAR VST（28z；γRV）	Cruz 等	8	0	CR 率，38%；PR 率，13%
伪同源（受者来源淋巴细胞）				
CD19 CAR "DLI"（4-1BBz；LV）	Maude 等	18	0	EFS，67%；OS 率，78%（6 个月）
CD19 CAR "DLI"（28z；γRV）	Lee 等	8	0	MRD 阴性缓解率，37%（$n=3$）
CD19 CAR "DLI" 1：1（4-1BBz；LV）	Turtle 等	11	慢性，9%（1/11）	骨髓缓解率，93%
CD19 CAR "DLI" 1：1（4-1BBz；LV）	Gardne 等	27	急性，3%（1/27）	MRD 阴性缓解率，93%
CD19 CAR "DLI"（28z；γRV）	Park 等	19	急性，0%；慢性，0%	MRD 阴性缓解率，63%

注：CR，完全缓解；PR，部分缓解；MRD，微小病灶残留；EFS，无事件生存率；OS，总生存时间

2. CD22-CAR-T 尽管 CD19-CAR-T 能使 80% ～ 90% 的 R/R ALL 患者完全缓解，但这种方法的局限性之一是 CD19-CAR-T 治疗导致 CD19 表达的缺失可能发生在大量患者中。而 CD22 只选择性表达于正常和恶性的成熟 B 细胞系，而且在所有恶性细胞上的表达稳定，不随胞外环境不同而发生改变，这些优势使 CD22 成为良好的替代靶点。

在一项临床试验中，研究人员纳入了 16 例患有 R/R ALL 的儿童和青年人，其中有 11 例在接受 CD19-CAR-T 治疗后复发，给予患者分别输注 $3×10^5$、$1×10^6$、$3×10^6$ CD22-CAR-T 细胞 /kg 的治疗，在输注一个月后，在接受最低剂量治疗的 6 例患者中，只有 1 例获得缓解，但在接受较高剂量治疗的 10 例患者中，有 8 例获得缓解，没有残留疾病的证据。9 例获得缓解的患者中有 6 例随后复发，3 例患者持续缓解，持续时间分别超过 1 年、6 个月和 3 个月。该研究表明，CD22-CAR-T 给 CD19 阴性的 B-ALL 提供了一个新的有效的治疗手段。

3. 双靶点 CAR-T 由于 CD19-CAR-T 细胞无法识别并消除 CD19 阴性肿瘤细胞，治疗后复发率高，现已研究出双特异性 CAR-T 细胞，可以有效消除 CD19 阴性肿瘤细胞，并降低脱靶效应。现可用做双靶点的抗原分子有：CD19、CD20、CD22、CD38 和 CD123。双 CAR-T 细胞的种类分为三种：①双 CAR 联合，两种 CAR-T 细胞联合使用；②双 CAR 分子串联，CAR-T 细胞上的一个受体分子表达两种结构域，中间通过数个氨基酸连接，可识别并结合只表达其中一种抗原的细胞或两种抗原均有的细胞，且杀伤力相同；③双 CAR 分子并联，一个 CAR-T 细胞上表达两种受体，每个结构域携带一个共刺激分子，当 CAR-T 细胞识别结合两种抗原时的效力比只与一种抗原结合时的效力强。

对于以上双靶点 CAR-T 细胞，现已有大量小鼠实验验证了其安全性和有效性。目前全球有超过 7 项 CD19/CD20 双特异性 CAR-T 细胞正在展开临床研究，研究结果有待后续公布。南方医科大学珠江医院对三例复发 / 难治急性 B 淋巴细胞白血病进行 CD19 联合 CD123 双 CAR-T 细胞试验均获得 MRD 阴性 CR，随访观察 DFS 均超过半年，其中 1 例为 ph（＋）伴 T3I5 突变，行全相合异基因移植及博纳替尼维持治疗后复发，供者淋巴细胞输注 DLI 无效，供者来源 CD19 联合 CD123 双 CAR-T 细胞治疗后 MRD 阴性、p190 阴性，随访至今 DFS 超过 10 个月。

4. UCART

（1）UCART123：2017 年 8 月 16 日，MD 安德森癌症中心的医师首次对一名 78 岁高龄

的母细胞性浆细胞样树突状细胞肿瘤患者施用了最低剂量的 UCART123，无并发症。第 5 天，患者经历了 2 级 CRS 和 3 级肺部感染，并在第一次给予 tocilizumab 和抗感染治疗后迅速改善。然后，他在第 8 天又经历了 5 级的 CRS，以及 4 级的毛细血管渗漏综合征。虽然以糖皮质激素与 tocilizumab 进行了治疗，但仍存在 CRS。该患者第 9 天死亡。

在另一项 I 期临床试验中，仅有的一名 UCART123 治疗患者也经历了类似的状况。患有 AML 的一位 58 岁的女性，在 2017 年 6 月 27 日（第 0 天），接受与上述母细胞性浆细胞样树突状细胞肿瘤患者相同的预处理方案和相同剂量的 UCART123，无并发症。她在接受 UCART123 治疗后的第 8 天经历了 2 级的 CRS，第 9 天达到了 3 级的 CRS 和 4 级毛细血管渗漏综合征。第 11 天该患者进入了重症监护室进行管理，但在第 12 天时不良反应得到有效的控制，未死亡。

以上所提及的两项 I 期临床试验于 2017 年 9 月 4 日公开报道，美国 FDA 也因此对两项试验进行了暂停，在安全性上做重新设计。Cellectis 公司也表示，会与美国 FDA 尽快商讨，拟重新设计方案。

（2）UCART19：一项名为"CALM"治疗成人 ALL 患者的 I 期临床试验结果为：1 例患者经历了 1 级 CRS，4 例患者经历了 2 级，1 例患者经历了 4 级。据报道，1 例患者有可能遭遇了 1 级皮肤 GVHD，1 例患者仅观察到 1 级神经毒性事件，3 例患者中观察到无症状的病毒再激活 [CMV 病毒和（或）腺病毒]，采用了抗病毒疗法处理方案。

在 6 例患者中，4 例在治疗后第 28 天表现为 MRD 阴性，1 例患者在第 28 天仍表现为难治，另 1 例患者在接受治疗后 15 天死亡。

此外，达到 MRD 阴性缓解的 4 例患者接受了随后的异体干细胞移植（allo-HSCT）。其中 3 例（3/4）患者接受了 3 个月 UCART19 输注，1 例（1/4）患者再接受 FC（环磷酰胺联合氟达拉滨）淋巴细胞清除术及同样剂量的 UCART19 治疗（该患者在初始 UCART19 输注 2 个月后复发）。随后接受 allo-HSCT 治疗后，1 例患者在 100 天时复发，1 例患者死于感染，2 例患者保持完全缓解。在 UCART19 治疗后的 2.4、5.3 和 10.2 个月时，3 例患者保持存活，此数据在 2017 年美国血液病学会报道（图 5-4）。

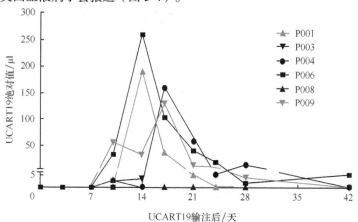

图 5-4　血液中的 UCART19 扩增情况

在一项名为"PALL"治疗儿童 ALL 患者的 I 期临床试验里，年龄介于 8 个月至 16.4 岁之间的 5 名儿童（3 名男性，2 名女性，其中包括两名婴儿）中，部分儿童经历了与淋巴细胞清除相关的病毒性并发症（CMV、ADV、BK、偏肺病毒），所有患者经历了中性粒细胞减少症，其中 2 例患者（$n=2/5$）症状持续。在治疗后第 28～42 天，所有患者（$n=5/5$）完全缓解。

两名患儿随后接受 allo-HSCT 在 3 个月内复发（一名 CD19⁻ 和一名 CD19⁺），分别在 UCART19 输注后 7 个月和 8 个月死亡。一名受试者死于缓解移植相关并发症，包括血栓性微血管病和 BK 出血性膀胱炎和肾炎。两名受试者在移植后 2 个月和 2.5 个月内仍保持分子层面上的缓解。

（三）CAR-T 复发问题及改进策略

CAR-T-19 细胞疗法的复发主要有 CD19 阳性肿瘤复发和 CD19 阴性肿瘤复发。前者是由于输入患者体内的 CAR-T-19 细胞无法长期存活引起的，针对这一情况，Imai C 等提出了可通过整合 4-1BB 共刺激因子和提高 CAR-T 细胞中心记忆细胞的比例来提高其体内的疗效。而后者主要是因为癌细胞在治疗诱导的选择性压力下失去表面抗原，导致抗原逃逸。最近一项关于 CD19-CAR-T 细胞疗法的试验显示，90% 的患者获得完全缓解，但复发率高达 26%，其中 CD19 阴性复发率为 11% ～ 25%。这种 CD19 阴性的复发白血病患者预后极差。研究人员进行了大量的实验，提出了双 CAR-T 的治疗方法。新的方法包括利用通常在 B-ALL 中表达的标志物，如 CD20、CD123 和 CD22，用双靶向 CAR-T 进行治疗，临床前研究还证明了双 CAR-T 能有效预防抗原丢失复发。

此外，严重不良反应也是阻碍 CAR-T 临床应用的一个重要问题，而其中最常见的即为 CRS，临床一般采用 IL-6、C 反应蛋白作为 CRS 程度的指示指标，且 CRS 严重程度与输注时的肿瘤负荷之间的强相关性已被公认。Grupp 等 2013 年研究发现：抗 IL-6 受体的重组人源化单克隆抗体 tocilizumab 提供了治疗重症 CRS，而不损害 CAR-T 疗效的有效途径。神经系统毒性也常见于 CAR-T 治疗后的患者，常常与 CRS 同时发生，有研究认为，神经系统毒性的产生归因于血管内皮的活化导致血脑屏障通透性增加，从而引发脑内的局部炎症因子增高产生症状。一般为可逆性，经对症治疗后可好转。Brudno JN 等认为全身使用 tocilizumab 后可能升高血清 IL-6 水平，这在理论上可能导致脑脊液 IL-6 水平的增加，导致神经毒性恶化，所以建议使用全身皮质类固醇治疗严重的神经毒性而不使用 tocilizumab。另外，考虑到高疾病负担是严重神经毒性作用的独立预测因子，在 CAR-T 细胞治疗之前优化疾病控制、减轻疾病负担对患者预后是至关重要的。

（四）CAR-T 治疗展望

目前，关于 CAR-T 的研究方兴未艾，大量的研究提示这一领域亟待突破之处：一是对于 CAR-T 细胞输注的剂量探索，不合理的剂量可能会增加免疫相关毒性，此外可通过引入自杀基因来提高 CAR-T 治疗的可控性与安全性；二是通过各种方法延长 CAR-T 体内存在时间，如输注 CD4$^+$ 及 CD4$^+$ 和 CD8$^+$ 混合 CAR-T 细胞；三是加强其他 CAR 的开发，如 CD30、CD123 等。

四、急性淋巴细胞白血病与树突状细胞疫苗

肿瘤疫苗是免疫治疗的新方法，通过调节免疫系统引发机体对肿瘤细胞的识别与杀伤作用，同时能诱导产生免疫记忆。肿瘤的 DC 疫苗，即通过肿瘤相关抗原（TAA）激活的 DC 介导机体对相应肿瘤细胞的免疫作用。在肿瘤微环境中，DC 的成熟与活性受到阻碍，导致抗肿瘤效应的降低；因此，DC 疫苗的成功作用依赖于有效的 TAA 表位和协同共刺激分子（CD28-CTLA-4，PD1-PD-L1 及 ILT）的表达。

初期研究认为，经过化疗处理后外周血中的单个核细胞比骨髓中的白血病细胞更适合作为 DC 的诱导剂。后来的试验也证实了来自 ALL 患者的 DC，经过肿瘤细胞凋亡小体的活化，产生了相应淋巴细胞活化及临床可观察的疗效。最近的一篇文献表明，WT-1 特异性异基因激活的 DC 疫苗在儿童复发/难治性 ALL 中，在第三次异基因造血干细胞移植后能产生长时间的缓解，（图 5-5）。早期的 DC 疫苗研究并未产生令人满意的实验结果，基于不同思路的探索，如 DC 疫苗联合 PD-1 抑制剂、联合放疗或化疗等，或许可以产生令人期待的临床疗效。

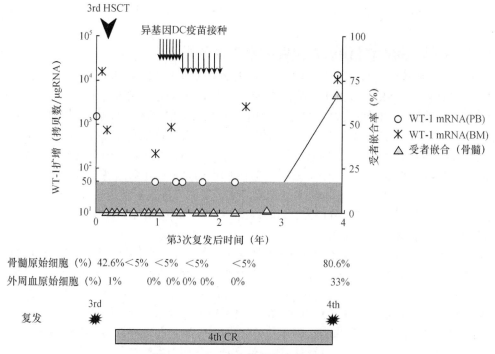

图 5-5　WT-1-DC 疫苗治疗 R/R ALL

HSCT，造血干细胞移植；PB，外周血；BM，骨髓

五、其他治疗方法

此外，还有一些其他原理的免疫疗法正处于研究之中，我们期待在不久的将来能给出可喜的临床数据。例如，PD- 免疫位点抑制剂，nivolumab 单抗可以通过阻断 PD-1 与其配体的相互作用，使 T 细胞恢复抗肿瘤免疫应答。一项 I 期试验计划评估 nivolumab 联合达沙替尼治疗 R/RPh（＋）ALL 的疗效，目前该试验正在招募阶段。另一项 I 期研究正在探讨博纳吐单抗和 nivolumab 联合或不联合 ipilimumab 治疗高风险 R/R CD19⁺ 前体 B-ALL 患者的疗效。

（涂三芳　于力）

第三节　慢性粒细胞白血病

慢性粒细胞白血病（CML）是一种恶性克隆性造血干细胞疾病，其特征是由第 9 号染色体和第 22 号染色体长臂易位而产生的费城染色体（Ph 染色体），t（9∶22）使得位于第 9 号染色体上的原癌基因 ABL 易位至第 22 号染色体上的断裂点集中区 BCR，由此产生 CML 的特征性分子学改变—BCR-ABL 融合基因。BCR-ABL 融合基因可编码多种 BCR-ABL 融合蛋白，包括 P190、P210 和 P230 蛋白。融合蛋白可增强酪氨酸激酶的活性，破坏细胞正常的信号转导途径，抑制细胞凋亡，使得造血干细胞分化形成的髓细胞系增殖失控，造成和髓细胞系有关的各种造血细胞高度增殖，最终发生慢性髓细胞白血病。CML 常伴有代谢增高综合征，如乏力、多汗、白细胞增高，以及白细胞浸润脏器肿大表现，如脾肿大、胸骨压痛等。CML 全球年发病率为 1.6 ～ 2.0/10 万，占成人白血病的 15%，中国 CML 患者较西方更为年轻化，国内数个地区的流行病学调查显示 CML 的中位发病年龄为 45 ～ 50 岁，而西方国家 CML 的中位发病年龄为 67 岁。

如何治疗 CML 经历了一个长期的探索过程。在一代酪氨酸激酶抑制剂（TKI）- 伊马替尼（imatinib，IM）问世之前，CML 患者主要是用羟基脲、干扰素（IFN）等治疗手段。在 1998 年，随着 IM 的出现，所有年龄段的 CML 患者的生存和生活质量得到极大的提高，尤其是慢性期患者。研究表明，应用 TKI 药物治疗的 CP-CML 患者十年存活率超过 80%。此类药物的问世使得 CML 从一种恶性疾病转为一种惰性疾病。

TKI 的使用改变了 CML 的疾病进程，但是对于部分患者，终身服用 TKI 药物是有难度的，更遑论对于 TKI 耐药的患者，他们更需要接受新的治疗方案，因此更多不同机制的新药、免疫治疗策略研究正在进行中。针对 CML 自身的独特机制，我们可以通过 TKI 联合免疫治疗来发挥治疗作用，如可以将 TKI 药物与免疫治疗方案进行联合应用，如过继性免疫治疗、肿瘤疫苗、免疫检查点阻断剂等，用于提高 CML 治愈率并增加患者停药的可能性。

一、过继性免疫治疗

树突状细胞（DC）是一种异质的骨髓来源免疫细胞，具有很强的抗原提呈能力，在诱导初次和继发性体液免疫和细胞免疫应答中起着至关重要的作用。DC 可以诱导产生初次免疫所需的共刺激分子，并且体外研究表明 DC 能与外源性抗原相互作用，并将其呈现给幼稚 $CD4^+T$ 细胞，从而产生效应 T 细胞的克隆性扩增。此外，成熟的 DC 分泌趋化因子可以吸引 B 细胞，从而产生抗原特异性记忆 B 细胞。

然而，在 CML 患者外周血中可检测到部分 DC 表面表达 BCR-ABL1，表达 BCR-ABL1 的 DC 可由 CML 患者外周血单个核细胞或 $CD34^+$ 祖细胞产生，与正常 DC 相比，其在数量和功能上皆处于异常状态：其抗原捕获和处理能力降低、成熟度低和归巢模式异常，此外，白血病 DC 促进 T 细胞的无反应性和调节性 T 细胞（Treg）的产生，而非细胞毒性 T 淋巴细胞。研究表明，在髓系白血病中，Treg 的增加不仅与不良预后相关，也与异基因造血干细胞移植后的疾病复发相关。

尽管癌症患者的 DC 不仅数量缺乏而且功能丧失，但可通过体外培养经细胞因子刺激诱导 CML 患者外周血的单个核细胞分化成为功能强大的 DC。例如，$CD14^+$ 单核细胞是一种丰富且易于获得的前体细胞来源，可用于 DC 的诱导分化。研究表明前列腺素 E2、病原体识别受体激动剂或肿瘤坏死因子等细胞因子在体外培养中可用来模拟 DC 激活和成熟的信号。因此，过继性输注 DC 是一种可有效激发抗肿瘤免疫的策略。

Westermann 等研究了自体 DC 在治疗 CML 中的应用。在 I / II 期研究中，他们对 10 例在接受 IFN 或 IM 治疗后未获得完全细胞遗传学反应（complete cytogenetic response；CCyR）的慢性期 CML 患者进行 DC 注射，于第 1、2、8、21 天皮下注射 4 次自体 DC［每次注射（1～50）×10^6 个细胞］。结果显示，患者免疫耐受良好，10 例患者中有 4 例在接种后细胞遗传学 / 分子反应有所改善，而所有患者在体内外刺激后 T 细胞增殖能力均有改善。

Litzow 等向 6 例处于慢性期或加速期的 CML 患者注射自体 DC，其中 4 例同时接受 IM 治疗。虽然他们未观察到临床反应，但注射自体 DC 后，体外实验显示 T 细胞对于来自 CML DC 的刺激变得更加敏感。

二、肿瘤疫苗

1. BCR-ABL 肽疫苗　BCR-ABL 融合基因是 CML 发病的核心，它的表达激活多种信号通路，导致细胞增殖、生长因子依赖性减少、与骨髓细胞外基质的异常相互作用及对凋亡的极端抵抗。ABL 基因的断点通常发生在 ABL（A2）第 2 外显子的 5′ 处，而在 BCR 内的断点位置各不相同。在大多数情况下，这种情况发生在外显子 B2 和 B3（B2A2 转录本）之间，或发生在外显子 B3 和 B4 之间（B3A2 转录本）。经融合基因翻译后，在融合位点产生了一个新的氨基酸（B3A2 中的赖氨酸和 B2A2 中的谷氨酸），因此 P210 的连接区就含有了一个在正常细胞中不表达的氨基酸序列，这种嵌合融合蛋白可以作为肿瘤特异性抗原。而且从 P210 的 B3A2 断裂点的氨基酸序列中提取的多肽在体外可诱导 I 类限制性细胞毒性 T 细胞和 II 类介导的 T 细胞增殖。该嵌合蛋白 P210 蛋白仅在 CML 细胞上表达，且合成的免疫原性类似肽能增强免疫原性，这为免疫学研究提供了潜在的靶点。

Bocchia 等向 16 例 CML 患者接种了 BCR-ABL 肽疫苗，其中 10 例患者已接受至少 12 个月 IM 治疗，6 例患者已接受至少 24 个月 IFN-α 治疗。在该研究中，在接受 IM 治疗的 10 例患者中，9 例在接种开始时未达到持续完全缓解（CCR）的患者中有 5 例获得了 CCR，其中 3 例获得了完全分子学反应（complete molecular response，CMR）。接种前已达到 CCR 的 1 例患者（经过 23 个月的 IM 治疗）接种疫苗后 BCR-ABL 转录本减少一半。在接受 IFN-α 治疗的 6 例患者中，除 1 例外，其余均有细胞遗传学反应改善，2 例达到 CCR。

在 Rojas 等的报道中，19 例已 8 个月服用相同剂量 IM（16 例为 400 mg/d，3 例由于服用 400mg/d 情况不佳，改为 600 mg/d）的患者接受了 BCR-ABL 肽疫苗的接种。在接种开始前，14 例患者达到 CCyR，5 例患者未达到 CCyR。所有病例在接受 BCR-ABL 肽疫苗后，5 例在试验阶段无细胞遗传学反应的患者未出现分子反应，在试验阶段出现细胞遗传学反应的 14 例患者中有 13 例出现了分子反应（对疫苗接种的分子反应被定义为 BCR-ABL/ABL 转录本比率至少下降 1 log）。

Cathcart 等向 14 例 CML 患者接种 BCR-ABL 肽疫苗。7 例患者以前接受过同种异体骨髓移植，其中 4 例患者曾接受供者淋巴细胞输注，其他 3 例患者在第一次接种的同时接受供者淋巴细胞输注。6 例患者初始处于完全细胞遗传学缓解，但在骨髓象中可检测到 BCR-ABL 细胞（灵敏度为 $1/1 \times 10^5 \sim 1 \times 10^6$ 个细胞）。在第 0、7、21、35 和 54 天，患者在 10 周内接种了 5 次疫苗。患者共接受 600μg BCR-ABL 融合肽疫苗皮下注射。结果显示，14 例患者中 14 例开始接种后出现迟发型超敏反应（DTH）和（或）CD4 增殖反应，11 例患者出现 IFN-γ 的释放。4 例血液学缓解患者的 Ph 染色体百分比降低，3 例同种异体移植后分子复发患者接种后出现聚合酶链式反应阴性。5 例同时联合 IFN-α 治疗的患者最终均达到完全的细胞遗传学缓解。

在 J Pinilla-Ibarz 等的报道中，他们将具有 B3A2 断点的 12 例患者纳入临床试验，其中 3 例曾接受 IFN 治疗，3 例曾接受羟基脲治疗，6 例曾同时接受两者的治疗。试验将 12 例患者设置为 4 个队列，所有 12 例患者在第 0、14、28、42 和 70 天进行多剂量 BCR-ABL 断裂肽疫苗接种。四组患者分别接受 50μg、150μg、500μg 和 1500μg 总肽。所有患者均耐受良好，无明显不良反应。在 6 例接种 500μg 和 1500μg 总肽的患者中，3 例在接种后 5 个月内产生肽特异性 T 细胞增殖反应（n=3）和（或）DTH 反应（n=2）。

2. WT1 肽疫苗　WT1 基因位于 11 号染色体的短臂上，包含 10 个外显子。由与 DNA 启动子区结合的羧基末端的四个锌指的第 7 ~ 10 外显子编码。WT1 参与细胞的生长和分化，作为一种转录因子，WT1 基因在未成熟的 CD34+ 祖细胞中表达较低，而在包括急、慢性髓系白血病在内的造血恶性肿瘤中表达升高。WT1 基因在 CD34+ 造血祖细胞中优先表达，可作为微小残留病变（MRD）标志。在白血病中，WT1 已经被证明对白血病的发生具有促进作用，可导致分化停滞和细胞异常生长。WT1 被证明是具有免疫原性的，因其可引起癌症患者的抗肿瘤免疫反应。此外，在 WT1 定向免疫治疗研究中，未观察到非靶点毒性效应，表明表达 WT1 的正常组织在应答反应中被忽略。因此，WT1 可能是一个很有前途的白血病治疗靶点。

Y Oji 等报道了向一例已获得 CCR 但外周血内可检测出 BCR-ABL mRNA 表达的患者注射 WT1 肽疫苗，注射 WT1 肽疫苗后，BCR-ABL mRNA 表达降低至检测限以下，这提示，WT1 肽疫苗可用于治疗有残留病变的 CML 患者。

Narita 等报道了向一例 51 岁对 IM 耐药的 CML 患者使用标准剂量 IM 联合 WT1 肽疫苗

治疗方案。结果显示，连续 11 次每 2 周注射 WT1 肽疫苗对 BCR-ABL 转录本的定量没有明显影响，但从每 2 周注射改为每 4 周注射，BCR-ABL 转录本的定量明显减少。连续 11 次每 4 周注射 WT1 肽疫苗，停止注射后 12 个月，BCR-ABL 转录本的定量达到完全分子反应检测水平以下。

三、免疫检查点阻断剂

程序性死亡受体 1（PD-1）是免疫球蛋白超家族的成员之一，在活化的 T 细胞上表达，并与两种同源配体程序性死亡配体 1（PD-L1）和程序性死亡配体 2（PD-L2）结合，它们通过多种机制参与 T 细胞的负调控。活化 T 细胞中的 PD-1 信号通路降低了 T 细胞的增殖和细胞毒性，增加了细胞凋亡，促进免疫耐受的产生。在癌症患者中，PD-L1 和 PD-1 过表达可导致 T 细胞衰竭从而影响疾病进展。Mumprecht 等发现在 CML 患者 CD8+T 细胞上的 PD-1 表达明显高于正常人的 CD8+T 细胞。因此，PD-1 的阻断剂可以成为白血病治疗的靶点。

对于想要缩短用药时间甚至产生 TKI 耐药的患者来说，除行异基因造血干细胞移植外目前临床上尚无确凿有效的手段，因此采用多种免疫治疗手段联合 TKI 药物治疗此类患者是一种切实可行的手段。但是，目前 CML 治疗面临的窘境是针对 CML 进行的免疫治疗的研究及临床试验并不多，因此如何更深入地进行免疫治疗方面的研究是一项亟待解决的挑战。

（贺艳杰 常 宁）

第四节 慢性淋巴细胞白血病

慢性淋巴细胞白血病（CLL）是以单克隆淋巴细胞积聚为特点的血液系统肿瘤，细胞积聚发生在骨髓、淋巴结、肝、脾，偶尔为其他器官。95% 以上的病例免疫表型呈 B 细胞性，T 细胞性较罕见。美国数据显示诊断年龄中位数为 72 岁，70% 的患者年龄超过 65 岁，而这个年龄段每年有 22～30/100 000 例为新诊断。CLL 是一种高度异质性的疾病，在临床进程、预后及疾病转归方面均存在较大的差异，部分患者临床进展较快，生存期仅 2～3 年。虽然 CLL 患者目前采用规范化治疗后有较高的缓解率及较长的生存期，但仍有部分患者死于耐药所致的复发、难治及重症感染。因此免疫治疗逐渐进入大家的视野，近年来多种免疫治疗方法进入了全面发展阶段。

一、慢性淋巴细胞白血病现行治疗

CLL，约 90% 的患者初诊为无症状、早期（Rai 0 或 1 期，Binet A 期）。这些患者部分表现为惰性病程且不影响其预期寿命，而另一部分患者疾病进展迅速，预后差。目前部分预后因素已经证实可以帮助预测从最初诊断到需要治疗的时间及判断哪些患者需要尽早治疗（图 5-6）。但是，所有这些预后因素本身并不代表治疗 CLL 的适应证，许多临床医师都只在患者满足治疗适应证的时候同时拥有这些因素的时候才会进行分析。德国 CLL 研究小组 CLL8 的研究表明［800 多名患者进入该临床试验，比较氟达拉滨 + 环磷酰胺 + 利妥昔单抗（FCR）化学免疫治疗及使用氟达拉滨和环磷酰胺单独化疗的生存优势］，对于更年轻、更健康的患者，化学免疫治疗的选择仍然是氟达拉滨、环磷酰胺和利妥昔单抗。根据 FCR300 的研究报告，总体反应率（ORR）为 95%、完全缓解（CR）为 72%、中位数 6 年的无进展生存（PFS），FCR 成为年轻合适患者的标准治疗方案。但是许多患者无法耐受 FCR 的治疗，而选择其他方案治疗。图 5-7 列举出了目前的一线治疗方法。在过去的 5 年中，随着针对异常信号传导和细胞内调节途径的新型药物的出现，CLL 的治疗迅速发展，进入临床实践。因为新型靶向药物和通路抑制剂在 CLL 中具有显著的疗效，CLL 的治疗选择发生了巨大变化。新的通路抑制剂、抗体和联合疗法的反应率可能高达 95%。这些新的药物类别具有更复杂，更有针对性的作用机制，并且为年轻和年长患者带来了更少毒性和更容易传递的希望。

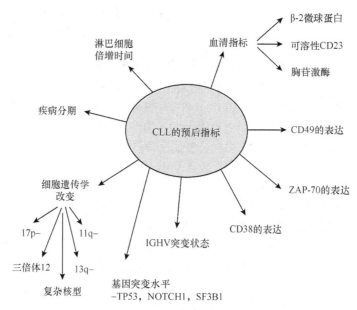

图 5-6 CLL 中可选择的预后标志物及其预后的意义

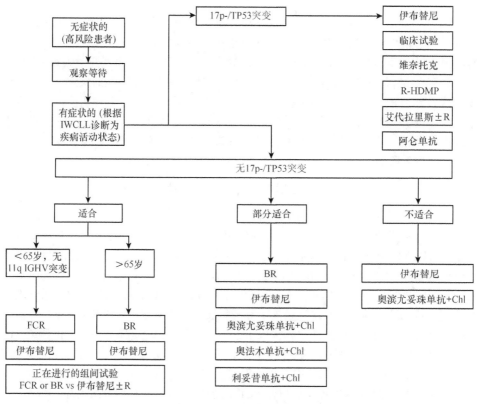

图 5-7 CLL 的初步治疗

R，利妥昔单抗；HDMP，大剂量甲强龙；B，苯达莫司汀；Chl，苯丁酸氮芥；F，氟达拉滨；C，环磷酰胺

二、抑　制　剂

del（17p）或 TP53 突变的患者在常规化学免疫治疗后预后非常差，目前尚未有关于最有效的一线治疗的第三阶段试验的结论性数据。而靶向信号激酶途径和 Bcl-2 的新型药物可治疗 17p-/TP53mut 和复发 / 难治 CLL，这些药物可口服起效，并具有显著的疗效和耐受性。

（一）信号激酶抑制剂

bruton 酪氨酸激酶抑制剂（BTK 抑制剂）伊布替尼（ibrutinib）和磷脂酰肌醇 -3- 激酶 δ 抑制剂艾代拉里斯（idelalisib，CAL-101），这两种药物对所有复发和（或）难治的 CLL 患者均显示出高活性并可获得持久的缓解。

RESONATE-2 研究的 III 期试验（269 个年龄大于 65 岁的老年患者随机进行 ibrutinib 和 chlorambucil 治疗），结果显示，ibrutinib 与 chlorambucil 相比可以降低 91% 的疾病进展风险和 84% 的死亡风险，而且 ibrutinib 的 ORR 为 82.4%，chlorambucil 的 ORR 为 35.3%。Byrd 等的研究证实 ibrutinib 可以用于 17p- 的患者，该研究包括中位年龄为 64 岁的高风险患者（其中 34% 有 17p-，78% 有未突变的 IGHV 基因），通过长期的随访观察，其 ORR 为 90%，达到 30 个月的 PFS 的有 69% 的患者，存在 17p- 和 11q- 的患者的中位 PFS 分别为 28 个月和 38.7 个月。在复发 / 难治的 I b/ II 期临床试验中，ibrutinib 可以使患者的 26 个月的 OS 率达到 83%，其中存在 17p- 的 28 名患者的 OS 率可以达到 70%。在 RESONATE-17 试验中，144 名存在 17p- 的患者进行了 ibrutinib 治疗，中位治疗时间为 11.1 个月，其中 70% 的患者可继续治疗，经过中位 11.5 个月的随访观察，ORR 为 83%，达到 12 个月 PFS 率和 OS 率分别为 79% 和 84%。O'Brien 等研究了 31 名 CLL 或小淋巴细胞白血病（small lymphocytic lymphoma，SLL）接受 ibrutinib 作为一线治疗的患者（其中 6% 含有 17p-），发现大部分患者的毒副反应主要表现为轻度（1～2 级），最常见的是腹泻、恶心和疲劳，其中 3 名患者（10%）出现了 3 级的感染，1 名出现了 3 级的中性粒细胞减少，1 名出现了 4 级的血小板减少。Farooqui 等报道了 ibrutinib 治疗 51 名高风险 CLL 患者（其中 47 名有 17p-，4 名有 TP53 突变不伴随 17p-）的 II 期试验，ORR 为 97%，2 年的 OS 率为 84%。包括迄今为止在 17p-CLL 患者中最大规模的干预性研究 RESONATE-17 在内的 3 个临床试验结果表明，ibrutinib 单药疗法对 ≥ 80% 的复发 / 难治的 17p-CLL 患者有效，约 80% 的患者（PFS）达 12 个月，50%～60% 患者可达 24 个月。然而，达到完全缓解者依旧罕见（< 5%）。

结合利妥昔单抗 III 期已注册试验，rituximab 单药治疗比较 rituximab 联合 idelalisib 治疗，idelalisib 目前批准用于复发 / 难治的 CLL，其中 12 个月 PFS 率分别为 13% 和 66%。idelalisib 联合 rituximab 治疗在不同风险的患者中（包括 17p- 和 TP53 突变）的中位 PFS 也是非常显著的。在 idelalisib 联合 rituximab 作为一线治疗的 64 名患者中（其中 9 名伴随 17p- 或 TP53 突变），这 9 名有 17p- 或 TP53 突变的患者的 ORR 为 100%。该试验同时报道了接受联合治疗的患者有 89% 出现了 3 级及以上的毒副作用，其中最常见的为结肠炎（42%）和肺炎（19%）。美国食品药品监督管理局和欧洲药品管理局均批准了 ibrutinib 和艾代拉里斯联合利妥昔单抗用于 17p-/TP53mut CLL 患者的一线治疗。

另外一种高选择 BTK 抑制剂——BGB-3111，Lugano 国际淋巴瘤大会报道了澳大利亚 I 期 / II 期的初步研究结果，该研究入组了 B 细胞恶性肿瘤患者，其中包括 CLL。中位随访约 14 个月，复发 / 难治患者的总有效率达 94%，且安全易耐受。I 期剂量探索性试验明确的 II 期试验剂量为 160mg，每天两次。

（二）Bcl-2 拮抗剂

venetoclax 是一种口服生物可用的 Bcl-2 抑制剂，于 2016 年被美国 FDA 批准用于治疗

17p 缺失的 CLL 患者 [del（17p）]。在临床前和早期 I 期研究中证明，venetoclax 作为 CLL 的单一药剂的高度显著活性。venetoclax 以高度生物可利用的形式口服给药，平均半衰期约为 18 小时，每天一次给药，约 6 天达到稳定状态。基于最初的剂量发现研究，venetoclax 没有确定的最大耐受剂量，对于 CLL，推荐剂量为 400mg/d。

在 MURANO III 期试验中，给予 2 年的 venetoclax 和 6 次利妥昔单抗，与 6 个周期的利妥昔单抗和苯达莫司汀进行比较，24 个月的 PFS 率估计值分别为 84.9% 和 36.3%，表明时间限制性联合治疗也非常有效。

无论是作为单药治疗还是与利妥昔单抗合用，venetoclax 都达到了约 80% 的高缓解率，甚至在复发 / 难治的 17p- 病例中也被报道了约 25% 的 CR 率。使用 venetoclax（有或无联合利妥昔单抗）治疗后，许多患者达到 MRD 阴性，随访结果显示 venetoclax 可以在缓解后停药而不会导致早期疾病复发。

在 CAPTIVATE 试验中，ibrutinib 和 venetoclax 在一线治疗中的组合已经达到 100% 的 CR 率和 82% 的 MRD 阴性率。

venetoclax 也是安全的，其 3 或 4 级的副作用主要表现为中性粒细胞减少（40%）、感染（20%），贫血（18%）和血小板减少症（15%）。在 venetoclax 与 rituximab 联合治疗的方案中，中性粒细胞减少症是最常见的不良反应，严重（3 及 4 级）中性粒细胞减少症发生率为 58%。血小板减少症的发生率为 6% ～ 36%，但与临床显著的出血无关。

通过剂量缓慢增加、密切监测和足够的预防措施，可以降低肿瘤溶解综合征的风险。

但是，随着时间的推移，患者对连续药物施用产生继发性抗 venetoclax，在 M13-982 试验中，评估 24 个月的反应持续时间降至 66%。最近 Blombery 等证明 Bcl-2 中的 G101V 突变可以通过降低 venetoclax 的结合亲和力而获得耐受性。这种突变主要见于长期暴露于 venetoclax 单药治疗的患者。

综上，BTK 抑制剂在老年和（或）不健康患者及有高危和（或）复发性 CLL 的患者中是一项重要的治疗进展，但需要无限期的维持治疗，耐药或发生需要停止治疗不良事件的风险随时间增加。目前正在评估新的组合策略，该策略可能实现更大程度的缓解，消除不确定的维持治疗需求，并可能在一线环境中替代化学免疫治疗。

三、抗 体 治 疗

（一）CD20 单抗

CD20 抗体治疗主要是指抗 CD20 抗体，主要作用于 B 细胞表面的 CD20 抗原，可与 CD20 抗原结合后破坏 B 细胞，其机制主要包括抗体依赖细胞介导的细胞毒作用、补体依赖细胞毒作用及直接诱导凋亡 / 抗肿瘤细胞增殖作用，目前已广泛用于治疗弥漫大 B 细胞淋巴瘤、滤泡性淋巴瘤等。目前已有的分别是：rituximab，ofatumumab 或 obinutuzumab。

rituximab（利妥昔单抗）是在成熟 B 细胞上靶向 CD20 的人源化鼠单克隆抗体。它在包括 CLL 在内的多种 B 细胞淋巴组织增生性疾病中具有良好的治疗效果。一项 II 期临床试验（甲泼尼松龙 methylprednisolone 联合 rituximab 治疗）结果显示得到显著的反应率和完全缓解率，其中包括 4 名存在 11q- 或 17p- 的患者，其 ORR 为 100%。

COMPLEMENT 1 的 III 期临床试验（447 名大于 65 岁的老年患者随机分组进行苯丁酸氮芥单药和苯丁酸氮芥联合 ofatumumab 治疗），在中位 28.9 个月的观察后，结果显示，苯丁酸氮芥单药治疗的中位 PFS 为 13.1 个月，而苯丁酸氮芥联合 ofatumumab 治疗的中位 PFS 为

22.4 个月，单药治疗 ORR 为 69%，CR 率 1%，联合治疗的 ORR 为 82%，CR 率为 14%。

在 CLL11 试验中，781 名未治疗 CLL 患者被随机以 1：2：2 的比例分别接受苯丁酸氮芥单药、联合 rituximab、联合 obinutuzumab 治疗。obinutuzumab 联合苯丁酸氮芥治疗与 rituximab 联合苯丁酸氮芥治疗更优越，PFS 分别为 26.7 个月与 16.3 个月，CR 率分别为 20.7% 与 7.0%，外周血 MRD 阴性率为 37.7% 与 3.3%，骨髓 MRD 阴性率为 19.5% 与 2.6%。obinutuzumab 和 venetoclax 的组合已被证明在一线和复发 / 难治性 CLL 中具有良好的耐受性和高效性。在一项治疗复发 / 难治性 CLL 的 Ⅰ b 期研究中，obinutuzumab，ibrutinib 和 venetoclax 的组合耐受性良好，反应率达到 92%。

尽管 obinutuzumab 被发现优于 rituximab，在以苯丁酸氮芥为基础的联合对照中，在未治疗的 CLL 患者合并共病患者中，PFS 率高，CR 率高，MRD 阴性率高，但抗 CD20 抗体的选择仍然是一个悬而未决的问题。

（二）CD52 单抗（alemtuzumab，阿仑单抗）

CD52 是一个存在于 B 和 T 细胞表面的抗原，在大多数单核细胞、巨噬细胞、NK 细胞和粒细胞亚群中存在。一些骨髓细胞，包括一些 $CD34^+$ 细胞，表达不同水平的 CD52，其作用机制是与抗体依赖性细胞介导的白血病细胞表面结合后导致细胞裂解。

在 CAM300 研究中，11 名患者（伴随 17p-）用 alemtuzumab 治疗，报道中其 ORR 为 64%，中位 PFS 为 10.7 个月。

四、抗肿瘤药物

（一）苯达莫司汀（bendamustine）

苯达莫司汀是一种双功能基烷化剂，具有抗肿瘤和杀细胞作用，其作用机制为 DNA 单链和双链通过烷化作用交联，干扰 DNA 的功能和 DNA 的合成，也使 DNA 和蛋白之间，以及蛋白和蛋白之间产生交联，从而发挥抗肿瘤作用。苯达莫司汀由于其化学结构，适合作为单一治疗或与其他化疗药物联合使用。一项临床研究 CLL10，随机对照 561 名患者分别使用 FCR 或苯达莫司汀联合利妥昔单抗（BR）治疗，结果显示平均观察 37.1 个月后，BR 的中位无病生存为 47.1 个月，而 FCR 的中位无病生存为 55.2 个月。其中值得注意的是，感染在 FCR 中更为常见，尤其是在大于 65 岁的患者中，这些数据提示 BR 可以作为 FCR 的一种替代治疗方案，尤其是在老年患者中。

（二）苯丁酸氮芥（chlorambucil）

其作用机制与其他氮芥类药物相同，主要引起 DNA 链的交叉连接而影响 DNA 的功能。尽管还在临床试验阶段，但是苯丁酸氮芥单药治疗不再作为老年或体弱患者的选择治疗方案。德国 CLL 研究组对大于 65 岁 CLL 患者进行随机Ⅲ期试验，结果显示，与单药氟达拉滨治疗相比，苯丁酸氮芥联合氟达拉滨治疗除了有更高的反应率之外，PFS 和 OS 均没有明显增加。Ⅱ期试验证明联合氟达拉滨治疗比单药治疗有更好的安全性和有效性，苯丁酸氮芥的单药治疗开始逐渐减少。

五、过继性免疫细胞治疗

过继性免疫细胞治疗是指将自身抗体或同种异体免疫效应细胞输注给患者，直接杀伤患者体内的 CLL 细胞。迄今为止，细胞因子诱导的杀伤细胞（CIK）、NK 细胞、抗原特异性细胞毒性 T 细胞也在清除微小残留白血病、防止复发、提高治愈率上显示出疗效。

（一）CAR-T

CAR-T 是通过基因改造后获得靶抗原单克隆抗体单链可变区的 T 细胞。CAR-T 是将能识别某种肿瘤抗原的单链抗体（scFv）的抗原结合部与激活 T 细胞所需的信号分子，包括跨膜的共刺激结构域（如 CD28 和 CD4-1BB）和 T 细胞的活化基序 [如 CD3 复合物（ζ 链）胞内结构域] 在体外偶联为一个嵌合蛋白，通过基因转导的方法转染患者的 T 细胞，经基因修饰的 T 细胞通过表达单链抗体增强结合肿瘤细胞的能力，同时通过共刺激信号和活化基序的表达激活 T 细胞的增殖和细胞毒活性，使其能特异性地识别和杀伤肿瘤细胞。患者自身 T 细胞被重新修饰后则产生大量肿瘤特异性 CAR，CAR 包含有细胞外抗原结合域、跨膜域、信号细胞内结构域，胞外结构域是典型的单链可变片段（scFv），源于肿瘤特异性单克隆抗体。通过基因修饰患者自体的 T 细胞，利用抗原抗体结合的机制，能克服肿瘤细胞通过下调 MHC 分子表达及降低抗原呈递等免疫逃逸，让肿瘤细胞无所逃遁。

多项研究已经证明 CAR-T 疗法在 CLL 中的疗效，而大部分为 CD19 介导的 CAR-T。临床前研究表明，"第二代" CAR 靶向 CD19 并用 4-1BB（CD137）共刺激结构域（CTL019）进行工程改造，表现出明显的体内扩增和持久性及显著的抗肿瘤活性。Steven M. Bair 研究团队观察到其总反应率为 58%。该团队近期进行了随机 II 期剂量优化研究，以确定 R/R CLL 患者 CTL019 的最佳剂量。数据表明，较高剂量的 CTL019 细胞（5.0×10^8 vs 5.0×10^7）产生较高的总体反应率（55% vs 31%）和 CR 率（36% vs 8%）。经过 26 个月的中位随访后，发现有一名患者已达到 CR，并且该患者 CD19 转阴。

Sloan-Kettering 研究小组测试了第二代抗 CD19-CAR，其含有来自 CD28 共刺激受体（19-28z）的细胞内信号传导结构域。8 名难治性 CLL 患者接受或不接受淋巴细胞清除治疗。未接受淋巴细胞清除治疗的患者无反应，而接受淋巴细胞清除的患者实现部分缓解（PR）或持续数月的稳定疾病。尽管反应率相对较低，但这表明输注前的淋巴细胞清除治疗可以增强 CAR-T 细胞的功效。

国际癌症研究所将含有 CD28 共刺激结构域的类似 CAR-T 细胞构建体最初用于两个临床试验中治疗 8 名患有复发 / 难治性 CLL 的患者。其 ORR 为 87%，4 名患者达到持续 14～23 个月的 CR。

有报道指出在 24 例接受 CD19-CAR-T 细胞治疗的 ibrutinib 耐药 CLL 患者中，通过 iwCLL 标准测量的 ORR 为 71%，CR 率为 17%。

有临床前证据表明，ibrutinib 可通过调节 T 细胞功能，增强 CTL019 细胞在体内扩增的能力，并发挥抗肿瘤作用。

（二）细胞因子诱导的杀伤细胞

CIK 细胞同时表达 CD3 和 CD56，有团队的研究显示培养后白血病患者自体 CIK 中各类 T 细胞的绝对值增加，CD3$^+$/CD8$^+$/CD56$^+$NKT 细胞增加倍数最高，也含有对自身白血病细胞特异性反应的 CTL。供者来源 CIK 可防治异基因造血干细胞移植后白血病复发，对供者淋巴细胞输注（DLI）无效者也有效，比 DLI 更安全，无严重移植物抗宿主病发生。除了直接的细胞毒性作用外，CIK 细胞分泌的 IFN 可以调节 CLL 细胞上的黏附分子的表达，从而提高细胞毒性效应细胞的凋亡诱导。

（三）自然杀伤细胞

虽然早在 20 世纪 80 年代初，CLL 患者中自然杀伤细胞对细胞溶解反应的缺陷首次被报道，然而对这些功能性缺陷的机制的理解是非常有限的。在一些研究中已报道，CLL 患者中

NKp30 和 NKp46 等 NK 细胞激活受体的表达减少。也有报道称 CLL 患者的 NK 细胞表达较高水平的 CD85j/ILT2 抑制受体，而 CLL 肿瘤不正常表达其配体 HLA-G，HLA-G 被发现抑制NK 细胞毒性并与不良预后相关。此外，糖皮质激素诱导的 TNFR 相关蛋白配体在 CLL 肿瘤细胞上的高表达和单核细胞产生的活性氧均可降低 NK 细胞对 rituximab 介导的 ADCC 反应。NK 细胞的 ADCC 能力是很重要的，因为它已经被证明在某些抗体的治疗效果中起着重要作用，包括在利妥昔单抗在治疗 CLL 和其他 B 细胞恶性肿瘤中的作用。因此，正在进行 lenalidomide 与 rituximab 联合治疗，以改善 NK 细胞溶菌和 ADCC 在 CLL 中的反应，最近的研究表明，B 细胞活化因子抑制剂 belimumab 也可能有效提高 rituximab 的疗效。

综上所述，免疫治疗的优势使之成为治疗 CLL 最有希望的方法之一。在今后的工作中，亟须研究更多新的免疫治疗方法，更加特异性地攻击白血病细胞而不伤害自身的正常细胞，以期为白血病免疫治疗提供新的方法和依据。

（吴岸芹）

第六章　多发性骨髓瘤免疫治疗

多发性骨髓瘤（MM）是一种恶性浆细胞疾病，其肿瘤细胞起源于骨髓中的浆细胞，称为浆细胞骨髓瘤/浆细胞瘤。其特征为骨髓浆细胞异常增生伴有单克隆免疫球蛋白或轻链（M蛋白）过度生成，极少数患者为未分泌型。MM常伴有多发性溶骨性损害、高钙血症、贫血、肾脏损害。发病率估计为2～3/10万，男女比例为1.6∶1，大多患者年龄＞40岁。目前MM是一种难以治愈的疾病，在西方国家占血液系统恶性肿瘤的10%。它是一种高度异质性的疾病，在临床表现、生物学特性和治疗反应等方面均体现出异质性。

MM的治疗经历了一个长期的过程，多种化疗药物及不同化疗方案的出现明显提升了疗效，但大剂量化疗伴随明显的骨髓抑制作用。法国IFM90试验第一次随机对照研究显示，自体造血干细胞移植（HSCT）较传统化疗有明显的优势，但高龄患者获益不明显。尽管数十年来MM的治疗在总体生存率及无事件进展生存期方面有了持续的改进，但它仍然属于不可治愈性恶性肿瘤。使用蛋白酶体抑制剂及免疫调节剂治疗仍复发的患者，生存期短、预后差，对于这一类难治/复发的MM患者有待于进一步探索新的治疗方案。还有更多不同机制的新药、免疫治疗策略的研究正在进行中，如单克隆抗体、嵌合抗原受体T细胞（CAR-T）治疗、骨髓瘤抗原疫苗、过继性免疫治疗等。近年来逐步开展的免疫治疗主要用于治疗复发/难治MM患者，通过不同机制的新药研究及联合治疗的新策略，有望能延长患者的生存期、改善其生活质量，由此可见免疫治疗在未来将为骨髓瘤治疗带来新的希望。

一、单克隆抗体

（一）elotuzumab

细胞表面糖蛋白CS1是高表达（＞97%）于MM患者中瘤细胞表面的SLAM相关受体家族中的一员，CS1也表达于自然杀伤（NK）细胞、T细胞亚群、活化的单核细胞及树突状细胞，CS1抗原在恶性浆细胞如MM、浆细胞白血病的不同发育阶段中均有表达，并且在复发MM瘤患者中持续表达，相对于正常对照组，在90%新发的骨髓瘤患者的血样中检测出可溶性CS1，血清中CS1的检测阳性与疾病的进展有关，因此其可作为免疫治疗的靶点。CS1定位于MM的细胞膜表面，它在MM的发病机制中的确切作用尚不明确，用短链RNA沉默CS1的表达能降低骨髓瘤细胞与骨髓基质细胞间的黏附作用。CS1可通过介导骨髓瘤细胞与基质细胞间的黏附、抑制免疫细胞功能以促进骨髓瘤细胞的增殖。

elotuzumab（埃罗妥珠单抗）为人源化免疫球蛋白G1（immunoglobulin G1，IgG1）单克隆抗体，靶向细胞表面蛋白CS1（存在于骨髓瘤细胞和NK细胞表面SLAMF家族蛋白的成员），它可特异性靶向作用于信号淋巴细胞激活分子家族成员7（signaling lymphocytic activation molecule family 7，SLAMF7）的糖蛋白，并通过SLAMF7通路和融合蛋白Fc段受体而直接激活NK细胞，也可靶向作用于骨髓瘤细胞上的SLAMF7，通过促进抗体依赖的细胞毒性（ADCC）与NK细胞的相互作用从而介导杀伤骨髓瘤细胞，提供了对骨髓瘤细胞的双重攻击。将elotuzumab加入与骨髓瘤细胞及骨髓基质细胞共培养，对细胞活性呈剂量依赖性的抑制作用，提示elotuzumab能克服基质细胞对骨髓瘤细胞的促进生长的作用。有关实验研究提示抗CS1的人源化单抗elotuzumab有潜在的直接或间接的抗MM的效应。抗CS1单抗可通过ADCC诱导耐药骨髓瘤细胞溶解。基于临床前期研究提出elotuzumab的可能作用机制（图6-1）如下：① ADCC，NK细胞介导的杀伤骨髓瘤细胞作用；② elotuzumab与NK细胞表面的CS1结合导致 NK 细胞的活化；③ elotuzumab 与骨髓瘤细胞表面的 CS1 结合抑制骨髓瘤细胞与骨髓基质细胞间的相互作用。elotuzumab 有较好的耐受性，elotuzumab 单用无明显抗骨髓瘤效应，但与来那度胺、硼替佐米联用取得了一定疗效，而且患者并未出现严重的药物不良反应。目前正在开展的 elotuzumab 治疗 MM 的临床试验项目见表 6-1。

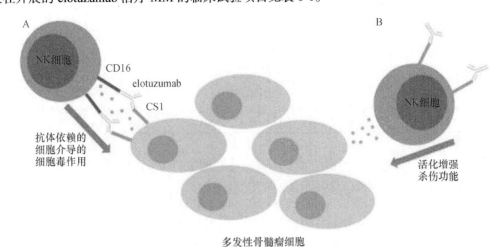

图 6-1 elotuzumab 在 MM 治疗中的作用机制

A，elotuzumab 通过连接 NK 细胞受体 CD16 与骨髓瘤细胞上的 CS1 发挥 ADCC 作用；B，elotuzumab 通过与 CS1 抗原结合直接激活 NK 细胞的杀伤作用

表 6-1 正在开展的 elotuzumab 治疗 MM 的临床试验项目

项目	研究内容
	I 期临床研究
SWOG S1211	该研究评估来那度胺，硼替佐米，地塞米松联合 elotuzumab 方案作为新诊断 MM 的诱导治疗的疗效，并且在诱导阶段结束后，采取同样组合的维持方案
NCT02252263	该研究评估了 elotuzumab 与 urelumab（靶向 CD137 的单克隆抗体）和 lirilumab（阻断 KIR2DL-1，2，3 抑制性受体及其配体之间相互作用的单克隆抗 KIR 抗体）在自体移植后获得最小残留病变的 VGPR 或 CR 的复发 / 难治性 MM 中的应用
NCT03023527	该研究评估了 nivolumab，pomalidomide 和地塞米松联合或不联合 elotuzumab 治疗第一次或第二次复发且对来那度胺无反应的患者的疗效
NCT02655458	该试验研究 elotuzumab 与自体干细胞移植联合治疗后使用来那度胺维持治疗在诱导治疗阶段至少取得部分缓解的患者中的疗效
	II 期临床研究
NCT02420860	研究评估了 elotuzumab 和来那度胺的组合作为在 18 个月内诱导治疗后接受自体干细胞移植的新诊断 MM 患者的维持治疗
NCT01441973	这是一项生物标志物研究，以确定使用 elotuzumab 治疗那些具有更多 CD56dim NK 细胞的高危冒烟型骨髓瘤患者是否能提高疗效
NPT02718833	本研究将 elotuzumab 与 pomalidomide，bortezomib 和地塞米松联合治疗复发 / 难治性 MM 患者，这些患者此前至少接受过两次治疗并对来那度胺和硼替佐米治疗复发或难治
NCT02654132（ELOQUENT-3）	这是一项开放标记的随机试验，使用 pomalidomide 和低剂量地塞米松联合或不联合 elotuzumab 治疗复发 / 难治性 MM 患者。该研究中的患者对此前接受的至少 2 线方案的治疗反应不佳，并且方案中包括来那度胺和蛋白酶体抑制剂
NCT03003728	这是一项高风险骨髓瘤患者的初步研究，其对蛋白酶体抑制剂和免疫调节药物治疗反应不佳，评估其在自体干细胞移植后使用 elotuzumab 联合扩增的 NK 细胞的疗效

续表

项目	研究内容
III 期临床研究	
NCT02726581（CheckMate 602）	一个探索性的研究评估了复发 / 难治性 MM 患者联合使用 elotuzumab，nivolumab，pomalidomide 和地塞米松的临床益处和安全性
NCT01891643（ELO1 Substudy）	不合适接受高剂量化疗及自体造血干细胞移植的此前未接受过治疗的 MM 患者采用 lenalidomide 和 dexamethasone 联合或不联合 elotuzumab 的方案治疗
NCT02495922	这项随机试验评估了在新诊断 MM 患者中 elotuzumab 对 VRD 诱导 / 巩固方案的影响。它还评估了自体移植和 VRD 巩固后将 elotuzumab 与来那度胺一起联用作为维持方案的疗效
NCT01335399（ELOQUENT-I）	本研究想要明确来那度胺和地塞米松加用 elotuzumab 是否能改善既往未接受治疗的且由于年龄或合并症而不具备高剂量化疗和自体干细胞移植的资格的 MM 患者的无进展生存期

　　联用 elotuzumab 和硼替佐米治疗复发的 MM 患者的 I 期临床试验结果显示：客观缓解率（ORR）为 48%。疾病进展的中位时间为 9.46 个月。在一项已经完成的 II 期随机对照研究中，在难治复发 MM 患者中使用 elotuzumab 联用地塞米松 / 硼替佐米，研究结果显示三药（elotuzumab+bortezomib+dexamethasone，EBd）联合中位无疾病进展生存期为 9.7 个月，而地塞米松联合硼替佐米对照组（bortezomib+dexamethasone，Bd）的中位无疾病进展生存期为 6.9 个月。EBd 组和 Bd 组客观缓解率分别为 66%、63%。EBd 组和 Bd 组非常好的部分缓解率分别为 36%、27%。EBd 组和 Bd 组通常发生 3 级不良反应：血小板减少发生率分别为 9%、17%；感染发生率分别为 19%、15%。药物注射不良反应在小于最大滴速 5ml/min 时均为 1 或 2 级，EBd 组发生率为 7%。一项 I b 期和 II 期临床研究在难治 / 复发 MM 患者中使用 elotuzumab/来那度胺，也显示出不错的疗效。

　　在随后的 II 期（ELOQUENT-2）试验共纳入了 646 例复发 / 难治的 MM 患者，随机接受 elotuzumab 联合来那度胺和地塞米松（其中入组 elotuzumab 组患者 321 例），随访的中位时间是 24.5 个月。2 年的总体反应率，加用 elotuzumab 组与对照组分别为 79%、66%，中位无进展生存期分别为 19.4 个月、14.9 个月。携带 del（17p）及 t（4；14）的高危患者受益程度与中危患者类似。患者对 elotuzumab 总体耐受性较好，不良反应包括淋巴细胞减少，中性粒细胞减少，疲劳及肺炎，通常为 3 ～ 4 级不良反应，在 10% 使用 elotuzumab 患者中出现 1 ～ 2 级药物注射不良反应。基于以上数据，2015 年 5 月 elotuzumab 被认作为治疗药物的新突破，2015 年 11 月 30 日被美国食品药品监督管理局批准通过用于治疗之前接受过 1 ～ 3 个疗程前期治疗的 MM 患者。

　　评估 elotuzumab 在初诊的 MM 患者中疗效的多项临床研究正在进行中。例如，4 种药物来那度胺 / 硼替佐米 / 小剂量的地塞米松联合 elotuzumab（RVd-Elo）在初诊的高危 MM 患者中作为诱导化疗方案（SWOG S1211study）。在初诊的无移植适应证的 MM 患者中，一项 III 期临床试验评估来那度胺和地塞米松联合或不联合 elotuzumab 的疗效（ELOQUENT-1；CA204-006）。还有最近启动的 III 期 GMMG-HD6 临床试验是用于评估 elotuzumab VRD 方案诱导 / 巩固及来那度胺维持治疗的初治 MM 患者（NCT02495922）。另一项研究旨在进行 elotuzumab 联合杀伤细胞抑制受体（killer-cell inhibitory receptor，KIR）- 抑制剂 lirilumab（BMS-986015）或 CD137- 活化剂 urelumab（BMS-663513）在难治 / 复发 MM 患者中的安全性及耐受性的评估。

（二）daratumumab

　　daratumumab 是自免疫转基因小鼠人源化的抗 CD38 单抗。daratumumab 通过 ADCC 和 CDCC 效应诱导杀伤骨髓瘤细胞，以及抗体依赖性吞噬作用（antibody-dependent phagocytosis，ADPC）诱导细胞凋亡，以及抑制性 CD38$^+$Treg 耗竭介导的间接的免疫调节作用。另外，daratumumab 通过与表达于不同效应细胞表面的抗人免疫球蛋白或 FcγRs 交联诱导骨髓瘤细胞凋亡。值得注意的是，预先使用来那度胺可增强 daratumumab 通过 ADCC 效应杀伤骨髓瘤细胞。

一项 Ⅰ/Ⅱ期临床研究评估 daratumumab 单药用于治疗复发/难治性 MM 患者的抗肿瘤效应，客观缓解率为 36%（daratumumab 16mg/kg）和 10%（daratumumab 8mg/kg）。在接受剂量为 16mg/kg daratumumab 的患者中，中位无进展生存期为 5.6 个月，65% 的患者在 12 个月后疾病无进展。虽然由于其他细胞（如 NK 细胞，嗜碱性粒细胞，单核细胞，早期 B 细胞，活化 T 细胞，红细胞和血小板、上皮细胞、肌肉细胞和神经细胞等）也有不同程度的 CD38 表达，可能存在潜在的毒性作用，在临床研究中，使用 CD38 抗体治疗后 NK 细胞数量逐步恢复，并没有观察到 NK 细胞数量减少和感染之间的相关性。但血细胞计数应密切监测，尤其是血小板。迄今为止药物相关的不良反应并未限制 CD38 抗体的应用。基于以上研究数据，2013 年美国食品药品监督管理局批准 daratumumab 用于突破性治疗，于 2015 年 11 月 16 日批准用于至少预先接受 3 个疗程治疗的骨髓瘤患者。

通过研究得知初诊的 MM 患者中 CD38 低表达后续复发率相对增高，低 CD38 表达水平与临床预后不良相关。然而，补体调节蛋白 CD55 和 CD59 的上调保护骨髓瘤细胞免受 daratumumab 单抗介导的裂解，再次印证 CDCC 为主要的效应机制。有趣的是，最近的一项研究表明用全反式维 A 酸治疗（all-trans-retinoic acid，ATRA）在体外恢复 CD38 表达进而增强 CD38 单抗的抗骨髓瘤效应。因此，进一步研究将 CD38 单抗与 ATRA 结合和其他免疫调节药物联合有可能改善对使用 CD38 单抗治疗后复发产生耐药骨髓瘤患者的疗效。

后续的 Ⅱ 期临床研究 [54767414 MMY2002（SIRIUS），NCT01985126] 评估 daratumumab 单药治疗，结果显示客观缓解率为 29.2%，中位肿瘤进展时间为 3.7 个月，中位缓解持续时间为 3.7 个月，1 年的总体生存率为 64.8%。关于评估 daratumumab 联合硼替佐米/地塞米松及来那度胺/地塞米松的临床研究正在进行中。一项多中心的临床 Ⅰ b 期研究（NCT01998971）评价 daratumumab 联合泼尼松治疗难治/复发 MM 及初治患者的安全性及耐受性。在 daratumumab/pomalidomide 组客观缓解率为 54.5%，在初诊患者中为 100%。需要进行持续治疗才能保证疗效。更新的试验评估将 daratumumab 加用来那度胺/地塞米松在复发/难治骨髓瘤患者中显示较好的疗效及耐受性。

有两项 Ⅲ 期随机的临床研究关于在难治/复发 MM 患者中使用 daratumumab 联合来那度胺+地塞米松或 daratumumab 联合硼替佐米+地塞米松对比来那度胺联合地塞米松或单独使用来那度胺、地塞米松的疗效（54767414MMY3003，POLLUX，NCT02136134；和 54767414MMY3004，MMY3004-CASTOR，NCT02076009），前一组患者的无事件生存期显著延长。另一项研究对不适宜行造血干细胞移植的初发骨髓瘤患者中使用 daratumumab 联合硼替佐米/来那度胺+地塞米松（VTD）方案作为诱导治疗的潜在优势进行评估（NCT02541383）。针对不适宜移植的 MM 患者，一项随机开放的命名为 ALCYONE 临床研究评估 daratumumab 联合硼替佐米/马法兰/泼尼松（VMP）方案的疗效（MMY3007-ALCYONE，NCT02195479）。另一项前期研究对于上述患者，名为 MAIA 的临床试验（NCT02252172），对比了 daratumumab+ 来那度胺+地塞米松与来那度胺+地塞米松两组间的疗效。一项名为 CENTAURUS（SMM2001，NCT02316106）的临床研究评价了 daratumumab 在冒烟型骨髓瘤患者中的作用。

（三）CD138 单抗

CD138（syndecan-1）是跨膜硫酸乙酸肝素蛋白聚糖家族的成员，通过其硫酸乙酸肝素链共价结合多种胞外配体。CD138 高表达于骨髓瘤细胞，具有促进细胞活化、增殖、分化及促进血管内皮细胞血管形成的作用。它是骨髓瘤细胞免疫表型的标志之一，可作为骨髓瘤治疗的潜在靶点。临床前研究发现 BT-062（indatuximab ravtansine，Biotest AG Dreieich），一种产自德国的抗体药物偶联物，由鼠源性 / 人源性嵌合 CD138 单抗和具有高度杀伤活性的美登醇的衍生物（DM4）偶联而成，具有显著的抗骨髓瘤效应。并且在Ⅰ / Ⅱ期临床研究使用 BT-062 联合来那度胺、地塞米松治疗复发 / 难治 MM 患者获得良好的抗骨髓瘤效应。在多数经过大剂量化疗的患者中表现出良好的耐受性，达到 78% 的客观反应率，其中 10% 的患者达到完全缓解。需要特别说明的是，在经过包含来那度胺和硼替佐米的化疗方案治疗的复发患者中，客观反应率达 68%。基于这些数据，一项多中心关于 BT-062 在治疗 MM 患者中的安全性和选择治疗剂量的临床研究正在开展（NCT01001442）。另一项将 BT-062 与来那度胺、地塞米松联合的临床研究正在招募患者（NCT01638936）。临床前的研究数据表示使用 213Bi- 抗 -mCD138 抗体在 MM 小鼠模型中有确切的疗效。还有一项正在开展的临床研究用于评估这种放射免疫疗法联合骨髓瘤常规化疗如硼替佐米、沙利度胺和来那度胺的疗效。

（四）bevacizumab

在骨髓瘤患者的骨髓微环境中，血管生成调节因子（如血管内皮生长因子和促血管生成素）间的失衡促使微血管密度增加。骨髓瘤细胞分泌血管内皮生长因子促进骨髓间充质干细胞产生 IL-6，而 IL-6 促进浆细胞的增殖、活化及生成血管内皮生长因子，下调 NK 细胞的活性及调节单核细胞及树突状细胞的发育过程，因此将血管内皮生长因子作为骨髓瘤治疗的另一个潜在靶点。bevacizumab 是抗血管内皮生长因子（VEGF）单抗，可抑制骨髓瘤细胞信号级联反应的激活，抑制骨髓瘤细胞及基质细胞的增殖。一项评估 bevacizumab 与来那度胺、地塞米松 / 硼替佐米联合治疗 MM 的临床试验正在开展。还有一些正在进行深入研究：靶向药物凡德他尼、阿柏西普、索拉菲尼及帕唑帕尼联合血管内皮生长因子单抗在 MM 治疗的评估。

二、嵌合抗原受体 T 细胞（CAR-T）治疗

近年来，治疗 MM 的 CAR-T 细胞治疗逐年上升。针对不同靶点如抗原、共刺激分子蛋白的不同的 CAR-T 细胞的结构、疗效见图 6-2。

（一）CD19

CD19 虽然通常不表达于 MM 细胞，不作为治疗这种疾病的常用靶点。但有研究发现在一小部分骨髓瘤的干细胞克隆中可检出 CD19 的表达。进而设计 CD19 作为潜在靶点能清除早期分化阶段的瘤细胞。Garfall 等使用抗 -CD19-4-1BB-CD3 ζ CAR-T 细胞（CTL019）结合大剂量马法兰和自体造血干细胞治疗 1 例 MM 患者，该患者并未发生过发热及严重的细胞因子释放综合征（cytokine release syndrome，CRS）反应。在输注 47 天后从患者骨髓及血液中均可检测到 CTL019。3 个月后该患者使用来那度胺标准剂量维持治疗。1 年后该患者仍处于 CR 状态，虽然该患者的 99.95% 骨髓瘤细胞中无 CD19 的表达。

在 2016 年美国血液学会（ASH）会议上，来自 U.Penn 的研究者指出 CTL019 细胞治疗是安全有效的治疗方法。该研究中 10 例患者在接受大剂量马法兰和 HSCT 后第 12 ～ 14 天输注 CTL019 细胞（5×10^7 CAR-T 细胞），在接受 HSCT+CTL019 治疗后患者的中位生存期达到 185 天，其中 6 例处于非常好的部分缓解（VGPR）状态，2 例为部分缓解（PR）状态，2 例为疾病进展（progressive disease，PD）状态。这些患者均可耐受，并未出现严重的 CRS 反应。

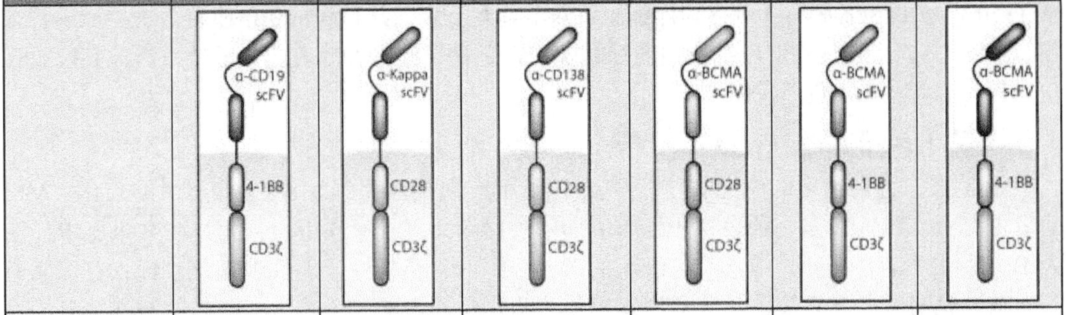

	α-CD19-BBz	α-Kappa-28z	α-CD138-28z	α-BCMA-28z	α-BCMA-BBz	α-BCMA-BBz
机构	Penn	Baylor	Chinese PLA General Hospital	NCI	Penn	bluebird bio
ScFv克隆	FMC63	CRL-1758	NK-92	11D5-3	ND	bb2121
ScFv来源	鼠源	鼠源	鼠源	鼠源	全人源	人源化的
基因转移系统	慢病毒	逆转录病毒	慢病毒	逆转录病毒	慢病毒	慢病毒
胞内结构域	4-1BB ICD-CD3zeta	CD28 ICD-CD3zeta	CD28 ICD-CD3zeta	CD28 ICD-CD3zeta	4-1BB ICD-CD3zeta	4-1BB ICD-CD3zeta
疗程	11	8	5	12	6	9
剂量	1-5e7 CARTs/pt	0.2-2e8 CARTs/m2	0.44-1.51e7 CARTs/kg	0.3-9e6 CARTs/kg	1e7-5e8 CARTs/pt	5-80e7 CARTs/pt
最佳疗效（患者数）	CR(1)，VGRP(6)，PR(2)，PD(2)	5D(5)，NR(3)	5D(4)，PD(1)	Stringent CR(1)，VGPR(2)，PR(1)，SD(8)	Stringent CR(1)，VGPR(1)，SD(1)，MR(2)，PD(1)	Stringent CR(2)，VGPR(1)，PR(4)，SD(1)，PD(1)

图 6-2　用于治疗 MM 的免疫疗法不同 CAR-T 细胞的比较

虽然 CD19 在 MM 细胞中表达率很低，但其在骨髓瘤干细胞簇中的表达可作为与常规治疗相结合的潜在靶点。CTL019 细胞治疗的作用机制的疗效评估有待于进一步研究。

（二）CD138

CD138（syndecan-1，黏结合蛋白多糖 -1）是一种细胞膜硫酸肝素蛋白聚糖，主要集中于恶性浆细胞与非恶性浆细胞上表达。CD138 通过其硫酸乙酸肝素链共价结合多种细胞外基质中的胶原蛋白和纤维蛋白分子，CD138 是一种细胞黏附分子，具有促进细胞增殖，细胞－基质及细胞－细胞黏附等多种功能。

中国解放军总医院的一组研究报道了对于难治的 MM 患者使用 CD138（CART138）- 定向 4-1BBzCAR 细胞治疗。5 例患者使用预处理诱导化疗后接受了 3 ～ 6 次 CART138 细胞治疗。其中 4 例患者在第二次输注细胞后出现发热。4 例患者在治疗 3 ～ 7 个月获得疾病稳定状态。1 例患者出现疾病进展而进入姑息治疗。

尽管 CD138 是 MM 的有价值的靶点，但它确实有不足之处。其一，CD138 也表达于上皮组织，之前有临床试验表明使用抗 CD138 抗体治疗 MM 出现明显的皮肤、黏膜毒性（如黏膜炎、口腔炎，手足综合征）。其二，恶性肿瘤细胞可导致 CD138 分子的表达减弱从而逃避 CART138 的攻击。今后的研究需要针对如何在发挥 CART138 细胞杀伤肿瘤细胞效应的基础上降低相关毒性。

（三）κ 轻链

成熟的 B 细胞表达 κ 轻链或 λ 轻链其中一种，并非同时表达两种轻链。Ramos 等构建了 κ 轻链为靶点的 CAR 细胞，能特异性识别表达 κ 轻链的细胞，而遗留了表达 λ 轻链的免疫细胞亚群，因此保留了部分体液免疫功能。虽然浆细胞不表达表面的免疫球蛋白（Ig），由于数组研究报道了 MM 的祖细胞表达表面的 Ig，研究者们推论针对 κ 轻链的靶标可能也适用于 MM。

Ⅰ 期临床试验中，7 例 MM 患者接受了第二代抗 κ 轻链的 CD28-CD3 ζ CAR-T 细胞治疗

（κ.CAR-T）。接受了 κ.CAR-T 细胞治疗 1～2 次的患者在治疗前 2 周检测外周血 B 细胞下降了 50%。7 例患者中有 4 例在输注细胞后对治疗有反应，并且病情获得改善、维持稳定状态超过 24 个月。由于慢性淋巴细胞白血病和非霍奇金淋巴瘤患者高表达 κ 轻链，因此其疗效反应更佳，患者并未出现严重的 CRS。

（四）B 细胞成熟抗原

近年来，越来越多的研究关注于将抗 B 细胞成熟抗原（BCMA）作为 CAR-T 治疗 MM 患者的靶点。BCMA 是一种表达于细胞表面的肿瘤坏死因子家族蛋白，尤其在 B 细胞中，涉及 B 细胞的发育、分化、成熟与浆细胞的形成。BCMA 高表达于恶性浆细胞表面，有可能通过抗凋亡信号途径发挥免疫治疗效应，可作为治疗骨髓瘤的一个非常有前景的潜在免疫治疗靶点（图 6-3）。

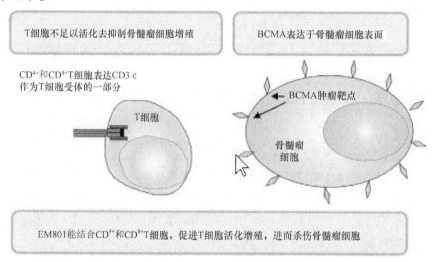

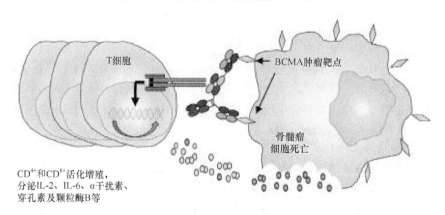

图 6-3　BCMA-CAR-T 细胞作用机理

目前在美国已有 4 项注册的抗 BCMA-CAR-T 细胞治疗临床研究。2016 年 Ali 等专家首次报道临床研究采用了第 2 代基于 CD28 的抗 BCMA-CAR-T 细胞。该项 I 期试验通过剂量递增方式在 12 例骨髓瘤患者中分别输注 $0.3×10^6$/kg、$1×10^6$/kg、$3×10^6$/kg 或 $9×10^6$/kg CAR-T 细胞。输注细胞前给予免疫抑制治疗[3d×300mg/（m^2·d）环磷酰胺和 3d×30mg/m^2 氟达拉滨]。结果显示高剂量的 CAR-T 细胞治疗组输注不良反应大，其中包括了 CRS 反应。所有患者外周血中 BCMA-CAR-T 阳性细胞检测呈现剂量依赖性。截至 16 周疗效评估 1 例患者达 CR，2 例患者达 VGPR，1 例患者达 PR，8 例患者的疗效为稳定状态。高剂量 CAR-T 细胞治疗组的患者疗效反应更佳。监测过程中在骨髓中检测出 BCMA 阴性的 MM 克隆的 1 例患者出现复发。

另两项 BCMA-CAR-T 细胞产品尚在临床试验中。数据来源于 2016 年的 ASH 会议。美国宾夕法尼亚大学 Cohen 等发表正在开展的 I 期剂量递增研究，采用了第二代 4-1BB-CD3 ζ 抗 -BCMA-CAR-T，迄今为止，6 例患者接受 BCMA-CAR-T 细胞分解剂量治疗（CAR-T 细胞剂量分别为：d0，10%；d1，30%；d2，60%）。5 例患者均出现 CRS 毒性反应，其中 2 例接受了托珠单抗治疗。2 例输注了 40%CAR-T 细胞剂量的患者出现发热。尽管接受了托珠单抗治疗和未完全输注预定细胞数，患者获得良好的抗肿瘤效应（CR 和 VGPR）。通过聚合酶链反应（PCR）的方法检测患者骨髓及外周血的 BCMA-CAR-T 细胞，直至 7 个月仍有表达，患者处于 CR 状态。由于 BCMA-CAR-T 细胞的衰减，治疗后 5 个月患者处于 VGPR 状态。进一步研究表明，MM 细胞的 BCMA 的丢失。4 例患者中 1 例为稳定状态，2 例为弱反应性状态，1 例为疾病进展状态，降低的 CAR-T 细胞数与预后不良有关。

同一研究团队近期发表 1 项输注后发生脑后部可逆性脑病综合征（posterior reversible encepha-lopathy syndrome，PRES）的病例报道。一名 55 岁的女性诊断为高危组 IgA λ MM，输注 CAR-T 细胞后发生神经毒性反应，后续使用了托珠单抗和大剂量激素。他们推测，与 CRS 反应相关的高细胞因子水平可能导致了这种综合征。另外，临床证实环磷酰胺可以有效地逆转 CAR-T 细胞治疗产生的神经毒性，并且部分 CAR-T 细胞能长期维持存活。

2016 年 12 月 Blubird Bio 报道了使用抗 BCMA-CAR-T（bb2121）治疗 9 例复发 / 难治 MM 患者。bb2121 是第二代 CAR-T 细胞与 4-1BB 共刺激的产物。患者在使用环磷酰胺 / 氟达拉滨预处理后，单一使用不同剂量的 bb2121（5，15，或 45×10^7 CAR-T 细胞），在输注 4～24 周后，所有患者体内均可检测到 CAR-T 细胞的扩增，2 例患者为 CR 状态，1 例患者为 VGPR 状态。在低剂量组，3 例患者分别获得 PR，SD 和 PD。该试验中所有患者在输注 8～11 周后出现 PD。

在 2017 年 6 月的美国临床肿瘤学会 2017 大会上，Bluebird 公布了靶向 BCMA 的 CAR-T 疗法 bb2121 在 MM 患者中的 I 期 CRB-401 研究的临床数据，当时共入组了 18 例难治 / 复发性 MM 患者，其中 15 例接受了高剂量（＞ 150×10^6）bb2121 的治疗，中位随访 40 周（6.6～69 周）的结果显示，94% 的患者（17/18）产生应答；89% 的患者（16/18）产生较好的部分应答；56% 的患者（10/18）实现 CR；在 10 例可检测微小残留病变（MRD）的患者中，9 例为 MRD 阴性。6 个月和 8 个月无进展生存率分别为 81% 和 71%。bb2121 的耐受性良好，不良反应与其他 CAR-T 疗法类似。14 例患者发生 CRS，大多数都为 1 或 2 级，2 例患者为 3 级以上 CRS。5 例患者发生神经毒性，均为 1 或 2 级。bb2121 为晚期 MM 患者提供了一个新选择。

总之，BCMA 是 CAR-T 细胞治疗的肯定疗效的靶点，但不同的结构域、剂量及疾病状态与不同的预后有关，需要进一步研究去探索最佳的 BCMA-CAR-T 设计。

三、免疫检查点抑制剂

程序性死亡蛋白 1（PD-1）和程序性死亡蛋白配体 1（PD-L1）是负性共刺激分子，其有助于维持 T 细胞稳态并且通常防止自身免疫。PD-1 是一种跨膜蛋白，表达于 T 细胞、B 细胞、NK 细胞和活化的单核细胞表面，其配体 PD-L1 和 PD-L2 主要在抗原提呈细胞上表达，如树突状细胞和巨噬细胞。PD-1 与其配体之间的相互作用导致 T 辅助细胞因子 1 的分泌减少，抑制 T 细胞增殖，促进 T 细胞凋亡，抑制细胞毒性 T 细胞介导的杀伤。肿瘤细胞通过上述机制诱导免疫抑制环境，促进免疫耐受和肿瘤细胞增殖。PD-L1 在许多癌症中上调，并且 PD-1/PD-L1 的免疫检查点阻断在实体瘤治疗中显示出前景。

同样，MM 细胞上调 PD-L1，而在正常浆细胞中几乎不存在。此外，MM 患者的 T 细胞中 PD-1 表达升高。使用 nivolumab（一种抗 PD-1 抗体）作为单一疗法的 PD-1 阻断的 Ⅰb 期研究包括 27 名复发 / 难治性 MM 患者。虽然治疗耐受性良好，但没有观察到客观反应，63% 的患者处于疾病稳定（stable disease，SD）状态，中位时间为 11.4 周（范围为 3.1～46.1 周）。此外，nivolumab 联合 ipilimumab（抗细胞毒性 T 淋巴细胞相关抗原 -4 抗体）的 Ⅰ 期研究显示出类似的结果。

这些数据表明仅检查点阻断不足以诱导有效的骨髓瘤免疫，可能是由于患者免疫功能存在多种缺陷。近期数据表明，将免疫检查点阻断与免疫调节剂结合可以改善疗效。来那度胺可增强 NK 细胞和 T 细胞的活化，降低 T 细胞表达 PD-1，与 PD-1 阻断具有潜在协同作用。abserolizumab（一种抗 PD-1 抗体）与来那度胺和地塞米松联合治疗难治 / 复发 MM 的研究显示可耐受性。约 76% 的患者在用来那度胺治疗后复发，30% 患者有两次复发。中位随访时间为 9.7 个月（范围为 4.3～18.4 个月），客观缓解率（ORR）为 76%，中位反应持续时间为 9.7 个月（范围为 0～16.7 个月）。目前有 Ⅰ 期临床试验评估 pembrolizumab 联合卡非佐米和地塞米松治疗复发 / 难治 MM 的疗效（NCT02036502）。另外在 Ⅱ 期试验中，联合使用 pembrolizumab，pomalidomide 和地塞米松治疗先前接受高强度化疗的复发 / 难治 MM 患者。所有患者以前都接受过免疫调节剂及蛋白酶体抑制剂，75% 患者有双重耐药，另外 21% 患者单独使用来那度胺后复发，中位随访 16 周 ORR 为 50%。第 1、2 阶段和第 3 阶段评估用免疫调节剂阻断 PD-1 的试验正在进行中（NCT02579863，NCT02576977，NCT01592370，NCT02612779，NCT02726581）。此外，还有一些临床试验评估使用 durvalumab 和 atezolizumab 阻断 PD-1 配体 PD-L1 的疗效（NCT02616640，NCT02685826，NCT02807454，NCT02784483，NCT02431208）。

四、骨髓瘤抗原疫苗

近年骨髓瘤细胞表面的肿瘤相关抗原（tumor associated antigen，TAA）相继被发现，成为宿主免疫选择性作用的靶点，其中包括肾母细胞瘤基因（WT1）蛋白、黏蛋白（MUC）-1、X 盒结合蛋白（XBP）-1 和免疫球蛋白的独特型（Id）、Dickkopf1（DKK1），Melan-A/MART1，SOX-2，MAGE-A3，MAGE-C1/CT7，MAGE-C2/CT10 等。针对上述 TAA 制备疫苗的临床试验正在进行，骨髓瘤患者的树突状细胞（DC）存在数量及功能缺陷，而特异性抗原疫苗作用却依赖树突状细胞对抗原的摄取呈递，因此以树突状细胞装载骨髓瘤抗原疫苗可引起特异抗肿瘤免疫反应，成为目前研究的热点。

肿瘤疫苗采用多肽或树突状细胞为基础的方法，促使宿主免疫识别肿瘤细胞，扩增肿瘤特异性淋巴细胞，并产生长期记忆以预防肿瘤复发。以骨髓瘤相关抗原多肽为基础联合免疫佐剂的疫苗，募集天然抗原提呈细胞摄取和呈递抗原，随后诱导骨髓瘤特异性 T 细胞的扩增。然而，尽管针对多种骨髓瘤特异性抗原如独特型 DNA、黑色素瘤相关抗原 -3、透明质酸介导的细胞游走受体 -3（receptor for hyaluronan-mediated motility 3，RHAMM3）和细胞表面相关黏蛋白 1 的多肽疫苗显示出免疫应答效应，但由于靶抗原的表达下调，临床疗效仍不确定。

克服这一局限性的策略是应用多表位疫苗治疗。X 盒结合蛋白 1、CD138 和 CS1 多表位肽在体外实验中表现出细胞毒性 T 细胞活性和靶向杀伤骨髓瘤细胞作用。在一项冒烟型 MM 患者的试验中，多表位疫苗治疗产生了免疫应答，目标是阻止或延缓冒烟型 MM 进展。HSCT 后使用疫苗的 Ⅱ 期试验正在进行（NCT02700841）。

MM 的另一种疫苗接种策略是在体外生成具有功能活性的树突状细胞，以纠正体内天然树突状细胞的缺乏，将患者来源的骨髓瘤细胞与自体树突状细胞融合，产生个体化疫苗，在树突状细胞介导的共刺激的情况下，呈递系列的肿瘤抗原，包括来自患者的特有的肿瘤抗原。

在 I 期试验中，接种疫苗耐受性良好，并导致 CD4$^+$ 和 CD8$^+$ 针对骨髓瘤细胞效应 T 细胞扩增，患者处于疾病稳定状态。在 HSCT 后树突状细胞 / 骨髓瘤融合疫苗的 II 期试验中，疫苗接种促使移植后 CD4$^+$ 和 CD8$^+$ 针对骨髓瘤特异性 T 细胞发生扩增。78% 的患者达到 VGPR，47% 的患者达 CR 或接近 CR，移植后 2 年无进展生存率为 57%。并且近 35% 的免疫完全应答者发生在晚期，即移植后 100 天以上。由于患者未接受任何维持化疗，晚期应答比例升高可归因于疫苗接种的影响，从而突显了疫苗对抑制残留病变的效应。基于这些有前景的数据，一项比较树突状细胞 / 骨髓瘤融合疫苗与来那度胺维持治疗与 HSCT 后用来那度胺维持治疗的随机 II 期多中心试验正在进行（NCT02728102）。另一种树突状细胞疫苗（负载辐照后骨髓瘤细胞的树突状细胞），在 I 期试验中治疗复发 / 难治多发性骨髓瘤的患者，疫苗耐受性良好，9 例患者中有 7 例观察到免疫应答反应。9 例患者中有 5 例达病情稳定。其他树突状细胞疫苗试验也正在进行（NCT02851056，NCT01995708）。

如何改善 MM 患者的远期疗效目前仍是临床非常棘手的问题，充满挑战。免疫疗法似乎是对抗 MM 的有力武器，具有安全性和较强的阳性诱导免疫应答的效力，从目前各项临床试验中获得的结果仍然有限。进一步明确免疫治疗的安全性及疗效需要更大规模和长期的临床研究。采用多种不同机制的药物联合免疫治疗骨髓瘤异质性、获得耐药性的亚克隆是治疗的基本原则。随着血液肿瘤学领域的快速发展，如何最大限度综合利用不同的免疫治疗及化疗药物有待于不断去深入探索。

（何颖芝）

第七章 淋巴瘤免疫治疗

第一节 霍奇金淋巴瘤

霍奇金淋巴瘤（HL）是一种少见的来源于 B 细胞的恶性淋巴瘤，在中国内地的发病率要显著低于非霍奇金淋巴瘤，但目前尚无全国性的流行病学调查资料。我国上海市疾病预防控制中心 2002～2005 年数据显示，14 岁以下儿童霍奇金淋巴瘤的发病率为 0.6/100 万，与我国香港地区报道结果接近，但要明显低于北美洲 5.5/100 万的发病率。在美国，每年大概有 9000 例新发病例。数十年来，随着化疗及放疗技术的发展，霍奇金淋巴瘤的治疗已经得到长足的进步，目前人们已经认为霍奇金淋巴瘤是一种有可能被治愈的肿瘤。初治的霍奇金淋巴瘤患者中约有 80% 的患者能够被治愈。然而仍约有 20% 的霍奇金淋巴瘤患者在治疗后出现复发或耐药。美国的癌症年报数据显示每年约有 1150 个患者最终死于霍奇金淋巴瘤。

针对初治的霍奇金淋巴瘤患者，我们通常会根据肿瘤的病理类型（经典型霍奇金淋巴瘤或结节样富淋巴细胞型霍奇金淋巴瘤）、疾病分期及临床预后因素等采取不同强度的化疗结合放疗的治疗策略，同时会根据治疗过程中 FDG-PET（^{18}Fludeoxyglucose-PET）的结果来调整后续治疗强度，以达到既能控制疾病又减少治疗相关远期并发症的优化结果。尽管目前霍奇金淋巴瘤的治疗效果相比其他恶性肿瘤来说已经很好了，但是仍有 5%～10% 的患者对初始治疗原发耐药，有 10%～30% 的患者在取得完全缓解后出现疾病复发。目前针对复发/难治霍奇金淋巴瘤没有标准的治疗方案，大部分患者的预后仍较差。有研究显示，大剂量化疗后序贯自体造血干细胞移植效果要优于挽救化疗。接受自体造血干细胞移植的复发/难治患者3 年无病生存率超过 50%。但是并非所有患者都能耐受自体造血干细胞移植，特别是年龄大的患者，移植相关病死率会明显增加。

近年来随着人们对肿瘤免疫的进一步了解，免疫治疗逐渐成为肿瘤治疗的新的有效方法。下面主要给大家介绍近年来在复发/难治霍奇金淋巴瘤中免疫治疗的新进展。

一、单克隆抗体偶合药物治疗

由于先前的研究显示，单纯的 CD30 单抗（MDX-060/SGN-30）杀伤肿瘤效果较差，为了增强 CD30 定向疗法的抗肿瘤活性，Seattle Genetics 公司的研究者通过 1 种酶可裂解接头（enzyme-cleavable linker）将抗微管蛋白剂 MMAE（monomethyl auristatin E）附着到 CD30特异性单克隆抗体上，从而生产出 brentuximab vedotin（BV，代号 SGN-35，图 7-1）。因此实际上 BV 是一种 CD30 单抗 - 药结合物（antibody-drug conjugate ADC）。2010 年一项开放的多中心 Ⅰ 期临床研究显示，BV 的有效率远远大于单纯的 CD30 单抗 SGN-30。该研究共纳入了 45 例 CD30$^+$ 的血液肿瘤患者，其中复发/难治霍奇金淋巴瘤 42 例，间变大细胞淋巴瘤 2 例，血管免疫母细胞淋巴瘤 1 例。其中 17 位患者有效，11 位患者得到完全缓解。在复发/难治霍奇金淋巴瘤患者中，86%（36/42）患者有效，并显示肿瘤消退。剂量爬坡试验显示，BV 的最大耐受剂量是 1.8mg/kg，每 3 周为 1 疗程。在接受 1.8mg/kg 剂量组中，50%（6/12）患者有效。该研究还显示，疗效的持续中位时间为 9.7 个月。BV 最常见的不良反应为乏力、发热、腹泻、恶心、粒细胞减少及周围神经病变。2012 年一项开放标签的多中心 Ⅱ 期临床研究纳入了 102例自体造血干细胞移植术后复发/难治霍奇金淋巴瘤患者。患者接受每 3 周 1 次的 BV 治疗，单次剂量为 1.8mg/kg。结果显示总有效率达 75%，其中完全缓解率达 34%，中位无进展生存时间（PFS）为 5.6 个月（图 7-2）。完全缓解的患者持续应答中位时间为 20.5 个月。平均随访 18 个月以后，31 例患者仍存活且肿瘤无进展（图 7-3）。目前美国 FDA 已经批准 BV 用于治疗复发 / 难治霍奇金淋巴瘤。而 BV 能否在一线被用于霍奇金淋巴瘤的治疗或联合其他药物治疗能否取得更好的效果仍是未知数。正在进行的 ECHELON-1 及 CHECKMATE 812 等 Ⅲ 期临床试验的结果可能可以给我们答案。

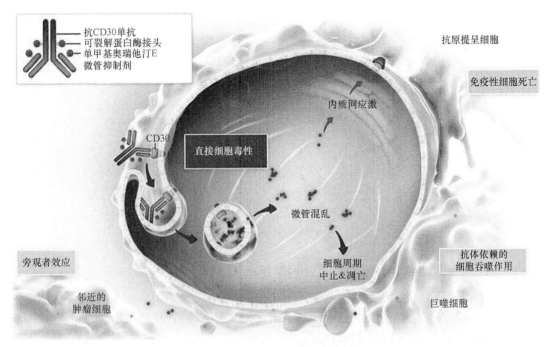

图 7-1　brentuximab vedotin 作用机制示意图

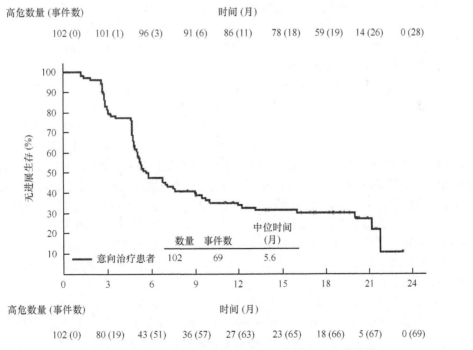

图 7-2　BV 治疗复发 / 难治霍奇金淋巴瘤患者的 PFS 生存曲线

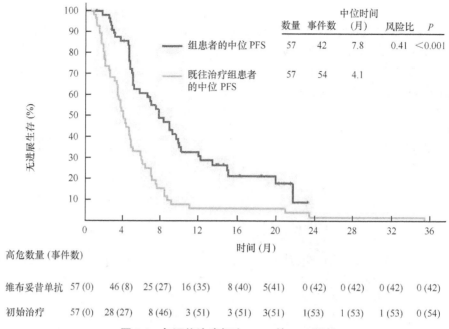

高危数量 (事件数)

维布妥昔单抗	57 (0)	46 (8)	25 (27)	16 (35)	8 (40)	5(41)	0 (42)	0 (42)	0 (42)	0 (42)
初始治疗	57 (0)	28 (27)	8 (46)	3 (51)	3 (51)	3(51)	1(53)	1 (53)	1 (53)	0 (54)

图 7-3　与既往治疗相比，BV 的 PFS 更长

二、免疫检查点抑制剂

　　近年来，除了 BV 以外，免疫检查点抑制剂（immune checkpoint inhibitor）也是人们关注的焦点。科学家发现免疫检查点（immune checkpoint）是人体急慢性炎症或感染的重要调节分子。免疫检查点，顾名思义，可以调节人体的免疫状态，在自身免疫耐受中扮演重要角色。该检查机制可以通过抑制 T 细胞及 B 细胞功能，而抑制人体过度活跃的免疫反应。研究显示，许多肿瘤细胞通过在细胞膜表面表达的免疫检查点或其配体分子，逃避有效且持续的免疫应答，从而产生免疫耐受，达到免疫逃逸的目的。迄今为止，研究者已经开发出靶向 CTLA-4、PD-1 通路的免疫检查点单抗（图 7-4）。这些抗体可以使免疫细胞重新活化，进而打破肿瘤的免疫耐受并产生有效的抗肿瘤效应。

　　与其他肿瘤相比，经典型霍奇金淋巴瘤主要由大量的炎症细胞及分布在炎症细胞中间少量 CD30+ 肿瘤性 Hodgkin Reed-Sternberg（HRS）细胞构成。临床前的研究显示，HRS 细胞能在炎症细胞中存活下来，与其诱导的免疫耐受有密切关系，其中 PD-1/PD-L1 途径在这里扮演着重要角色。经典型霍奇金淋巴瘤的肿瘤微环境具有很大的异质性，肿瘤浸润性 T 细胞常表达 PD-1，而肿瘤浸润性巨噬细胞常表达 PD-L1。和其他类型肿瘤相似，HRS 细胞表面 PD-L1 的表达水平相差较大，研究显示这可能与其 9 号染色体 p24.1 上的基因位点的扩增或 EB 病毒（EBV）的感染有关。除此以外，霍奇金淋巴瘤的免疫逃逸还可能与 CTLA-4 通路，以及主要组织相容性复合物分子表达缺失有关。正因为霍奇金淋巴瘤存在与免疫检查点相关的免疫逃逸机制，科学家近年来尝试用 PD-1/PD-L1 抑制剂或 CTLA-4 抑制剂治疗复发 / 难治霍奇金淋巴瘤，并取得令人振奋的结果。下面主要给大家介绍免疫检查点抑制剂治疗复发 / 难治霍奇金淋巴瘤的临床进展。

　　nivolumab（纳武单抗）是一种人源化的 PD-1 单抗，由 Medarex 公司的科学家成功研发。2015 年新英格兰杂志发表了第 1 篇关于 nivolumab 的临床研究文章。该研究共纳入了 23 例之前曾接受多种治疗的复发 / 难治的经典型霍奇金淋巴患者，其中 78% 曾接受了自体造血干细胞移植，78% 曾接受了 BV 的治疗。nivolumab 给药的方式为 3mg/kg，每 2 周给药 1 次，直至患者完全缓解、肿瘤进展或出现严重的不良反应后停药。结果显示，总应答率达87%（20/23），其中完全缓解（CR）率为17%，部分缓解（PR）率为70%。剩下的3例患者（13%）疾病状态为稳定（SD）。24周的PFS率为86%，1.5年的总生存（OS）率达83%。3度以上的药物不良反应率为22%。

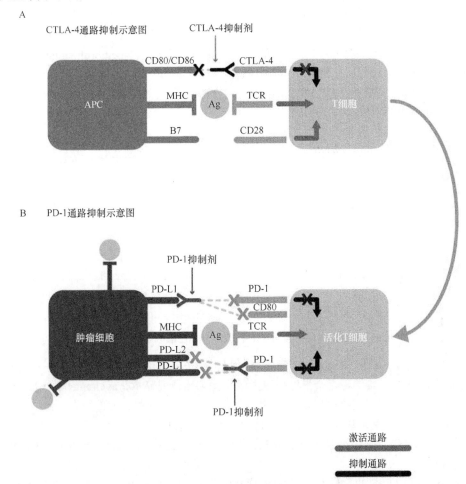

图 7-4　免疫检查点抑制剂作用机制示意图
APC，抗原提呈细胞；CTLA-4，细胞毒T淋巴细胞相关蛋白4；MHC，主要组织相容性复合物；PD-1，细胞程序性死亡受体1；PD-L1，细胞程序性死亡配体1；TCR，T细胞受体

紧接着2016年 *Lancet Oncol* 上发表了一项关于nivolumab的前瞻性多中心Ⅱ期临床研究的结果。该研究共纳入了80例既往已经接受过HSCT或BV治疗的复发/难治性经典型霍奇金淋巴瘤的患者。结果显示总有效率达到66.3%，CR率达到16%。最常见的药物相关不良反应（>15%）包括乏力、输液反应、皮疹、自身免疫性肝炎。3或4度不良反应少见，主要是中性粒细胞减少和脂肪酶升高。研究还显示，患者的临床反应与既往所接受的治疗无关。随后该研究的随访的结果在2017年欧洲血液学协会会议上公布，入组患者的中位PFS达到15个月，1年的OS率达到92%。目前FDA已经批准nivolumab用于治疗复发/难治霍奇金淋巴瘤。

Merck公司开发的PD-1单抗pembrolizumab（派姆单抗）也有类似疗效。2016年一项开放标签的多中心Ⅰb期临床研究共纳入了31名复发/难治霍奇金淋巴瘤患者，其中55%患者曾接受4线以上的化疗，71%患者曾接受自体造血干细胞移植。pembrolizumab的总体应答率为65%，CR率为16%。中位随访17个月后发现24周及52周的PFS率分别为69%及46%（图7-5）。研究中pembrolizumab给药方案为10mg/kg，每2周1次，连续使用直至患者不耐受或疾病进展后停药。安全性方面也显示良好，有 5 例患者（16%）出现 3 度药物相关不良反应，无 4 度不良反应的发生。2017 年由 R Chen 等主持的 KEYNOTE-087（注册号：NCT02453594）研究结果公布。该研究是一项单臂的多中心 II 期临床研究，共纳入了 210 例复发/难治霍奇金淋巴瘤患者。入组患者被分为 3 个队列：① 69 例接受自体造血干细胞移植后序贯 BV 治疗复发患者；② 81 例接受挽救化疗及 BV 治疗但不能耐受自体造血干细胞移植患者；③ 60 例接受自体造血干细胞移植但不序贯 BV 治疗患者。pembrolizumab 的给药方案为每次 200mg，每 3 周 1 次，每 12 周评估 1 次疗效。结果显示，pembrolizumab 的总体有效率（ORR）为 69%，CR 率为 22.4%，其中队列 1 患者 ORR 为 73.9%，队列 2 患者 ORR 为 64.2%，队列 3 患者 ORR 为 70%。安全性方面与 I 期临床研究的结果相似。与 nivolumab 相比，两者的安全性无显著性差异。

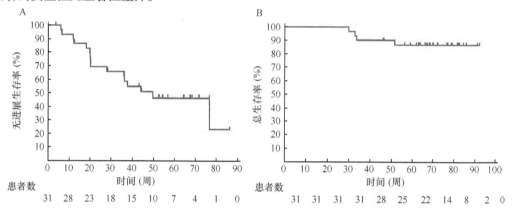

图 7-5　pembrolizumab 治疗复发/难治霍奇金淋巴瘤的 PFS（A）和 OS（B）

除了 PD-1 单抗以外，Roche 的研究者还研发了抗 PD-L1 的全人源化 IgG1 单克隆抗体 avelumab。针对复发/难治霍奇金淋巴瘤患者的 I 期临床研究显示，avelumab 的 3 度及 3 度以上的治疗相关不良反应发生率为 36.7%，患者的总应答率为 54.8%，CR 率为 6.5%。其中纳入研究的 8 例既往曾接受异基因造血干细胞移植治疗的患者的总应答率为 75%，完全缓解率为 12.5%，高于未接受异基因造血干细胞移植治疗的患者，这提示 avelumab 可能可以增强移植物抗淋巴瘤效应。

免疫检查点抑制剂的毒性与传统的化疗药物的毒性不同。免疫检查点抑制剂激活了人体的免疫系统，减少了肿瘤的免疫耐受，所以被激活的免疫系统可能引起免疫相关的不良反应，通常可能累及内分泌腺体（如肾上腺功能不全、甲状腺炎、垂体炎），皮肤（白癜风、皮疹、瘙痒）及胃肠道（结肠炎、腹泻、肝炎、胰腺炎）等。除此以外，研究者还报道了一些少见的不良反应如肺炎、骨髓抑制、葡萄膜炎等，输注相关不良反应通常在第一次治疗的患者中可以见到。更多的用药安全数据则来源于进展期黑色素瘤及非小细胞肺癌的大样本随机临床研究。与 PD-1 单抗相比，CTLA-4 单抗及双免疫检查点抑制剂（ipilimumab+nivolumab）治疗的免疫相关不良反应更少，而皮肤相关的不良事件如皮疹等更常见，腹泻、结肠炎、肝毒性等相对少见，肺炎的发生率则低于 5%。大部分的免疫相关不良反应都是可控、可逆的，治疗的关键是早发现，早处置。目前主要的治疗药物为糖皮质激素。对于个别对糖皮质激素不敏感或有潜在生命危险的病例，可以考虑使用环磷酰胺或钙调磷酸酶抑制剂及吗替麦考酚酯。对于糖皮质激素等免疫抑制剂是否会影响免疫检查点抑制剂的疗效仍不是很清楚。最近有病例报道显示，在曾接受 PD-1 抗体治疗的患者中使用美罗华治疗 B 细胞介导的免疫性血小板减少症是安全有效的，同时美罗华也不会影响 PD-1 抗体的抗肿瘤效应。

由于存在免疫相关的不良反应，当在曾接受过异基因造血干细胞移植的患者身上使用PD-1抗体时，我们需要额外的小心谨慎，因为PD-1抗体可能诱发致命的移植物抗宿主反应（graft-versus-host disease，GVHD）。最近的 I 期及 II 期临床研究均显示，nivolumab 可以诱发严重的 GVHD，发生率约为 35%（6/17）。既往有 GVHD 病史的患者接受 nivolumab 治疗后急性 GVHD 的发生率更高。严重肝脏 GVHD 的发生率约为 19%，并可以最终导致患者的死亡。目前 nivolumab 和 pembrolizumab 已经被美国 FDA 及欧洲 EMA 批准用于治疗复发/难治霍奇金淋巴瘤。

除了近年来热门的 PD-1 抗体以外，CTLA-4 抗体也被尝试用于治疗复发/难治霍奇金淋巴瘤。CTLA-4 分子主要表达在 T 细胞表面，与共刺激受体 CD28 分子竞争结合抗原提呈细胞上的 B7 配体 CD80 和 CD86，与抑制 T 细胞的活化、自身免疫耐受及肿瘤的免疫逃逸关系密切，被认为是负性免疫调节分子。动物研究显示，敲除 CTLA-4 分子可以导致致死性的淋巴细胞增生及严重的自身免疫反应。科学家还发现在小鼠模型上使用抗体阻断 CTLA-4 分子可以使肿瘤缩小。ipilimumab 是由 Bristol-Myers Squibb 公司研发的一种 CTLA-4 单抗。2009 年一项纳入了 14 例曾接受异基因造血干细胞移植治疗的复发/难治霍奇金淋巴瘤患者的 I 期临床研究显示，ipilimumab 单药治疗的 CR 率为 14%，且并未诱发严重的 GVHD。进一步研究还显示，ipilimumab 联合 BV 治疗复发/难治霍奇金淋巴瘤效果似乎更好，ORR 达72%，CR 率达 50%。

免疫检查点抑制剂治疗难治/复发霍奇金淋巴瘤虽然有很高的应答率，但是大部分患者仅取得 PR。已有早期的 I / II 期临床研究显示，nivolumab 联合 64%，而 3 度及 3 度以上的免疫相关的不良反应率小于 5%。其他的研究者也取得相似的结果。让人惊讶的是，复发/难治霍奇金淋巴瘤患者在接受 PD-1 抗体治疗前先接受了 5- 阿扎胞苷的治疗，83%（5/6）患者取得了 CR，这提示 PD-1 单抗可能与去甲基药物存在协同作用（表 7-1）。未来免疫检查点抑制剂联合传统化疗、放疗、靶向治疗、CAR-T 细胞治疗、疫苗治疗等可能会取得新的突破。

表 7-1　免疫检查点抑制剂治疗复发/难治霍奇金淋巴瘤相关临床研究结果

药物	分期	病例数	疾病	剂量	ORR%	CRR%	PFS/OS
nivolumab	I	23	r/r cHL	3mg/kg q2w	87	22	1.5-y OS: 83%
nivolumab	II	243	r/r cHL	3mg/kg q2w	69	16	mPFS: 15m 12-mOS: 92%
nivolumab+BV	I	19	r/r cHL	q3w	89	50	6-mPFS: 91%
nivolumab+BV	I / II	62	r/r cHL	q3w	85	64	—
pembrolizumab	I b	31	r/r cHL	10mg/kg q3w	65	16	52-w PFS: 46%
pembrolizumab	II	210	r/r cHL	200mg q3w	69	22.4	6-m PFS: 79.6% 6-m OS: 100%
ipilimumab	I	14	r/r cHL	0.1-3.0mg/kg q3w	14	14	
ipilimumab+nivolumab	I	31	r/r cHL	1mg/kg and 3mg/kg q3w	74	19	
avelumab	I	31	r/r cHL	70-500mg q2w or q3w	54.8	6.5	—

注：ORR，总体有效率；CRR，完全缓解率；PFS，无进展生存时间；OS，总生存时间

三、美罗华治疗

美罗华（rituximab）是罗氏公司（Roche）研发的一种嵌合抗原的抗 CD20 单抗，临床使用至今已有 20 年左右历史，主要用于治疗 CD20+ 的 B 细胞肿瘤。淋巴细胞为主型的霍奇金淋巴瘤是霍奇金淋巴瘤中预后较好的一种亚型，因为这些肿瘤细胞多数表达 CD20，所以人

们尝试单用美罗华治疗，看能否取得良好的治疗结局。结果显示，入组的 22 名患者均对美罗华治疗有反应，其中 CR 率为 41%（9/22），PR 率为 55%（12/22），不确定的 CR 为 5%（1/22）。中位随访 13 个月后发现，9 名患者复发，PFS 仅有 10.2 个月。尽管经典型霍奇金淋巴瘤的肿瘤细胞表面 CD20 的表达率远不如淋巴细胞为主型的霍奇金淋巴瘤高，但是有研究者发现使用美罗华杀伤肿瘤背景中的 CD20$^+$ 的 B 细胞可能改变肿瘤的微环境，从而提高患者的免疫应答。2012 年报道了一项 R-ABVD 方案治疗初治经典型霍奇金淋巴瘤的 II 期临床研究。该研究共纳入了 85 名患者，治疗方案为美罗华 375mg/m^2 q6w+6 周期标准 ABVD 化疗方案，中位随访 68 个月。结果显示 5 年 EFS 率和 OS 率分别为 83% 和 96%，其中危险度评分 0～2 分的患者 5 年 EFS 率为 88%，评分 > 2 的患者 5 年 EFS 率为 73%。最常见 3 或 4 级治疗相关不良反应为中性粒细胞减少（23%）、乏力（9%）和恶心（8%）。相比标准的 ABVD 化疗方案，R-ABVD 方案的不良反应并无显著增加，两者疗效相当。但能否在联合美罗华治疗后减少标准化疗方案中化疗药物的剂量，以减少药物相关的远期并发症仍未清楚。注册号为 NCT00515554 的一项多中心 III 期随机对照试验试图回答上述问题，其中试验组治疗方案为美罗华 +BEACOPP，对照组为 BEACOPP 方案。目前该临床试验已经关闭，初步结果可能在 2017 年的美国血液学会年会上公布。

也有研究者尝试使用美罗华联合吉西他滨来治疗复发 / 难治霍奇金淋巴瘤。2008 年 Anderson Cancer Center 主持了一项 II 期临床研究，研究中纳入了 33 例复发 / 难治霍奇金淋巴瘤患者，其中 55% 的患者既往曾接受过自体造血干细胞移植，中位年龄为 32 岁。结果显示 ORR 为 48%，CRR 为 15%，中位 FFS 为 2.7 个月。研究中吉西他滨剂量为 1250mg/m^2 d1，d8，21 天为一个疗程，美罗华用法为 375mg/m^2 q6w。安全性方面 3～4 级不良反应主要是中性粒细胞减少（36%）及血小板减少（15%）。然而与既往吉西他滨单药治疗相比，加用美罗华并未显示优势（表 7-2）。

表 7-2　美罗华方案与既往吉西他滨方案对比

研究	Santoro，2008	Venkatesh，2004	Zinzani，2000	Yasuhiro，2010
病例数	23	27	14	33
吉西他滨用法	1250mg/m^2，d1，d8，d15，q28d	1000～1250mg/m^2，d1，d8，d15，q28d	1200mg/m^2，d1，d8，d15，q28d	1250mg/m^2，d1，d8，q28d
美罗华用法	–	–	–	375mg/m^2，q6w
疗程数	2（55%），3（41%）	≥2	中位 2 疗程（2～4）	中位 3 疗程（2～7）
患者曾行 HSCT 比例	0%	62%	14%	55%
ORR 率（CR 率）	39%（9%）	22%（0%）	43%（29%）	48%（15%）
持续应答中位时间（月）	6.7（2-33）	-	未达到	3.7（0.4～16.9）

注：HSCT，造血干细胞移植

四、免疫调节剂治疗

来那度胺目前主要被批准用于治疗复发 / 难治多发性骨髓瘤及携带 5q- 染色体异常的骨髓增生异常综合征。目前已有大量的临床研究显示来那度胺对多种 B 细胞肿瘤均具有一定的抗肿瘤作用。然而来那度胺的作用机制仍未完全阐明，可能与其间接影响肿瘤微环境，具有免疫调节及抗血管生成的能力有关。一项开放标签的、前瞻的、单臂多中心 II 期临床研究显示，每天口服来那度胺 25mg（d1～d21，28 天为 1 周期）治疗复发 / 难治霍奇金淋巴瘤的总有效率仅为 19%。该项研究共纳入 38 例患者，其中 87% 的患者曾接受自体造血干细胞移植，55%

患者对前一阶段的治疗无效。该项研究提示单药来那度胺对治疗复发 / 难治霍奇金淋巴瘤效果不佳。那么对于初治的霍奇金淋巴瘤患者，来那度胺能否起到意想不到效果呢？2013 年德国霍奇金淋巴瘤协作组实施了一项来那度胺一线治疗老年霍奇金淋巴瘤的 I 期临床研究。该研究旨在观察能否使用来那度胺替代博来霉素，以减少博来霉素的远期并发症，提高化疗的耐受性。患者接受 4 ~ 8 周期的 AVD-Rev（标准剂量 AVD+ 来那度胺 d1 ~ d21）方案治疗，后序贯放射治疗。来那度胺的量为每天 5 ~ 25mg，呈剂量递增。研究共入组了 25 例患者，中位年龄为 67 岁。68% 患者属于进展期，80% 患者诊断时即有 B 组症状。结果显示 1 年无进展生存及总生存率分别为 69% 和 91%。患者耐受性良好，但长期疗效如何，仍需 II / III 期临床试验进一步探索。

五、CAR-T 治疗

近几年兴起的免疫细胞治疗新方法：嵌合抗原受体 T 细胞（CAR-T）治疗已经备受人们关注。目前比较成熟的靶向 CD19 的 CAR-T 已经在复发 / 难治急性 B 淋巴细胞白血病中取得令人鼓舞的结果。作为 CAR-T 治疗的开拓者，宾夕法尼亚大学的 Carl H.June 教授最近发表了针对霍奇金淋巴瘤的 CAR-T 治疗的体外动物实验结果：靶向 CD123 的 CAR-T 能够杀伤霍奇金淋巴瘤的肿瘤细胞及肿瘤微环境中表达 CD123 的巨噬细胞，从而达到控制并消灭肿瘤的效果。研究还显示靶向 CD123 的 CAR-T 能在体内建立长时间的免疫记忆。

近年来，针对霍奇金淋巴瘤治疗，除了上述介绍的免疫治疗等新方法外，还涌现出了很多小分子抑制剂的药物靶向治疗，比如 panobinostat/mocetinostat 等组蛋白去乙酰化酶抑制剂，everolimus 等 PI3K/mTOR 通道抑制剂，pacritinib 等 JAK2 抑制剂等，我们期待在未来霍奇金淋巴瘤得到更好的治疗和预后。

（梁　钊　宋朝阳）

第二节　非霍奇金淋巴瘤

非霍奇金淋巴瘤的免疫治疗　淋巴瘤（lymphoma）是起源于淋巴细胞的一组异质性恶性肿瘤，其发生与细胞转化、突变，引起异常增殖有关，通常位于淋巴结或结外淋巴组织。1832 年 Thomas Hodgkin 首次报道了一种以淋巴结肿大、脾大为主的疾病，1865 年 Wilks 以霍奇金病（Hodgkin disease）命名，现以霍奇金淋巴瘤（Hodgkin lymphoma，HL）命名。1846年 Virchow 报道了一种叫作淋巴肉瘤（lymphosarcoma）的疾病，现在命名为非霍奇金淋巴瘤（non-Hodgkin lymphoma，NHL）。

NHL 具有高度异质性及侵袭性，依据细胞来源，可以分为以下三种类型：前驱肿瘤、成熟 B 细胞来源淋巴瘤、成熟 T/NK 细胞淋巴瘤。NHL 的治疗目前主要包括化疗、放疗、免疫治疗。近年来，随着肿瘤免疫学、细胞遗传学、分子生物学的发展，人们对 NHL 的发病机制、疾病特征有了更深的理解，免疫治疗在 NHL 中得到了越来越广泛的应用。目前以免疫结合化疗的综合治疗方法已作为 NHL 的一线推荐方案。免疫治疗的方法主要包括单克隆抗体、细胞治疗、肿瘤疫苗等。本节将介绍 NHL 的免疫学治疗进展，并对目前进行的临床试验作一阐述。

（一）单克隆抗体

1. 抗 CD20 单抗（利妥昔单抗，rituximab）　CD20 抗原表达于各阶段 B 细胞表面（除外浆细胞），在 95% 以上的 B 细胞淋巴瘤均有表达，目前已作为单克隆抗体治疗的重要靶点。利妥昔单抗是以 CD20 抗原作为靶点的人 / 鼠嵌合型单克隆抗体，通过抗体依赖性细胞毒作用（ADCC）和补体介导的细胞毒作用（CCDC）杀伤 CD20 阳性的淋巴瘤细胞而达到治疗作用。20 世纪 70 年代，CHOP 方案被认为是侵袭性 NHL 的一线治疗方案，但是其治愈率不高。1997 年利妥昔单抗被批准用于淋巴瘤的治疗，以 R-CHOP 为主的综合治疗方案明显提高了表达 CD20 分子的成熟 B 细胞淋巴的完全缓解率。

2003 年美国国家综合癌症网络指南将 R-CHOP 方案推荐作为弥漫大 B 细胞淋巴瘤（DL-BCL）的一线标准治疗方案。即使是难以耐受化疗的老年患者，利妥昔单抗也显示出良好疗效。一项针对老年 DLBCL 的研究显示，老年患者接受 R-CHOP 方案 6 个疗程，可显著提高其生存率，结果显示 3 年无事件生存率（EFS）和总生存（OS）率分别为 66.5%、78.1%。进一步研究比较了 R-CHOP14 和 R-CHOP21 方案的差别，结果显示，两个方案的 3 年 EFS 相差仅 4%，无统计学意义，并且该研究结果显示，相对于 21 天方案，14 天方案的血液学毒性较大，目前仍建议 R-CHOP21 方案作为一线治疗方案。

滤泡性淋巴瘤（FL）是最常见的惰性 NHL，占 NHL 的 9%～22%，发病率呈逐年上升趋势。CD20 是 FL 治疗的重要靶点，CD20 单抗与化疗联合的综合治疗是现阶段对于 FL 推荐的一线治疗方案，多项临床研究结果显示其 ORR（客观缓解）大于 90%，CR（完全缓解）率各种报道差别较大，20%～60%，PFS（无进展生存期）可以达到 4 年以上。Marcus R 开展的一项Ⅲ期随机对照临床研究，共纳入 321 例初诊Ⅲ或Ⅳ期 FL 患者，该临床试验将纳入患者随机分为两组：R-CVP（环磷酰胺、长春新碱、泼尼松）、CVP 两组，中位随访时间达到 53 个月，结果显示 R-CVP 组的总有效率为 81%，CVP 组总有效率为 57%，CR 率分别为 41% 和 10%，4 年 OS 率分别为 83% 和 77%，两组比较具有显著差异。该项研究显示利妥昔单抗在 FL 治疗中的重要作用，可显著提高疗效，而未明显增加副作用。经过一系列临床研究，目前对 FL 治疗比较一致的观点是含有利妥昔单抗的综合治疗，常用方案包括 R-CHOP（环磷酰胺、多柔比星、长春新碱、泼尼松）、R-FM（氟达拉滨、米托蒽醌）、R-CVP（环磷酰胺、长春新碱、泼尼松），三种方案的比较研究显示，与 R-CHOP 或 R-FM 相比，R-CVP 的反应率较低，R-FM 比 R-CHOP 毒性更大，因此，仍推荐 R-CHOP 作为一线治疗方案。利妥昔单抗在 FL 的维持治疗中也有明显作用，PRIMA 研究显示，利妥昔单抗维持治疗能显著改善 PFS，但 OS 没有明显获益。

一项利妥昔单抗联合依鲁替尼治疗复发／难治性套细胞淋巴瘤（MCL）的研究，充分显示了免疫联合靶向治疗取代传统化疗的进展。Wang ML 研究小组使用无化疗诱导方案，利妥昔单抗联合依鲁替尼治疗复发／难治 MCL，共纳入 50 名患者，中位年龄为 67 岁，中位随访时间为 16.5 个月，结果显示 ORR 为 88%，CR 率 44%，部分缓解（PR）率为 44%，该结果令人振奋。这项研究显示了无化疗诱导治疗 MCL 的可能。一项针对移植后 MCL 患者的研究显示，利妥昔单抗维持治疗可延长 MCL 患者的 OS 及 PFS。因此，建议 MCL 患者可以进行利妥昔单抗维持治疗。

利妥昔单抗上市已有 20 年，一系列临床试验均显示其在 B 细胞淋巴瘤治疗中的显著作用，包括初诊及难治复发患者，疗效显著。通过治疗策略的不断优化，包含利妥昔单抗的综合治疗方案将在 B 细胞淋巴瘤的治疗中地位更为重要。

2. 新型 CD20 单克隆抗体

（1）奥法木单抗（ofatumumab）：第二代 CD20 单抗目前也进入临床研究，并显示一定的疗效，文献报道的二代单抗主要有以下三个，ofatumumab、ocrelizumab 和 veltuzumab。奥法木单抗是人源化靶向抗 CD20 单克隆抗体，研究显示奥法木单抗比利妥昔单抗具有更有效的CDCC。Matthew J 等的一项临床研究发现，ofatumumab 联合 DHAP、ICE 方案治疗早期复发或难治性 DLBCL，与利妥昔单抗相比，获得良好的 ORR 及 CR 率，而临床不良反应与利妥昔单抗相当。Coiffier B 研究小组在一项Ⅱ期临床研究中发现，对于无法进行自体造血干细胞移植及移植后复发/进展的DLBCL，ofatumumab具有良好效果，使这些患者获得明显临床效应。目前报道的临床研究显示，奥法木单抗治疗复发/难治FL具有良好耐受性，但对利妥昔单抗耐药患者无明显高反应率，针对初诊FL患者的Ⅱ期临床试验结果显示，ofatumumab-CHOP化疗的OR率及CR率类似于R-CHOP，但血液毒性发生率较高。另一项关于奥法木单抗针对难治/复发MCL的Ⅱ期临床研究，结果显示了其疗效的局限性，总反应率仅为8.3%，结果并不理想。ofatumumab在MCL的作用仍需进一步研究，特别是与其他药物联合作用。

（2）奥瑞珠单抗（ocrelizumab）：ocrelizumab是一种完全人源化的CD20单抗，具有较强的ADCC作用，具有增加ADCC效应数倍的作用。在一项针对利妥昔单抗治疗失败的FL患者的研究中，纳入47位患者，中位年龄为58岁，3或4级毒性发生率为9%，最常见副作用为输注相关综合征，约占74%，结果显示ORR为38%，中位随访时间为28个月，中位PFS为11.4个月。可见，对于利妥昔单抗治疗失败FL患者，ocrelizumab仍具有明显疗效，并且具有相似安全性。

（3）维妥珠单抗（veltuzumab）：veltuzumab是高度人源化的Ⅰ型IgG1抗CD20单抗，具有90%～95%的人抗体序列。维妥珠单抗的CDR3重链可变区第101位用天冬氨酸替代了天冬酰胺，使其与CD20结合能力明显加强。veltuzumab针对R/R NHL患者的一项临床研究，共纳入82名患者，中位年龄为64岁，Ⅲ/Ⅳ期患者占79%，接受剂量为80～750mg/m^2，每周一次，共四次治疗，结果显示，FL患者CR率为27%，FL、MZL、DLBCL的ORR分别为44%、83%、43%，该结果显示其在FL的治疗中具有良好的前景。

（4）obinutuzumab：第三代CD20单抗主要包括obinutuzumab、ocaratuzumab、PRO131921。obinutuzumab与之前CD20单抗的不同之处在于通过对Fc段糖链修饰后的人源化使Fc段对免疫效应细胞亲和力升高，增加ADCC作用，还能直接诱导细胞死亡。一项关于obinutuzumab治疗R/R NHL的临床研究纳入了175名病人，结果显示，obinutuzumab与利妥昔单抗比较，具有更高反应率。Morschhauser等的一项研究，纳入10例DLBCL及11例MCL患者，结果显示obinutuzumab的最高整体反应率为27%。GALLIUM主持的一项针对FL的大型多中心临床研究中，纳入了1202例FL患者，随机分为利妥昔单抗联合CHOP/CVP组，obinutuzumab联合CHOP/CVP两组，根据目前已有数据，该研究组预计obinutuzumab组PFS可延长至利妥昔单抗组PFS的1.5倍，如果最终数据显示obinutuzumab优越的疗效，那将可能被推荐为FL的一线治疗方案。

（5）ocaratuzumab、PRO131921：除了obinutuzumab，目前进入临床研究的第三代CD20单抗还包括ocaratuzumab、PRO131921，两者均属于CD20的IgG1抗体，能与CD20紧密结合。一项关于ocaratuzumab在R/R FL的临床研究共纳入56名患者，结果显示，ocaratuzumab对R/R FL的ORR为36%，不良反应包括输注综合征、淋巴细胞减少、乏力、感染等。另一项PRO131921治疗复发/难治性B细胞淋巴瘤的研究中，纳入24位患者，剂量为25～800mg/m^2，ORR为27%，不良反应包括输注综合征、感染、中性粒细胞减少等。两者与化疗药物联合方案临床研究仍有待进一步研究。

3. CD19单克隆抗体 CD19也是B细胞的表面抗原之一，除了B细胞表面，还表达于套区细胞、滤泡树突状细胞及滤泡间散在的细胞，也表达于前B细胞、浆细胞。它对于B细胞活化、信号转导和生长调节有重要作用。在NHL中，CD19常表达于多种恶性B细胞，调节细胞信号转导，同时也是BCR信号通路的协同激活分子。目前进入临床研究的CD19单克隆抗体包括以下几种：coltuximabravtansine、MOR208、MEDD-551、denintuzumabmafodo、merck patent anti-19、taplitumomabpaptox、XmAb5817、MDX-1342，其中coltuximabravtansine、MOR208、MEDD-551已进入Ⅱ期临床试验。coltuximabravtansine是一种人源化CD19的IgG1

抗体，并结合 DM4 药物，通过抑制细胞周期诱导细胞凋亡。在一项 Ⅰ 期临床试验中，coltuximabravtansine 对 CD19$^+$NHL 患者显示良好耐受性，且无明显骨髓抑制，显著降低 CD19 表达水平。另一项临床研究显示其对利妥昔单抗治疗后复发 B 细胞淋巴瘤患者具有良好疗效及耐受性。MOR208 是一种人源化小鼠抗体，通过对 Fc 结构域 S239D 和 I332E 两个氨基酸的替换，提高与 Fcγ 受体 Ⅲ a 的结合力，增强其细胞毒作用，体内外实验均显示其对 B 细胞淋巴瘤具有 100～1000 倍的 ADCC 效应，目前处于 Ⅱ 期临床研究。MEDD-551 是一种人源化抗 CD19 单克隆抗体，能与 FcγR Ⅲ A 密切结合，提高其 ADCC 效应。Ⅰ / Ⅱ 期临床研究显示其单独使用对慢性淋巴细胞白血病具有相当作用，毒性反应可控，一项与苯达莫司汀联合用于复发 CLL 患者的 Ⅱ 期临床试验（NCT01466153）正在研究中。

4. CD22 单克隆抗体 CD22 一般位于成熟 B 细胞表面，对 B 细胞激活具有重要的调控作用，并且影响 B 细胞对抗原反应敏感性及 B 细胞增殖、分化和稳态维持。依帕珠单抗（epratuzumab）是一种具有与 CD22 紧密结合能力的人源化抗 CD22 的 IgG1 型抗体，通过 ADCC 效应、诱导靶细胞凋亡和抑制靶细胞增殖而起作用。一项 epratuzumab 联合 R-CHOP 治疗 DLBCL 患者的临床研究共纳入 107 位患者，epratuzumab 剂量为 360mg/m^2，联合标准 R-CHOP 共六个疗程，该临床研究中位随访时间为 3 年 7 个月，得到结果令人满意，接近 100% 的 ORR（96%），而且其中 CR 率达到 74%，3 年评估无事件生存（EFS）率为 70%，OS 率为 80%，与 R-CHOP 组患者相比，epratuzumab 联合 R-CHOP 可提高患者 EFS。另一项 epratuzumab 联合利妥昔单抗治疗初诊 FL 患者研究，纳入患者 59 名，epratuzumab 剂量为 360mg/m^2，利妥昔单抗剂量为 375mg/m^2，每周 1 次，共 4 次，结果显示 ORR 为 88.2%，CR 率为 42.4%，PR 率为 45.8%，3 年随访结果显示 60% 患者仍保持缓解。

5. CD40 单克隆抗体 CD40 表达于多种细胞表面，其中包括 B 细胞、树突状细胞、胸腺上皮细胞等，与细胞的增殖分化有关，研究显示大约 90% 恶性 B 细胞表面可以检测到 CD40 表达。达西珠单抗（dacetuzumab），CD40 单克隆抗体，目前研究认为能显著抑制 B 细胞淋巴瘤细胞的增殖能力，诱导细胞凋亡和产生 ADCC 效应。一项 dacetuzumab 治疗复发 / 难治 NHL 的 Ⅰ 期临床试验结果显示，dacetuzumab 具有显著抗肿瘤活性。另一项 dacetuzumab 治疗复发 DLBCL 患者的 Ⅱ 期临床试验中，其 ORR 却仅为 10%。

6. CD3 和 CD19 双特异性抗体 双特异性抗体是以 T 细胞作为效应细胞的新型肿瘤免疫治疗分子，由 2 种单链抗体可变区片段（single-chain variable fragment，ScFv）及中间链接肽组成，可同时与 T 细胞表面 CD3 及靶细胞表面特异性抗原结合，形成免疫突触，跨过 MHC- Ⅰ 类分子及共刺激分子而激活细胞毒性 T 细胞，达到杀伤肿瘤细胞的目的。博纳吐单抗（blinatumomab）是一种抗 CD3 和 CD19 的双特异性单克隆抗体，通过诱导 CD3$^+$T 细胞作用于表达 CD19 的肿瘤细胞发挥作用。Goebeler ME 在 2016 年报告了一项复发 / 难治 NHL 的 Ⅰ 期临床试验，入组患者经过多个疗程治疗，90% 以上的患者接受过 CD20 单抗治疗。blinatumomab 输注后外周血 B 细胞及 T 细胞均迅速减少，研究结果显示，患者客观缓解率为 68.6%，其中 FL 为 80%，MCL 为 71.4%，DLBCL 为 54.5%。推荐治疗剂量为 60μg/m^2/d，中位无复发生存时间达到 1 年 1 个月。另一项 blinatumomab 治疗 R/R DLBCL 的 Ⅱ 期临床研究，纳入 25 例患者，该研究根据给药方式分为递增剂量组（9-28-112μg/m^2/d）和固定剂量组（112μg/m^2/d），治疗一个周期（8 周的治疗期和 4 周的间歇期），最终评估了 21 例患者，结果显示：总反应率为 42.9%，其中 4 例完全缓解，中位 RFS（无复发生存）为 3.7 个月，仍有待进一步研究评估其疗效及安全性等。

7. inotuzumab ozogamicin inotuzumab ozogamicin（CMC-544）是人源化抗 CD22 抗体与抗肿瘤药物 calicheamicin 共价相连的一种制剂。一项针对难治 / 复发 CD22 阳性 B 细胞 NHL

的研究，方案选择为 CMC-544 联合 R-GDP，共纳入 55 位患者，其中 DLBCL 患者 21 位，FL 患者 14 位，MCL 患者 13 位，其他患者 7 位，结果显示 ORR 为 53%，CR11 位，PR18 位，FL、DLBCL、MCL 的 ORR 分别为 71%、33%、62%。研究显示主要不良反应包括血小板减少和中性粒细胞减少。

8. brentuximab vedotin 属于抗体偶联药物的新型抗肿瘤药物，通过连接子将海兔毒素类衍生物单甲基 auristainE 与布妥昔单抗（brentuximab）相偶联得到的靶向 CD30 的抗体偶联药物。brentuximab vedotin 在复发 / 难治 HL 中的疗效显著，在 NHL 中也有显著作用，一项 R/R 系统性间变性大细胞淋巴瘤患者的临床试验中，纳入受试者 58 人，客观反应率达 86%，CR 率和 PR 率分别为 57% 和 29%，疗效显著，最常见的毒性反应为外周感觉神经病变、疲劳、恶心、腹泻、中性粒细胞减少、呕吐、发热和上呼吸道感染。

9. PD-1 及 PD-L1 抗体 PD-1 抗体和 PD-L1 抗体通过阻断 PD-1 与 PD-L1 的结合，恢复 T 细胞活性，从而发挥抗肿瘤作用。目前在临床研究中，两种抗体被用于黑色素瘤、肾癌、肺癌、卵巢癌、淋巴瘤的治疗。nivolumab 治疗恶性 HL 效果显著，已经得到多项临床研究的证实。在 NHL 的临床研究中，一项 Ⅱ 期临床试验，纳入 66 例自体造血干细胞移植后 DCBCL 患者，接受 pidilizumab 治疗，结果显示：16 个月评估的无进展生存率为 72%，总生存率为 85%，常见不良反应包括中性粒细胞减少、血小板减少。另一项 Ⅱ 期临床研究显示，对于复发 FL 患者，利妥昔单抗与 PD-1 单抗 pidilizumab 联合治疗具有较显著的疗效，在可评估的 29 位患者中，ORR 为 66%，CR 率为 52%，中位 PFS 为 18.8 个月。

10. CTLA-4 抗体 细胞毒性 T 淋巴细胞相关蛋白 4（CTLA-4）为 $CD4^+$ 和 $CD8^+T$ 细胞上的免疫球蛋白超家族成员，表达于 T 细胞内部，在 T 细胞激活后快速转移至细胞质及细胞表面，发挥相应作用。ipilimumab 属于 CTLA-4 抗体中的一种，目前相关研究涉及黑色素瘤、肾癌、肺癌、胰腺癌、前列腺癌、淋巴瘤等。一项 Ⅰ 期临床研究，纳入 18 名复发 / 难治 B 细胞淋巴瘤，给予 ipilimumab 治疗，结果显示，ipilimumab 具有良好耐受性，两名患者具有显著临床反应，其中 1 位 DCBCL 患者维持 CR 状态达 31 个月，1 位 FL 患者维持 PR 状态 19 个月，主要不良反应包括腹泻、头痛、腹痛、厌食、疲劳、中性粒细胞减少和血小板减少症。

（二）细胞治疗

1. CAR-T 细胞治疗 嵌合抗原受体 T 细胞（CAR-T）是近年来取得进展最大的细胞免疫治疗方法。通过分子克隆和基因合成的方法，构建特异性嵌合抗原受体，经基因转导，使 T 细胞表达转入嵌合抗原受体，T 细胞体外扩增后回输至体内，通过识别特异性靶抗原，杀伤靶细胞，该方法具有高度特异性、主要组织相容性复合体（MHC）非限制性，具有持久强大的抗肿瘤效应。NHL 表面表达 CD19、CD20 等特异性抗原，通过构建 NHL 相关抗原嵌合抗原受体，转入 T 细胞后，回输入体内后能特异性识别抗原，通过激活 T 细胞，细胞免疫作用而起到抗淋巴瘤作用。

（1）CD19-CAR-T 细胞：CD19-CAR-T 细胞治疗是目前开展临床试验最多并取得疗效最为确切的治疗方式。Chenderfer 等在一项临床试验中纳入了 15 例进展期 B 细胞恶性肿瘤患者，DLBCL 9 例，惰性淋巴瘤 4 例，CLL 4 例，回输细胞前均给予 FC 方案（环磷酰胺联合氟达拉滨）预处理，结果显示 CR 8 例，PR 4 例，疾病稳定 1 例，两例未行评价，疗效令人满意。ZUMA-1 研究是全球首个 CD19-CAR-T 细胞（KTE-C19）治疗难治性侵袭性 NHL 的多中心临床试验。回输前仍选择 FC 方案预处理，后回输 KTE-C19 细胞，目标剂量为 $2 \times 10^6/kg$。ZUMA-1 共纳入 111 例患者，结果显示：ORR 为 76%，其中 CR 率为 47%，PR 率为 29%。

92% 患者在输注后 1 个月内起效。1 个月和 3 个月 PFS 分别为 92% 和 56%。该研究显示，KTE-C19 常见不良反应包括：粒细胞减少、贫血、血小板减少、粒缺发热、细胞因子释放综合征、中枢神经系统反应，其中 ≥ 3 级细胞因子释放综合征和中枢神经系统事件发生率为 20% 和 29%。该研究结果显示 KTE-C19 细胞疗效显著高于 SCHOLAR-1 研究，能使常规化疗无效 NHL 患者明显获益（图 7-6，图 7-7）。

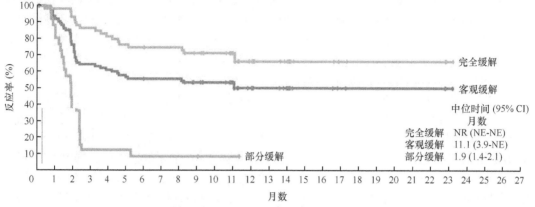

图 7-6　ZUMA-1 研究（客观反应率）

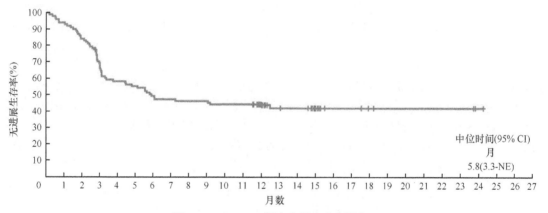

图 7-7　ZUMA-1 研究（无病生存期）

表 7-3 总结了目前开展的 CD19-CAR-T 细胞针对 NHL 临床试验，其中 JULIET 和 TRAN-SCEND 是迄今为止最大的两项研究，研究使用抗 CD19 的 CAR-T 细胞治疗难治/复发 NHL 患者。2017 年恶性淋巴瘤会议揭示了这两项试验的中期分析。JULIET 试验是一个多中心、Ⅱ 期临床试验，研究使用 4-1BB CAR-T 细胞产生 CTL019 在成人难治/复发弥漫大 B 细胞淋巴瘤中的作用。分析显示，有 85 名患者在清除淋巴细胞化疗后，接受了单剂量的 CTL019，大于 3 个月的随访显示总有效率为 59%，CR 率为 43%，与主要目标结果一致。TRANSCEND NHL 001 试验是一个多中心、Ⅰ 期试验，研究 JCAR017，一个二代的、4-1BB CAR-T 细胞产物，包括 1 : 1 的 CD8$^+$ 和 CD4$^+$ 细胞。该研究分析至 2017 年 5 月 4 日，有 67 名难治/复发 NHL 患者接受治疗，3 个月的总有效率为 51%，CR 率为 39%。虽然没有跟急性淋巴细胞白血病（ALL）患者的 CR 率进行对比，但是这些结果显示在难治性、复发性、进展性 NHL 患者中有显著疗效，具有很好的前景，但仍需要更长的随访周期来确定这些反应的持续性。

表 7-3　CD19-CAR-T 细胞针对 NHL 临床试验的总结

项目名称/机构	产品名称	患者人群	减瘤方案	有效率	毒性反应
NIH/NCI	autologous CD3z-28	成人 B-NHL n=22	Cy 60mg/kg×1-2 days+Flu25mg/m² ×5days	ORR 为 73% PR 为 18% CR 为 55%	无 CRS 数据 发热占 91% 3～4 级 CRES 占 55%
NIH/NCI	allogeneic CD3z-28	成人 B-NHL n=10（Whole cohort=20）	None	6 个月 EFS 率为 39%（all 20 pts）	CRS 率为 55% 无 CRES 数据 头痛 3 例
NIH/NCI	HuCAR-19	高级别 NHL n=9	Cy 300mg/m² daily×3days + Flu 30mg/m² daily×3 days	ORR 为 86% CR 两例	CRS 率为 82% CRES 1 例
西雅图儿童医院 NCT01318317（NHL1）	CD19R: z 1st generation $CD8^+$TCM-enriched	NHL n=9	干细胞移植后输注 CAR-T 细胞	1 年和 2 年 RFS 率为 50%	未报道
西雅图儿童医院 NCT01815749（NHL2）	$CD8^+$TCM subsets $CD4^+$/$CD8^+$TCM-enriched	NHL n=9	干细胞移植后输注 CAR-T 细胞	1 年 PFS 率为 75%	未报道
Fred Hutch NCT01865617	JCAR014	成人 B-NHL n=32	Cy 60 mg/kg×1day±Etoposide 或 Cy 60 mg/kg×1day + Flu 25mg/m²×3days	ORR 为 63% CR 率为 33%	严重 CRS 率为 13% 3 级以上 CRES 率为 28%
宾夕法尼亚大学 CTL019		成人 DLBCL MCL, FL n=24	Bendamustine（n=6）Cy（n=11）Flu-Cy（n=1）modified EPOCH（n=3）和 TBI-Cy（n=3）	3 个月 ORR 为 68%（DLBCL 54%; FL 100% MCL 50%）12 个月 PFS 率为 62%（DLBCL 43%; FL 100%）	CRS 率为 67% CRES 率为 12%
宾夕法尼亚大学 NCT02030834 CTL019		FL n=14	Bendamustine（n=6）Cy（n=2），Flu-Cy（n=1）Flu-Cy（n=3）EPOCH TBI-Cy（n=1），和 CBP+GEM（n=1）	3 个月 ORR 为 79% 3 个月 CR 率为 50%	CRS 率为 43% 3～4 级 CRS 率为 14% 1 例出现 5 级 CRES

续表

项目名称/机构	产品名称	患者人群	减瘤方案	有效率	毒性反应
ZUMA-1 trial	KTE-C19	难治性进展淋巴瘤 n=7	Cy 500 mg/m²+Flu 30 mg/m²×3 days	ORR 为 71% CR 率为 57% 3 例持续缓解已经超过 1 年	3～4 级 CRS 率为 14% CRES 率为 57%
JULIET trial NCT02445248 Updated Lugano 2017	CTL019	DLBCL n=141	Flu 25 mg/m² +Cy 250 mg/m²×3 days 或 Bendamustine90 mg/m²×2 days	ORR 为 59% CR 率为 43% PR 率为 16% 3 个月 CR 率为 37% 3 个月 PR 率为 8%	CRS 率为 57% 3～4 级 CRES 率为 13%
TRANSCEND trial NCT02631044 Updated from Juno Therapeutics' website	JCAR017	难治性复发进展 NHL n=67	Flu + Cy	ORR 为 76% CR 率为 52% 3 个月 ORR 为 51% (21/41) 3 个月 CR 率为 39%	3～4 级 CRS 率为 2% 3～4 级 CRES 率为 16%

注：CAR, chimeric antigen receptor, 嵌合抗原受体；NHL, non-Hodgkin lymphoma, 非霍奇金淋巴瘤；DLBCL, diffuse large B-cell lymphoma, 弥漫大 B 细胞淋巴瘤；FL, follicular lymphoma, 滤泡性淋巴瘤；MCL, mantle cell lymphoma, 套细胞淋巴瘤；Cy, cyclophosphamide, 环磷酰胺；Flu, fludarabine, 福达拉滨；Etoposide, 依托泊苷；Bendamustine, 苯达莫司汀；CBP, carboplatin, 卡铂；GEM, gemcitabine, 吉西他滨；ORR, overall response rate, 整体反应率；CR, complete remission, 完全缓解；PR, partial remission, 部分缓解；PFS, progression free survival, 无进展生存；OS, overall survival, 总生存期；NIH, National Institute of Health, 国家健康协会；NCI, National Cancer Institute, 国家肿瘤协会；RFS, relapse free survival, 无复发生存；EFS, event free survival, 无事件生存；CRS, cytokine release syndrome, 细胞因子释放综合征；CRES, CAR-T cell related encephalopathy syndrome, CAR-T 细胞相关的脑病综合征

（2）CD20-CAR-T 细胞：复发 / 难治性 NHL 患者预后不良。针对 CD20 的 CAR-T 细胞在进展性 B 细胞淋巴瘤 I 期临床试验中效果显著。II 期临床试验进一步验证自体 CD20-CAR-T 细胞的安全性和有效性。入组 11 个患者，其中 7 个患者在接受 T 细胞输注前进行了小剂量化疗以减小瘤体和清除淋巴细胞。结果分析，总有效率为 81.8%，其中 6 个患者 CR，3 个 PR。没有观察到严重的毒性反应。中位无进展生存期大于 6 个月，其中有一个患者连续缓解期长达 27 个月。观察到 CAR 基因水平与疾病复发或进展之间有显著的负相关性。综上所述，这些结果有力地证明了淋巴瘤治疗中 CD20-CAR-T 细胞的可行性和有效性。试验过程为减瘤和清除淋巴细胞的化疗，在 CAR-T 细胞输注前 3 ～ 7 天内进行。短时间的化疗方案减小对患者骨髓和免疫系统的影响。

CAR-T 细胞治疗是目前最有潜力的细胞治疗方案，一系列临床试验结果显示其对难治 /复发白血病、淋巴瘤、骨髓瘤及其他实体肿瘤有显著的疗效，并有可控的毒副作用。鉴于 CAR-T 细胞治疗的确切治疗效果，目前全球已开展多达数百项的临床试验，包括单靶点、双靶点等方案。相信随着治疗靶点的开发，细胞制备技术的更新，毒副作用的进一步预防，CAR-T 细胞治疗将成为最有前景的细胞免疫治疗选择。

2. 细胞因子诱导的杀伤细胞 细胞因子诱导的杀伤细胞（CIK）是一种体外诱导的以 CD3、CD56 阳性的 T 细胞为主的细胞群，具有 MHC 非限制性杀伤作用和细胞毒性作用，对恶性肿瘤有明显杀伤作用。已证实在多种类型的恶性肿瘤治疗中具有一定疗效。Lu XC 等研究者发现在老年 DLBCL 患者输注自体 CIK 后，血清 β2- 微球蛋白及 LDH 的水平均明显降低，症状减轻，老年患者生存质量得到提高。DC-CIK 细胞，树突状细胞（DC）与 CIK 细胞共同培养，可增强抗原提呈能力，具有 DC 介导的 MHC 限制性细胞毒作用和 CIK 介导的非 MHC 限制性细胞毒作用。

（三）疫苗治疗

1. 独特性疫苗 正常机体免疫系统具有监测、清除肿瘤细胞的功能，利用这一机制，有学者希望通过肿瘤表面特异性抗原，诱导免疫系统产生抗肿瘤效应，因此提出肿瘤疫苗概念。淋巴瘤细胞表面 Ig/TCR 被认为是一种特异性抗原，可作为淋巴瘤疫苗的选择。为了肿瘤抗原能被免疫系统识别，需要与载体蛋白相连并与免疫佐剂（各种细胞因子）联合应用，从而达到刺激机体产生抗肿瘤免疫应答的目的，形成独特型蛋白疫苗。

2. DC 疫苗 DC 细胞负载肿瘤抗原后，迁移至 T 细胞富集的肿瘤组织，可激活抗肿瘤免疫反应。DC 介导的抗肿瘤疫苗主要有以下三种：肿瘤抗原肽修饰 DC、细胞抗原修饰 DC 和肿瘤抗原基因转染 DC。

3. 临床试验 biovaxID（dasiprotimut-T biovest）是已进入治疗 NHL 临床试验的个体化肿瘤疫苗。该疫苗的制作首先需要采集患者淋巴瘤样品，得到淋巴瘤细胞特异性抗原 idiotype，该特异性抗原偶联到载体蛋白 keyhole limpet hemocyanin，从而得到患者个体化的淋巴瘤疫苗，注入患者体内刺激 T 细胞应答。

2009 年一项 biovaxID 的 III 期临床数据显示，纳入 117 例化疗后缓解 NHL 患者，分为 biovaxID+GM-CSF 组（n=76）、KLH+GM-CSF 组（n=41），结果显示两组 PFS 分别为 44.2 个月、30.6 个月。2012 年美国临床肿瘤学会会议上，美国国家癌症研究所报道了一项关于 biovaxID 淋巴瘤疫苗的 II 期临床试验的长期随访结果，中位随访期 10 年，结果显示，纳入研究的 MCL 患者，在利妥昔单抗联合化疗后应用 biovaxID，可诱导显著 T 细胞免疫反应，随访结果显示该疫苗在 OS 及治疗间隔时间两项指标获益。另一项 biovaxID 应用于 FL 的研究显示，共纳入 24 例患者，中位随访时间为 122 个月，中位存活期为 104 个月，疗效显著。

淋巴瘤疫苗初步临床结果显示其能使患者获益，具有很大的前景，也是未来在免疫治疗上的重要策略之一，但是由于个体化疫苗的限制，目前无法规模生产，在一定程度上限制了其临床应用。

（四）总结

由于传统化疗的毒副作用较大，耐受性差，寻找新的治疗策略一直是肿瘤治疗的热点问题。NHL 具有独特的生物特性，免疫治疗在其治疗中已经得到了越来越广泛的应用。无论是单克隆抗体，还是细胞治疗、淋巴瘤疫苗，目前一系列的临床试验已经证实其显著疗效及可控的副作用，相信随着未来生物技术的迅速发展，免疫治疗将成为 NHL 最有前景的治疗策略。

（杨继龙）

第八章　骨髓增生异常综合征免疫治疗

骨髓增生异常综合征（MDS）是一种克隆性骨髓干细胞疾病，其特征为无效造血导致的血细胞减少，1/3 的患者进展为急性髓系白血病（AML），15% 的患者发生于用放化疗方法治疗之前的恶性肿瘤之后；这种综合征常见于老年人，其病理生理学包括伴随或不伴随基因突变的细胞遗传学改变，晚期通常发生基因甲基化。由血细胞减少造成的临床表现包括贫血，感染和出血。根据血液和骨髓检测进行诊断，表现为血细胞减少，骨髓细胞病态造血，有时伴随原始细胞增多。预后在很大程度上取决于骨髓原始细胞比例，血细胞减少的数量和程度及细胞遗传学异常。低危 MDS 患者的治疗，尤其是对贫血的治疗，主要包括生长因子，来那度胺和输血。较高危患者的治疗包括去甲基化药物或联合化疗，年龄适合且可耐受的患者可以进行异基因造血干细胞移植。虽然目前能治愈 MDS 的唯一途径仍然是异基因造血干细胞移植（HSCT），但由于 MDS 诊断的中位年龄大于 70 岁，故能接受 HSCT 治疗的患者较少。而 HSCT 治疗后长期无病生存率低于 40%，且药物治疗 MDS 效果欠佳，应答也不持久，这就为 MDS 的治疗提出了新的挑战。免疫疗法是肿瘤生物治疗的重要方法之一，由于与传统化疗无交叉耐药等优点，免疫治疗被广泛用于治疗血液系统肿瘤。近年来，免疫治疗在 MDS 的治疗中的应用也屡见报道。

一、针对白血病相关抗原的疫苗

白血病相关抗原（LAA）是指白血病细胞异常高表达的抗原，这些抗原与肿瘤的增殖、分化、转移、凋亡、周期等密切相关。由于 LAA 普遍存在，因此可将其作为激发白血病免疫应答潜在的靶抗原。近年来，随着肿瘤免疫治疗的进展，已发现许多 LAA 可作为白血病特异性细胞毒性 T 细胞（CTL）的靶点，并制备相应疫苗，研究者也将这些疫苗应用于 MDS 的治疗。

1. Wilms 肿瘤基因 1（WT1）疫苗　WT1 基因是从 Wilms 肿瘤细胞中分离出来的肿瘤基因，首先在肾胚细胞瘤中作为抑癌基因被克隆鉴定。其位于人类染色体 11p13，分子质量约为 50kb，编码产物为一个锌指结构的转录调节因子，在细胞生长与分化过程中起着重要作用。近年来多项研究表明，WT1 蛋白高表达于各型白血病及 80% 以上的实体瘤，且其表达量与急性白血病的预后关系密切，可作为指导预后及明确缓解程度的重要检测因子。WT1 基因在大多数 AML 中高表达，在 CML、MDS 中，WT1 mRNA 的表达水平随着疾病进展而升高。

Brayer 等报道多价 WT1 多肽疫苗用于 WT1 阳性的 14 例 AML 及 2 例核型正常的 MDS 患者，其中 2 例 MDS 患者给予疫苗注射前均接受了 3 个疗程的一二线化疗（包括去甲基化药物），未行造血干细胞移植。这两例患者国际预后积分系统（IPSS）评分分别为中危 -2 及高危，均存在输血依赖。其中 1 例患者在经过 5 次 WT1 疫苗注射后其输血需求较入组前 4 个月下降了 50%，治疗 6 周后评估骨髓原始细胞比例从 11% 下降至 7%，但 2 个月后仍然进展为 AML。而另一例患者在所有疫苗疗程结束后很快脱离输血依赖并维持了 14 个月。Keilholz 等用 HLA-A*0201 限制性 WT1126-134 多肽 [以粒细胞巨噬细胞集落刺激因子（GM-CSF）和钥孔血蓝蛋白（keyhole limpet hemocyanin，KLH）为佐剂] 治疗了 17 例 AML 及 2 例 MDS 患者。治疗方法为第 1 ～ 4 天皮下注射 GM-CSF，第 3 天注射 WT1126-134 多肽并以 1mgKLH 作为佐剂。结果显示 80% 的患者病情好转，1/3 患者的 WT1 mRNA 拷贝数明显下降，WT1 特异性 CTL 有所增加。其中 2 例 MDS 患者分别为高危难治性贫血伴原始细胞增多型（refractory anemia with excessive blast，RAEB）Ⅰ 及高危 RAEB Ⅱ 患者，一例之前接受过免疫抑制治疗，另一例未接受治疗。这两例 MDS 患者注射疫苗后的主要反应为中性粒细胞水平的升高，分别从 0.4×10^9/L

及 0.03×10^9/L 升至 1.2×10^9/L 及 0.9×10^9/L，反应持续时间分别为 10 个月及 2 个月，从治疗过程开始直到疾病进展。其中一例患者同时出现血小板水平升高，并维持了 3 个月。这两例患者均未观察到血液学毒性。

另一项研究显示 WT1 多肽疫苗可诱导产生 WT1 特异性 CTL 细胞，并减轻肿瘤负荷且对正常组织无损伤。纳入的 26 例患者（包括 AML 患者、MDS 患者及实体瘤患者）中包含 1 例 MDS 伴骨髓纤维化患者及 1 例 MDS 转变的 AML 患者，这两例患者均出现了严重的白细胞减少。其中 MDS 伴骨髓纤维化这例患者在第一次行 WT1 疫苗注射后出现了外周血 WT1 表达水平下降及白细胞减少。另一例 MDS 转变的 AML 患者在第一次 WTI 疫苗注射后的第二天就开始出现白细胞下降，在第 3 天时降至最低水平 0.7G/L。在一疗程 WT1 疫苗治疗后，随着 WT1 表达水平下降，患者骨髓内白血病原始细胞比例由治疗前的 50% 降至 11%。

Tawara 等报道了一项针对输注转染了 WT1 特异性 TCR 基因的 T 细胞并序贯应用 WT1 疫苗治疗的难治性的不适合骨髓移植的 20 岁以上的 AML（2 例）患者及 MDS［6 例，包括 2 例难治性血细胞减少伴多系病态（refractory cytopenia with multilineage dysplasia，RCMD）、3 例 RAEB Ⅰ 及 1 例 RAEB Ⅱ］患者的 I 期临床试验。2 例 RCMD 患者主要表现为输血依赖，而 RAEB 患者中 2 例在输注 TCR-T 细胞前就已进展为 AML。试验设计为患者输注制备好的自体 WT1 特异性 TCR-T 细胞后再行 WT1 疫苗皮下注射。2 例患者出现短暂的骨髓原始细胞比例下降（1 例从 10.7% 升至 24.8% 后又降至 7.9%；另一例从 24.8% 降至 18.4%）。

2. 蛋白酶 -1（PR-1）疫苗　蛋白酶 -3（PR-3）储存在嗜天青颗粒中，存在于粒细胞、髓系前体细胞及 CD34$^+$ 干细胞中。PR-1 是 PR-3 和 NE（中性粒细胞弹性蛋白酶）共有的 HLA-A*0201 限制性多肽（9 肽），能够引发特异性 CTL 反应，从而杀伤白血病细胞。

Muzaffar 等报道了一项大型 Ⅰ / Ⅱ 期临床研究，共 66 例 HLA-A*0201 患者（AML 患者 42 例，CML 患者 54 例，MDS 患者 11 例，包括难治性贫血及 RAEB 类型。53 例患者处于疾病进展期，13 例患者处于疾病缓解期）接受了 PR-1 疫苗，每三周一次皮下注射 0.25mg 或 0.5mg 或 1.0mg 疫苗（以 montanide 及 GM-CSF 为佐剂）。实验结果表明，毒性反应少见，53 例疾病进展期患者中有 12 例患者获得临床反应，其中包括 2 例 MDS 患者，25 例患者 PR-1 特异性 CTL 细胞数明显增加，甚至部分患者细胞遗传学完全缓解，25 例患者无事件生存及总生存期（OS）均明显延长。

由于靶向单一白血病抗原可能导致该抗原的选择性丢失变异。为了增加对白血病及 MDS 免疫反应的持久性，Rezvani 等采用 PR-1 联合 WT1 疫苗皮下注射的方法治疗了 8 例 18 岁以上 AML 及 MDS（2 例 MDS 患者及 6 例 AML 患者）患者，骨髓原始细胞比例 ≥ 20%，中位随访 765 天，2 例 MDS 患者最后的转归分别为病情稳定及疾病进展。

3. 透明质酸介导的细胞游走受体（RHAMM）疫苗　RHAMM（CD168）是一种重要的可溶性透明质酸（HA）受体，与恶性肿瘤的生成、浸润、侵袭和转移有密切的关系。RHAMM 在超过 80% 的 AML/MDS、CML、慢性淋巴细胞白血病（CLL）及多发性骨髓瘤（MM）患者中有表达，却在外周血单个核细胞或健康受试者的 CD34$^+$ 干细胞中不表达。Schmitt 等报道了一项 Ⅰ 期临床研究的结果，纳入了 10 例恶性血液病（3 例 AML，3 例 MDS，4 例 MM）的低瘤负荷患者，均为 HLA-A2 阳性且其肿瘤细胞中均表达 RHAMM。注射 RHAMM-R3 多肽（300µg），其中 7 例患者 RHAMM-R3 特异性 CD8$^+$ 效应 T 细胞（CD8/HLA-A2/RHAMM-R3 tetramer/CD45RA/CCR7$^-$/CD27$^-$/CD28$^-$）数量增多，获得免疫反应，1 例 AML 患者和 2 例 MDS 患者获得临床反应，2 例 MM 患者的游离轻链水平下降。随后，Greiner 等将 RHAMM-R3 多肽疫苗的用量加大至 1000µg，9 例患者中 4 例获得免疫反应，可是增加多肽疫苗剂量并不能提高免疫反应率及其强度。

4. NY-ESO-1 疫苗　　NY-ESO-1 抗原是肿瘤 - 睾丸抗原家族中的重要成员，在多种类型的肿瘤中广泛表达，并且是迄今发现的最具免疫原性的肿瘤抗原，可以在 NY-ESO-1 表达阳性的肿瘤患者体内引起自发性体液免疫反应和特异性 T 细胞免疫反应。阿扎胞苷和地西他滨是治疗高危 MDS 的一线药物，会诱导高免疫原性的肿瘤抗原 NY-ESO-1 启动子甲基化和基因表达。之前的研究表明 AML 患者进行地西他滨治疗后会出现 NY-ESO-1 表达。在接受地西他滨治疗的 MDS 患者中使用 NY-ESO-1 疫苗可以利用恶性髓系细胞表达的 NY-ESO-1 激活 NY-ESO-1 特异性 MDS 导向的 CTL 免疫反应。Elizabeth A. Griffiths 团队报道了一项开放的非随机单中心临床研究，研究纳入了 9 例 MDS 患者，每 4 周接受 NY-ESO-1 疫苗（CDX-1401+poly-ICLC）及标准治疗量的地西他滨治疗。7 例患者持续治疗到研究结束，对其连续性样本分析表明 7 例患者均出现 NY-ESO-1 表达，接受疫苗的患者中 4 例出现 CD4$^+$T 细胞反应，4 例出现 CD8$^+$T 细胞反应。地西他滨治疗期间不同时间点分离的表达 NY-ESO-1 的髓系细胞可以激活自体 NY-ESO-1 特异性 T 细胞的细胞毒性反应。疫苗反应与 CD141^{Hi}DC 细胞有关，该细胞对 NY-ESO-1 疫苗摄取至关重要，在抗肿瘤免疫反应中具有显著作用。这项研究提示我们，靶向 NY-ESO-1 表达的疫苗可以在无免疫原性髓系肿瘤中产生抗原特异性免疫反应，说明定向诱导抗原免疫治疗具有一定潜力。

现有的研究表明，部分 MDS 患者应用针对 LAA 的疫苗对疾病有一定改善作用，但上述结果仍需在后续的大规模临床试验中得到证实。同时，部分白血病患者接受肿瘤抗原特异性疫苗后肿瘤细胞会发生免疫逃逸。

二、单克隆抗体在 MDS 中的应用

1. 阿伦单抗（alemtuzumab）　　2001 年阿伦单抗被美国 FDA 批准用于既往接受过烷化剂治疗及氟达拉滨治疗后复发的 CLL。Blatt 团队选取了 29 例 MDS 及 62 例 AML 患者，以患者的肿瘤干细胞作为研究对象。研究显示 11 例 5q- 的 MDS 患者中有 8 例患者其 CD34$^+$/CD38$^-$ 的肿瘤干细胞表达 CD52，而多数其他 MDS 患者的肿瘤干细胞表面只是弱表达 CD52 甚至是不表达。而针对 CD52 的靶向药物阿伦单抗可诱导 CD34$^+$/CD38$^-$/CD52$^+$ 肿瘤干细胞溶解，且不会导致 CD52$^-$ 的干细胞溶解，提示我们 CD52 是一个新的肿瘤干细胞标志并且可作为 MDS 患者干细胞治疗的靶点。近期 Fureder 等报道了 5 例诊断为低增生性 MDS 或再生障碍性贫血的患者采用阿伦单抗治疗，其中 2 例患者获得 PR。这 2 例患者中有一例在治疗前检测到 PNH 克隆的存在。1 例患者在治疗 15 个月后复发，随后进行了异基因造血干细胞移植。这两例患者均存活至今，并且缓解的维持时间分别为 40 个月和 20 个月。另外 3 例患者对阿伦单抗治疗没有反应，其中 1 例患者在治疗 4 个月后死于肺炎。临床结果显示，阿伦单抗对于部分 MDS 甚至包括存在 PNH 克隆的患者而言，仍然可能是一个有效的药物。

2. 吉姆单抗（gemtuzumab ozogamicin）　　是人源化抗 CD33 单克隆抗体与细胞毒药物刺孢霉素的偶联物，对 CD33 抗原具有靶向作用。GO 单药治疗 AML 在前期的临床试验中取得了良好的完全缓解（CR）率，于 2000 年被美国 FDA 批准用于治疗老年复发的 AML。一项来自于 MD Anderson 癌症研究中心的 II 期临床研究纳入了 110 例中位年龄为 70 岁的复发 / 难治或不能耐受强烈化疗的 AML、MDS 及蕈样肉芽肿（mycosis fungoide, MF）患者，给予地西他滨（每天 20mg/m^2，共 5 天）联合 GO（第 5 天，3mg/m^2）治疗 6 个疗程，能达到 CR 或完全缓解伴不完全血象恢复的患者后续仍继续给予地西他滨单药维持治疗总共达 24 个疗程。结果显示，57 例未经治疗的 AML 或高危 MDS[包括 40 例 AML、10 例 MDS、4 例慢性粒 - 单细胞白血病（CMML），1 例未分类的 MDS/ 骨髓增殖性肿瘤及 2 例 MF] 患者与 103 例同期对照组（采用地西他滨单药、地西他滨联合或不联合丙戊酸、阿扎胞苷联合或不联合伏立诺他）

患者相比，其 CR 率为 33% *vs* 59%（*P*=0.06），中位 OS 为 5.7m *vs* 19.9m（*P*=0.03），8 周病死率为 20% *vs* 7%（*P*=0.09）。提示 GO 对于未经治疗的 MDS 患者可能增加病死率。而另一组的 20 例难治 / 复发 MDS 或 MDS 转化的 AML（包括 11 例 MDS 转化的 AML、5 例 MDS，2 例 CMML 及 2 例 MF）患者，这些患者在接受此项治疗前均接受过 1 ～ 2 疗程化疗，与 23 例历史对照患者相比，其 CR 率为 35% *vs* 13%（*P*=0.09），中位 OS 为 7.2 个月 *vs* 6.5 个月（*P*=0.37），8 周病死率为 15% *vs* 22%（*P*=0.57），提示对于难治 / 复发 MDS 患者 GO 可能增加缓解率，但不能改善 OS。

　　另一项 Ⅱ 期临床研究入组了 30 例中位年龄为 69 岁的高危 MDS 或 AML（包括 18 例 MDS，12 例 AML，其中 19 例患者之前接受过其他治疗）患者采用 GO 联合三氧化二砷治疗，每 3 个月治疗 1 ～ 2 疗程。随访时间至少为 3 年。其中 17 例患者（57%）完成 1 疗程治疗，7 例患者（23%）完成 2 疗程治疗。结果显示，9 例患者（30%）对治疗有反应。中位 OS 为 9.7 个月，接受 2 疗程治疗的患者中位住院时间为 13 天。分别有 47%、63%、37% 的患者发生 3 ～ 4 级的血小板减少、中性粒细胞减少及贫血。提示三氧化二砷联合 GO 治疗对于高危 MDS 患者有一定疗效，且毒性反应尚可接受。该研究中的治疗方法（图 8-1）及结果（图 8-2）如下：

吉姆单抗3mg/m²第8天

三氧化二砷0.25mg/kg×5天、0.25mg/kg每周2次，共11周

共1-2个周期

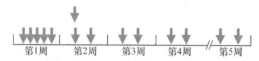

第1周　　第2周　　第3周　　第4周　// 第5周

图 8-1　吉姆单抗治疗方法

队列	患者人数	中位生存（范围），月
所有患者	30	9.7 (0.75-38)
有应答者	9	28.6 (3.5-38)
无应答者	21	7.6 (0.75-38)
完成1个及以上治疗周期的患者 (*n*=17)		
MDS		
低危组		
≥1个周期	2	11.3 (6.5-16)
≥2个周期		NA
高危组		
≥1个周期	7	10.3 (3.5-38)
≥2个周期	4	18.8 (8-38)
AML		
≥1个周期	8	5.1 (2.5-23)
≥2个周期	3	21.3 (19-23)

图 8-2　吉姆单抗治疗结果

3. 免疫检查点抑制剂　目前对于肿瘤免疫检查点抑制剂的研究主要集中在 CTLA-4、PD-1、PD-L1 三个分子上。程序性死亡受体 -1（PD-1/CD279）是重要的免疫检查点之一，通过与其两个配体 PD-L1（B7-H1/CD274）和 PD-L2（B7-DC/CD273）的作用而抑制 T 细胞的活化及细胞因子的产生，在维持机体的外周耐受上发挥至关重要的作用。利用抗 PD-1/PD-L1 的单克隆抗体阻断 PD-1/PD-L1 信号通路，在多种实体瘤中显示出卓越的抗肿瘤疗效。PD-1

是一个诱导表达的蛋白，即 T 细胞在未被激活的时候是几乎没有 PD-1 的表达的，只有在 T 细胞活化之后，PD-1 才会被诱导表达。除在活化成熟的 T 细胞上有表达，PD-1 还在胸腺的双阴性（CD4⁻CD8⁻）T 细胞、活化的 NK 细胞、单核细胞和未成熟的朗格汉斯细胞上呈低表达。PD-1 的配体包括 PD-L1 和 PD-L2，两者表现为不同的表达模式。PD-L1 组成性地低表达于抗原提呈细胞（APC）以及非造血细胞如血管内皮细胞、胰岛细胞及免疫豁免部位（如胎盘、睾丸和眼睛）。炎性细胞因子如 I 型和 II 型干扰素、TNF-α 和 VEGF 等均可以诱导 PD-L1 的表达。PD-1 与 PD-L1 在激活的 T 细胞结合后，促使 PD-1 的 ITSM 结构域中的酪氨酸发生磷酸化，进而引起下游蛋白激酶 Syk 和 PI3K 的去磷酸化，抑制下游 AKT、ERK 等通路的活化，最终抑制 T 细胞活化所需基因及细胞因子的转录和翻译，发挥负向调控 T 细胞活性的作用。细胞毒 T 淋巴细胞相关抗原 4（CTLA-4）又名 CD152，是一种白细胞分化抗原，是 T 细胞上的一种跨膜受体，与 CD28 共同享有 B7 分子配体，而 CTLA-4 与 B7 分子结合后诱导 T 细胞无反应性，参与免疫反应的负调节。抗 CTLA-4 抗体可阻断配体受体结合，阻止 T 细胞抑制（图 8-3）。

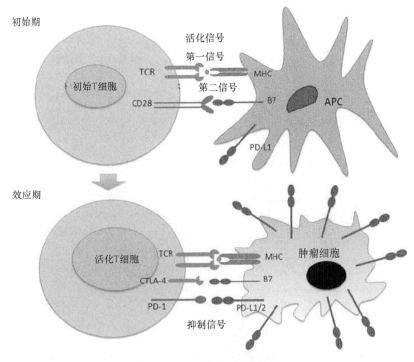

图 8-3　免疫检查点抑制剂研究

截至目前，美国 FDA 已经批准了 6 个免疫检查点抑制剂，分别为：ipilimumab（依匹木单抗，BMS 公司，抗 CTLA-4），nivolumab（纳武单抗，BMS 公司，抗 PD-1），pembrolizumab（派姆单抗，默沙东公司，抗 PD-1），atezolizumab（PD-L1 单抗，罗氏公司），duvalumab（PD-L1 单抗，阿斯利康），avelumab（PD-L1 单抗，辉瑞＋默克）。

DNA 甲基转移酶抑制剂如阿扎胞苷和地西他滨已广泛应用于 MDS 的治疗。但有一部分患者对去甲基化治疗没有反应，这群患者预后一般较差，而目前对去甲基化药物（HMA）耐药的机制尚不清楚。Hui Yang 等分析了一组接受表观遗传药物治疗的患者（包括 69 例 MDS 患者、46 例 CMML 患者、9 例 AML 患者）其 PD-L1、PD-L2、PD-1 及 CTLA-4 基因的表达情况，发现表观遗传药物治疗可上调这些基因的表达水平。而相对于对表观遗传药物治疗有反应的患者而言，对药物抵抗的患者其 PD-L1，PD-L2，PD-1 及 CTLA-4 的表达升高更为显著。在 HMA（高三尖杉酯碱、米托蒽醌、阿糖胞苷）治疗后，没有出现 PD-L1 基因表达上调的患者与出现 PD-L1 基因上调组相比，中位生存期分别为 11.7 月和 6.6 月（P=0.122）。无 PD-L2 表达上调组与出现 PD-L2 表达上调组相比，中位生存期分别为 12.5 月和 4.7 月（P=0.029）。而 HMA 治疗后 PD-1 及 CTLA-4 表达水平是否上调与患者的生存期无显著相关性。在第一疗程任意时间段的表观遗传药物治疗过程中，PD-L1、PD-L2、PD-1 及 CTLA-4 基因表达上调（≥2倍）的患者比例分别为 57%、57%、58% 及 66%。这项研究表明去调节 PD-1/PD-L1 信号轴可能与 MDS 的发病机制相关，且 MDS 患者对 HMA 出现抵抗可能与诱导产生 PD-1 及 PD-L1 有关。

美国得州大学 MD 安德森癌症中心报道了一例 75 岁 MDS-RCMD 患者，染色体核型为 46，XX，del（13q），IPSS 评分为中危 -1，在接受地西他滨治疗 14 疗程后其输血依赖较前加重，骨髓原始细胞比例为 1%，染色体核型仍为 del（13q）异常，评估为 HMA 治疗失败。该患者随后接受了 PD-1 抑制剂治疗 26 个月，其血象明显改善，骨髓病态造血消失。随访至 HMA 治疗失败后 31 个月，该患者仍没有任何症状，且不存在输血依赖，骨髓三系造血正常，存在 1% 原始细胞及 del（13q）异常。该患者治疗前后的血象及骨髓三系病态造血情况见图 8-4。

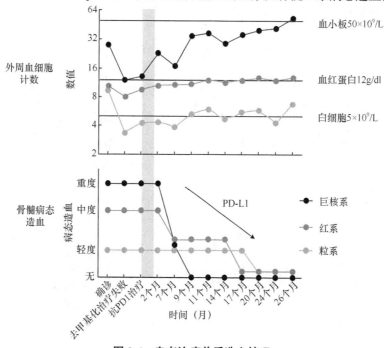

图 8-4　患者治疗前后造血情况

Matthew S. Davids 等报道了 1 项多中心的 I 期临床研究，使用 ipilimumab（CTLA-4 单抗）用于异基因移植后复发的血液肿瘤患者，结果显示：23% 的患者达到 CR，9% 达到 PR，27% 出现肿瘤缩小。纳入的患者中有 2 例在 MDS 移植后复发接受了 ipilimumab 治疗，其中 1 例获得 CR，并维持了 16 个月。该团队认为这些疗效与 ipilimumab 导致肿瘤病灶局部 CTL 浸润及活化的调节 T 细胞减少并使外周血中效应 T 细胞亚群扩增有关。

三、结　语

现有研究已证实了免疫治疗 MDS 的临床安全性及可行性，后续仍需设计大规模 II 期临床试验或双臂试验来优化治疗方案。恶性血液病的治疗趋势已逐渐向化疗联合免疫治疗发展，MDS 也不例外。相信在不久的将来，HSCT 联合免疫治疗能够更好地改善 MDS 患者的预后，并最终彻底治愈疾病。

（周　璇）

参 考 文 献

任秀宝，郝希山，2015. 实体肿瘤细胞免疫治疗. 2版. 北京：人民卫生出版社.

吴霞，李大金，2005. 肿瘤免疫编辑. 现代免疫学，（06）：80-83.

张叔人，2017. 肿瘤免疫治疗进展. 北京：中国协和医科大学出版社.

周炜均，李玉华，2019. 个体化新抗原疫苗临床转化的机遇与挑战. 中国肿瘤生物治疗杂志，26（01）：16-21.

ABDOOL A, YEH C H, KANTARJIAN H, et al, 2010. Circulating CD33 and its clinical value in acute leukemia. Exp Hematol, 38（6）：462-471.

AJINA A, MAHER J, 2017. Prospects for combined use of oncolytic viruses and CAR T-cells. J Immunother Cancer, 5（1）：90.

ALI S A, SHI V, MARIC I, et al, 2016. T cells expressing an anti-B-cell maturation antigen chimeric antigen receptor cause remissions of multiple myeloma. Blood, 128（13）：1688-1700.

ALSAAB H O, SAU S, ALZHRANI R, et al, 2017. PD-1 and PD-L1 checkpoint signaling inhibition for cancer immunotherapy：mechanism, combinations, and clinical outcome. Front Pharmacol, 8：561.

ANDERSON M A, TAM C, LEW T E, et al, 2017. Clinicopathological features and outcomes of progression of CLL on the BCL2 inhibitor venetoclax. Blood, 129（25）：3362-3370.

ANGUILLE S, Van de VELDE A L, SMITS E L, et al, 2017. Dendritic cell vaccination as postremission treatment to prevent or delay relapse in acute myeloid leukemia. Blood, 130（15）：1713-1721.

ANSELL S M, LESOKHIN A M, BORRELLO I, et al, 2015. PD-1 blockade with nivolumab in relapsed or refractory Hodgkin's lymphoma. N Engl J Med, 372（4）：311-319.

ARMAND P, SHIPP M A, RIBRAG V, et al, 2016. Programmed Death-1 blockade with Pembrolizumab in patients with classical Hodgkin lymphoma after Brentuximab Vedotin failure. J Clin Oncol, 34（31）：3733-3739.

AWAN F T, LAPALOMBELLA R, TROTTA R, et al, 2010. CD19 targeting of chronic lymphocytic leukemia with a novel Fc-domain-engineered monoclonal antibody. Blood, 115（6）：1204-1213.

BAIR S M, PORTER D L, 2019. Accelerating chimeric antigen receptor therapy in chronic lymphocytic leukemia：the development and challenges of chimeric antigen receptor T-cell therapy for chronic lymphocytic leukemia. Am J Hematol, 94（S1）：S10-S17.

BARRY K C, HSU J, BROZ M L, et al, 2018. A natural killer-dendritic cell axis defines checkpoint therapy-responsive tumor microenvironments. Nat Med, 24（8）：1178-1191.

BERA T K, ABE Y, ISE T, et al, 2018. Recombinant immunotoxins targeting B-cell maturation antigen are cytotoxic to myeloma cell lines and myeloma cells from patients. Leukemia, 32（2）：569-572.

BLANK C U, HAANEN J B, RIBAS A, et al, 2016. CANCER IMMUNOLOGY. The "cancer immunogram". Science, 352（6286）：658-660.

BODDU P, KANTARJIAN H, BORTHAKUR G, et al, 2017. Co-occurrence of FLT3-TKD and NPM1 mutations defines a highly favorable prognostic AML group. Blood Adv, 1（19）：1546-1550.

BOUSSIOTIS V A, 2016. Molecular and biochemical aspects of the PD-1 checkpoint pathway. N Engl J Med, 375（18）：1767-1778.

BRENTJENS R J, RIVIERE I, PARK J H, et al, 2011. Safety and persistence of adoptively transferred autologous CD19-targeted T cells in patients with relapsed or chemotherapy refractory B-cell leukemias. Blood, 118（18）：4817-4828.

BRUDNO J N, KOCHENDERFER J N, 2016. Toxicities of chimeric antigen receptor T cells：recognition and management. Blood, 127（26）：3321-3330.

BRUDNO J N, SOMERVILLE R P, SHI V, et al, 2016. Allogeneic T cells that express an anti-CD19 chimeric antigen receptor induce remissions of B-cell malignancies that progress after allogeneic hematopoietic stem-cell transplantation without causing graft-versus-host disease. J Clin Oncol, 34（10）：1112-1121.

CASSADY K A, HAWORTH K B, JACKSON J, et al, 2016. To infection and beyond：the multi-pronged anti-cancer mechanisms of oncolytic viruses. Viruses, 8（2）: 43.

CASTLETON A, DEY A, BEATON B, et al, 2014. Human mesenchymal stromal cells deliver systemic oncolytic measles virus to treat acute lymphoblastic leukemia in the presence of humoral immunity. Blood, 123（9）: 1327-1335.

CHAN T, SIM J, KWONG Y L, 2017. Low-dose nivolumab-induced responses in acute lymphoblastic leukaemia relapse after allogeneic haematopoietic stem cell transplantation. Ann Hematol, 96（9）: 1569-1572.

CHARMSAZ S, SCOTT A M, BOYD A W, 2017. Targeted therapies in hematological malignancies using therapeutic monoclonal antibodies against Eph family receptors. Exp Hematol, 54: 31-39.

CHEN D S, MELLMAN I, 2013. Oncology meets immunology: the cancer-immunity cycle. Immunity, 39（1）: 1-10.

CHEN D S, MELLMAN I, 2017. Elements of cancer immunity and the cancer-immune set point. Nature, 541（7637）: 321-330.

CHEN R, ZINZANI P L, FANALE M A, et al, 2017. Phase II study of the efficacy and safety of Pembrolizumab for relapsed/refractory classic Hodgkin lymphoma. J Clin Oncol, 35（19）: 2125-2132.

CHONG E A, MELENHORST J J, LACEY S F, et al, 2017. PD-1 blockade modulates chimeric antigen receptor（CAR）-modified T cells: refueling the CAR. Blood, 129（8）: 1039-1041.

CONSTANTINO J, GOMES C, FALCAO A, et al, 2017. Dendritic cell-based immunotherapy: a basic review and recent advances. Immunol Res, 65（4）: 798-810.

CRUMP M, NEELAPU S S, FAROOQ U, et al, 2017. Outcomes in refractory diffuse large B-cell lymphoma: results from the international SCHOLAR-1 study. Blood, 130（16）: 1800-1808.

DIMOPOULOS M A, ORIOL A, NAHI H, et al, 2016. Daratumumab, Lenalidomide, and Dexamethasone for multiple myeloma. N Engl J Med, 375（14）: 1319-1331.

DISPENZIERI A, TONG C, LAPLANT B, et al, 2017. Phase I trial of systemic administration of Edmonston strain of measles virus genetically engineered to express the sodium iodide symporter in patients with recurrent or refractory multiple myeloma. Leukemia, 31（12）: 2791-2798.

DO C H, LOWER K M, MACARDLE C, et al, 2017. Trisomy 12 assessment by conventional fluorescence in-situ hybridization（FISH）, FISH in suspension（FISH-IS）and laser scanning cytometry（LSC）in chronic lymphocytic leukemia. Cancer Genet, 216-217: 142-149.

DOHNER H, ESTEY E, GRIMWADE D, et al, 2017. Diagnosis and management of AML in adults: 2017 ELN recommendations from an international expert panel. Blood, 129（4）: 424-447.

EFREMOVA M, FINOTELLO F, RIEDER D, et al, 2017. Neoantigens generated by individual mutations and their role in cancer immunity and immunotherapy. Front Immunol, 8: 1679.

ELSTER J D, KRISHNADAS D K, LUCAS K G, 2016. Dendritic cell vaccines: a review of recent developments and their potential pediatric application. Hum Vaccin Immunother, 12（9）: 2232-2239.

FEINS S, KONG W, WILLIAMS E F, et al, 2019. An introduction to chimeric antigen receptor（CAR）T-cell immunotherapy for human cancer. Am J Hematol, 94（S1）: S3-S9.

FISCHER K, AL-SAWAF O, FINK A M, et al, 2017. Venetoclax and obinutuzumab in chronic lymphocytic leukemia. Blood, 129（19）: 2702-2705.

FLORCKEN A, KOPP J, KOLSCH U, et al, 2016. DC generation from peripheral blood mononuclear cells in patients with chronic myeloid leukemia: influence of interferons on DC yield and functional properties. Hum Vaccin Immunother, 12（5）: 1117-1123.

FRAIETTA J A, BECKWITH K A, PATEL P R, et al, 2016. Ibrutinib enhances chimeric antigen receptor T-cell engraftment and efficacy in leukemia. Blood, 127（9）: 1117-1127.

FRY T J, SHAH N N, ORENTAS R J, et al, 2018. CD22-targeted CAR T cells induce remission in B-ALL that is naive or resistant to CD19-targeted CAR immunotherapy. Nat Med, 24（1）: 20-28.

GALANINA N, KLINE J, BISHOP M R, 2017. Emerging role of checkpoint blockade therapy in lymphoma. Ther Adv Hematol, 8（2）: 81-90.

GANNON P O, BAUMGAERTNER P, HUBER A, et al, 2017. Rapid and continued T-cell differentiation into long-term effector and memory stem cells in vaccinated melanoma patients. Clin Cancer Res, 23（13）: 3285-3296.

GARDNER R A, FINNEY O, ANNESLEY C, et al, 2017. Intent-to-treat leukemia remission by CD19 CAR

T cells of defined formulation and dose in children and young adults. Blood, 129 (25): 3322-3331.

GARFALL A L, MAUS M V, HWANG W T, et al, 2015. Chimeric antigen receptor T cells against CD19 for multiple myeloma. N Engl J Med, 373 (11): 1040-1047.

GARG A D, AGOSTINIS P, 2017. Cell death and immunity in cancer: from danger signals to mimicry of pathogen defense responses. Immunol Rev, 280 (1): 126-148.

GIAVRIDIS T, van der STEGEN S, EYQUEM J, et al, 2018. CAR T cell-induced cytokine release syndrome is mediated by macrophages and abated by IL-1 blockade. Nat Med, 24 (6): 731-738.

GIEFING M, SIEBERT R, 2019. FISH and FICTION in lymphoma research. Methods Mol Biol, 1956: 249-267.

GODING S R, YU S, BAILEY L M, et al, 2017. Adoptive transfer of natural killer cells promotes the anti-tumor efficacy of T cells. Clin Immunol, 177: 76-86.

GOEBELER M E, KNOP S, VIARDOT A, et al, 2016. Bispecific T-Cell Engager (BiTE) antibody construct blinatumomab for the treatment of patients with relapsed/refractory Non-Hodgkin lymphoma: final results from a phase I study. J Clin Oncol, 34 (10): 1104-1111.

GRIFFITHS E A, SRIVASTAVA P, MATSUZAKI J, et al, 2018. NY-ESO-1 Vaccination in combination with decitabine induces antigen-Specific T-lymphocyte responses in patients with myelodysplastic syndrome. Clin Cancer Res, 24 (5): 1019-1029.

GRIGG A, DYER M J, DIAZ M G, et al, 2017. Safety and efficacy of obinutuzumab with CHOP or bendamustine in previously untreated follicular lymphoma. Haematologica, 102 (4): 765-772.

GRIMWADE D, HILLS R K, MOORMAN A V, et al, 2010. Refinement of cytogenetic classification in acute myeloid leukemia: determination of prognostic significance of rare recurring chromosomal abnormalities among 5876 younger adult patients treated in the United Kingdom Medical Research Council trials. Blood, 116 (3): 354-365.

GUST J, HAY K A, HANAFI L A, et al, 2017. Endothelial activation and blood-brain barrier disruption in neurotoxicity after adoptive immunotherapy with CD19 CAR-T cells. Cancer Discov, 7 (12): 1404-1419.

GUST J, TARASEVICIUTE A, TURTLE C J, 2018. Neurotoxicity associated with CD19-targeted CAR-T cell therapies. CNS Drugs, 32 (12): 1091-1101.

HARTMANN J, SCHUSSLER-LENZ M, BONDANZA A, et al, 2017. Clinical development of CAR T cells-challenges and opportunities in translating innovative treatment concepts. EMBO Mol Med, 9 (9): 1183-1197.

HAY K A, HANAFI L A, LI D, et al, 2017. Kinetics and biomarkers of severe cytokine release syndrome after CD19 chimeric antigen receptor-modified T-cell therapy. Blood, 130 (21): 2295-2306.

HEHLMANN R, LAUSEKER M, SAUSSELE S, et al, 2017. Assessment of imatinib as first-line treatment of chronic myeloid leukemia: 10-year survival results of the randomized CML study IV and impact of non-CML determinants. Leukemia, 31 (11): 2398-2406.

HERBST R S, SORIA J C, KOWANETZ M, et al, 2014. Predictive correlates of response to the anti-PD-L1 antibody MPDL3280A in cancer patients. Nature, 515 (7528): 563-567.

HIDALGO-LOPEZ J E, KANAGAL-SHAMANNA R, QUESADA A E, et al, 2017. Progress in myelodysplastic syndromes: clinicopathologic correlations and immune checkpoints. Clin Lymphoma Myeloma Leuk, 17S: S16-S25.

HILLMEN P, ROBAK T, JANSSENS A, et al, 2015. Chlorambucil plus ofatumumab versus chlorambucil alone in previously untreated patients with chronic lymphocytic leukaemia (COMPLEMENT 1): a randomised, multicentre, open-label phase 3 trial. Lancet, 385 (9980): 1873-1883.

HIRAYAMA A V, TURTLE C J, 2019. Toxicities of CD19 CAR-T cell immunotherapy. Am J Hematol, 94 (S1): S42-S49.

HOFFMANN J M, SCHMITT M, NI M, et al, 2017. Next-generation dendritic cell-based vaccines for leukemia patients. Immunotherapy, 9 (2): 173-181.

HU Y, WANG J, PU C, et al, 2018. Delayed terminal ileal perforation in a relapsed/refractory B-cell lymphoma patient with rapid remission following chimeric antigen receptor T-cell therapy. Cancer Res Treat, 50 (4): 1462-1466.

HUANG F, WAN J, HAO S, et al, 2017. TGF-β 1-silenced leukemia cell-derived exosomes target dendritic cells to induce potent anti-leukemic immunity in a mouse model. Cancer Immunol Immunother, 66（10）：1321-1331.

ITO Z, KAN S, BITO T, et al, 2019. Predicted markers of overall survival in pancreatic cancer patients receiving dendritic cell vaccinations targeting WT1. Oncology, 97（3）：135-148.

JONES J A, ROBAK T, BROWN J R, et al, 2017. Efficacy and safety of idelalisib in combination with ofatumumab for previously treated chronic lymphocytic leukaemia：an open-label, randomised phase 3 trial. Lancet Haematol, 4（3）：e114-e126.

JUNE C H, O'CONNOR R S, KAWALEKAR O U, et al, 2018. CAR T cell immunotherapy for human cancer. Science, 359（6382）：1361-1365.

KADIA T M, 2016. Release the hounds：virotherapy with immunotherapy. Blood, 127（11）：1381-1383.

KANTARJIAN H M, DEANGELO D J, STELLJES M, et al, 2016. Inotuzumab ozogamicin versus standard therapy for acute lymphoblastic leukemia. N Engl J Med, 375（8）：740-753.

KATER A P, SEYMOUR J F, HILLMEN P, et al, 2019. Fixed duration of venetoclax-rituximab in relapsed/refractory chronic lymphocytic leukemia eradicates minimal residual disease and prolongs survival：post-treatment follow-up of the MURANO phase III study. J Clin Oncol, 37（4）：269-277.

KERKETTA L S, BABURAO V, GHOSH K, 2014. Pattern of chromosome involvement in childhood hyperdiploid pre-B-cell acute lymhoblastic leukemia cases from India. Indian J Hum Genet, 20（1）：32-36.

KHALIL D N, SMITH E L, BRENTJENS R J, et al, 2016. The future of cancer treatment：immunomodulation, CARs and combination immunotherapy. Nat Rev Clin Oncol, 13（6）：394.

KHOURY H J, COLLINS R J, BLUM W, et al, 2017. Immune responses and long-term disease recurrence status after telomerase-based dendritic cell immunotherapy in patients with acute myeloid leukemia. Cancer, 123（16）：3061-3072.

KNAUS H A, KANAKRY C G, LUZNIK L, et al, 2017. Immunomodulatory drugs：immune checkpoint agents in acute leukemia. Curr Drug Targets, 18（3）：315-331.

KOCHENDERFER J N, SOMERVILLE R, LU T, et al, 2017. Long-duration complete remissions of diffuse large B cell lymphoma after anti-CD19 chimeric antigen receptor T cell therapy. Mol Ther, 25（10）：2245-2253.

KOCHENDERFER J N, SOMERVILLE R, LU T, et al, 2017. Lymphoma remissions caused by anti-CD19 chimeric antigen receptor T cells are associated with high serum interleukin-15 levels. J Clin Oncol, 35（16）：1803-1813.

KRAUTH M T, EDER C, ALPERMANN T, et al, 2014. High number of additional genetic lesions in acute myeloid leukemia with t（8;21）/RUNX1-RUNX1T1：frequency and impact on clinical outcome. Leukemia, 28（7）：1449-1458.

KREJCIK J, CASNEUF T, NIJHOF I S, et al, 2016. Daratumumab depletes CD38+ immune regulatory cells, promotes T-cell expansion, and skews T-cell repertoire in multiple myeloma. Blood, 128（3）：384-394.

KUMAR S K, DIMOPOULOS M A, KASTRITIS E, et al, 2017. Natural history of relapsed myeloma, refractory to immunomodulatory drugs and proteasome inhibitors：a multicenter IMWG study. Leukemia, 31（11）：2443-2448.

LAMBERT J, PAUTAS C, TERRE C, et al, 2019. Gemtuzumab ozogamicin for de novo acute myeloid leukemia：final efficacy and safety updates from the open-label, phase III ALFA-0701 trial. Haematologica, 104（1）：113-119.

LEBIEN T W, TEDDER T F, 2008. B lymphocytes：how they develop and function. Blood, 112（5）：1570-1580.

LEE D W, KOCHENDERFER J N, STETLER-STEVENSON M, et al, 2015. T cells expressing CD19 chimeric antigen receptors for acute lymphoblastic leukaemia in children and young adults：a phase 1 dose-escalation trial. Lancet, 385（9967）：517-528.

LEE D W, SANTOMASSO B D, LOCKE F L, et al, 2019. ASTCT consensus grading for cytokine release syndrome and neurologic toxicity associated with immune effector cells. Biol Blood Marrow Transplant, 25（4）：625-638.

LI S, SIRIWON N, ZHANG X, et al, 2017. Enhanced cancer immunotherapy by chimeric antigen receptor-modified T cells engineered to secrete checkpoint inhibitors. Clin Cancer Res, 23（22）: 6982-6992.

LI Y, ZHOU W, Du J, et al, 2015. Generation of cytotoxic T lymphocytes specific for native or modified peptides derived from the epidermal growth factor receptor pathway substrate 8 antigen. Cancer Immunol Immunother, 64（2）: 259-269.

LOCKE F L, GHOBADI A, JACOBSON C A, et al, 2019. Long-term safety and activity of axicabtagene ciloleucel in refractory large B-cell lymphoma（ZUMA-1）: a single-arm, multicentre, phase 1-2 trial. Lancet Oncol, 20（1）: 31-42.

LOCKE F L, NEELAPU S S, BARTLETT N L, et al, 2017. Phase 1 results of ZUMA-1: a multicenter study of KTE-C19 anti-CD19 CAR T cell therapy in refractory aggressive lymphoma. Mol Ther, 25（1）: 285-295.

LUKSZA M, RIAZ N, MAKAROV V, et al, 2017. A neoantigen fitness model predicts tumour response to checkpoint blockade immunotherapy. Nature, 551（7681）: 517-520.

MALAER J D, MATHEW P A, 2017. CS1（SLAMF7, CD319）is an effective immunotherapeutic target for multiple myeloma. Am J Cancer Res, 7（8）: 1637-1641.

MARTINELLI G, BOISSEL N, CHEVALLIER P, et al, 2017. Complete hematologic and molecular response in adult patients with relapsed/refractory philadelphia chromosome-positive B-precursor acute lymphoblastic leukemia following treatment with blinatumomab: results from a phase II, single-arm, multicenter study. J Clin Oncol, 35（16）: 1795-1802.

MARTYNISZYN A, KRAHL A C, ANDRE M C, et al, 2017. CD20-CD19 bispecific CAR T cells for the treatment of B-cell malignancies. Hum Gene Ther, 28（12）: 1147-1157.

MAUDE S L, FREY N, SHAW P A, et al, 2014. Chimeric antigen receptor T cells for sustained remissions in leukemia. N Engl J Med, 371（16）: 1507-1517.

MAUDE S L, LAETSCH T W, BUECHNER J, et al, 2018. Tisagenlecleucel in children and young adults with B-cell lymphoblastic leukemia. N Engl J Med, 378（5）: 439-448.

MAUDE S L, TEACHEY D T, PORTER D L, et al, 2015. CD19-targeted chimeric antigen receptor T-cell therapy for acute lymphoblastic leukemia. Blood, 125（26）: 4017-4023.

MAURY S, CHEVRET S, THOMAS X, et al, 2016. Rituximab in B-lineage adult acute lymphoblastic leukemia. N Engl J Med, 375（11）: 1044-1053.

MCCANN K J, GODESETH R, CHUDLEY L, et al, 2015. Idiotypic DNA vaccination for the treatment of multiple myeloma: safety and immunogenicity in a phase I clinical study. Cancer Immunol Immunother, 64（8）: 1021-1032.

MINAGAWA K, AL-OBAIDI M, Di STASI A, 2019. Generation of suicide gene-modified chimeric antigen receptor-redirected T-cells for cancer immunotherapy. Methods Mol Biol, 1895: 57-73.

NAIR S, DHODAPKAR M V, 2017. Natural killer T cells in cancer immunotherapy. Front Immunol, 8: 1178.

NEELAPU S S, LOCKE F L, BARTLETT N L, et al, 2017. Axicabtagene ciloleucel CAR T-cell therapy in refractory large B-cell lymphoma. N Engl J Med, 377（26）: 2531-2544.

NEELAPU S S, TUMMALA S, KEBRIAEI P, et al, 2018. Chimeric antigen receptor T-cell therapy - assessment and management of toxicities. Nat Rev Clin Oncol, 15（1）: 47-62.

NIJHOF I S, CASNEUF T, van VELZEN J, et al, 2016. CD38 expression and complement inhibitors affect response and resistance to daratumumab therapy in myeloma. Blood, 128（7）: 959-970.

NORELLI M, CAMISA B, BARBIERA G, et al, 2018. Monocyte-derived IL-1 and IL-6 are differentially required for cytokine-release syndrome and neurotoxicity due to CAR T cells. Nat Med, 24（6）: 739-748.

OBSTFELD A E, FREY N V, MANSFIELD K, et al, 2017. Cytokine release syndrome associated with chimeric-antigen receptor T-cell therapy: clinicopathological insights. Blood, 130（23）: 2569-2572.

OK C Y, YOUNG K H, 2017. Checkpoint inhibitors in hematological malignancies. J Hematol Oncol, 10（1）: 103.

ORLANDO E J, HAN X, TRIBOULEY C, et al, 2018. Genetic mechanisms of target antigen loss in CAR19 therapy of acute lymphoblastic leukemia. Nat Med, 24（10）: 1504-1506.

ORMHOJ M, BEDOYA F, FRIGAULT M J, et al, 2017. CARs in the lead against multiple myeloma. Curr Hematol Malig Rep, 12（2）: 119-125.

PAN J, NIU Q, DENG B, et al, 2019. CD22 CAR T-cell therapy in refractory or relapsed B acute lymphoblastic leukemia. Leukemia, 33（12）：2854-2866.

PARK J H, GEYER M B, BRENTJENS R J, 2016. CD19-targeted CAR T-cell therapeutics for hematologic malignancies：interpreting clinical outcomes to date. Blood, 127（26）：3312-3320.

PARK J H, RIVIERE I, GONEN M, et al, 2018. Long-term follow-up of CD19 CAR therapy in acute lymphoblastic leukemia. N Engl J Med, 378（5）：449-459.

PERRIE Y, CROFTS F, DEVITT A, et al, 2016. Designing liposomal adjuvants for the next generation of vaccines. Adv Drug Deliv Rev, 99（Pt A）：85-96.

PIETERS R, SCHRAPPE M, De LORENZO P, et al, 2007. A treatment protocol for infants younger than 1 year with acute lymphoblastic leukaemia（Interfant-99）：an observational study and a multicentre randomised trial. Lancet, 370（9583）：240-250.

PORTER D L, LEVINE B L, KALOS M, et al, 2011. Chimeric antigen receptor-modified T cells in chronic lymphoid leukemia. N Engl J Med, 365（8）：725-733.

POSTOW M A, SIDLOW R, HELLMANN M D, 2018. Immune-related adverse events associated with immune checkpoint blockade. N Engl J Med, 378（2）：158-168.

RADHAKRISHNAN S V, BHARDWAJ N, STEINBACH M, et al, 2017. Elotuzumab as a novel anti-myeloma immunotherapy. Hum Vaccin Immunother, 13（8）：1751-1757.

RAJE N, BERDEJA J, LIN Y, et al, 2019. Anti-BCMA CAR T-Cell Therapy bb2121 in relapsed or refractory multiple myeloma. N Engl J Med, 380（18）：1726-1737.

RAMBALDI A, BIAGI E, BONINI C, et al, 2015. Cell-based strategies to manage leukemia relapse：efficacy and feasibility of immunotherapy approaches. Leukemia, 29（1）：1-10.

RAY A, DAS D S, SONG Y, et al, 2015. Targeting PD1-PDL1 immune checkpoint in plasmacytoid dendritic cell interactions with T cells, natural killer cells and multiple myeloma cells. Leukemia, 29（6）：1441-1444.

REN J, LIU X, FANG C, et al, 2017. Multiplex genome editing to generate universal CAR T cells resistant to PD1 inhibition. Clin Cancer Res, 23（9）：2255-2266.

RIVERA G A, SARAMIPOOR B I, GREENBERG P L, 2016. Immune checkpoint pathways：perspectives on myeloid malignancies. Leuk Lymphoma, 57（5）：995-1001.

ROSENBAUM L, 2017. Tragedy, perseverance, and chance - the story of CAR-T therapy. N Engl J Med, 377（14）：1313-1315.

ROSENBLATT J, AVIGAN D, 2017. Targeting the PD-1/PD-L1 axis in multiple myeloma：a dream or a reality. Blood, 129（3）：275-279.

ROSENTHAL J, NAQVI A S, LUO M, et al, 2018. Heterogeneity of surface CD19 and CD22 expression in B lymphoblastic leukemia. Am J Hematol, 93（11）：E352-E355.

ROSSIG C, PULE M, ALTVATER B, et al, 2017. Vaccination to improve the persistence of CD19 CAR gene-modified T cells in relapsed pediatric acute lymphoblastic leukemia. Leukemia, 31（5）：1087-1095.

RUELLA M, BARRETT D M, KENDERIAN S S, et al, 2016. Dual CD19 and CD123 targeting prevents antigen-loss relapses after CD19-directedimmunotherapies. J Clin Invest, 126（10）：3814-3826.

RUELLA M, KLICHINSKY M, KENDERIAN S S, et al, 2017. Overcoming the immunosuppressive tumor microenvironment of Hodgkin lymphoma using chimeric antigen receptor T cells. Cancer Discov, 7（10）：1154-1167.

SABADO R L, BALAN S, BHARDWAJ N, 2017. Dendritic cell-based immunotherapy. Cell Res, 27（1）：74-95.

SANDER F E, NILSSON M, RYDSTROM A, et al, 2017. Role of regulatory T cells in acute myeloid leukemia patients undergoing relapse-preventive immunotherapy. Cancer Immunol Immunother, 66（11）：1473-1484.

SANTOMASSO B D, PARK J H, SALLOUM D, et al, 2018. Clinical and biological correlates of neurotoxicity associated with CAR T-cell therapy in patients with B-cell acute lymphoblastic leukemia. Cancer Discov, 8（8）：958-971.

SCHUBERT M L, HOFFMANN J M, DREGER P, et al, 2018. Chimeric antigen receptor transduced T cells：tuning up for the next generation. Int J Cancer, 142（9）：1738-1747.

SCHUMACHER T N, SCHREIBER R D, 2015. Neoantigens in cancer immunotherapy. Science, 348(6230): 69-74.

SCHUSTER S J, BISHOP M R, TAM C S, et al, 2019. Tisagenlecleucel in adult relapsed or refractory diffuse large B-cell lymphoma. N Engl J Med, 380 (1): 45-56.

SCHUSTER S J, SVOBODA J, CHONG E A, et al, 2017. Chimeric antigen receptor T cells in refractory B-cell lymphomas. N Engl J Med, 377 (26): 2545-2554.

SECKINGER A, DELGADO J A, MOSER S, et al, 2017. Target expression, generation, preclinical activity, and pharmacokinetics of the BCMA-T cell bispecific antibody EM801 for multiple myeloma treatment. Cancer Cell, 31 (3): 396-410.

SEKERES M A, MACIEJEWSKI J P, ERBA H P, et al, 2011. A Phase 2 study of combination therapy with arsenic trioxide and gemtuzumab ozogamicin in patients with myelodysplastic syndromes or secondary acute myeloid leukemia. Cancer, 117 (6): 1253-1261.

SEYMOUR J F, KIPPS T J, EICHHORST B, et al, 2018. Venetoclax-Rituximab in relapsed or refractory chronic lymphocytic leukemia. N Engl J Med, 378 (12): 1107-1120.

SHAH J J, JAKUBOWIAK A J, O'CONNOR O A, et al, 2016. Phase I study of the novel investigational NEDD8-activating enzyme inhibitor pevonedistat (MLN4924) in patients with relapsed/refractory multiple myeloma or lymphoma. Clin Cancer Res, 22 (1): 34-43.

SHAND J C, 2017. Looking up for AML in Down syndrome. Blood, 129 (25): 3273-3274.

SHEN W, PATNAIK M M, RUIZ A, et al, 2016. Immunovirotherapy with vesicular stomatitis virus and PD-L1 blockade enhances therapeutic outcome in murine acute myeloid leukemia. Blood, 127 (11): 1449-1458.

SHERBENOU D W, MARK T M, FORSBERG P, 2017. Monoclonal antibodies in multiple myeloma: a new wave of the future. Clin Lymphoma Myeloma Leuk, 17 (9): 545-554.

SKWARCZYNSKI M, TOTH I, 2016. Peptide-based synthetic vaccines. Chem Sci, 7 (2): 842-854.

SMITH M, ZAKRZEWSKI J, JAMES S, et al, 2018. Posttransplant chimeric antigen receptor therapy. Blood, 131 (10): 1045-1052.

SOMMER C, BOLDAJIPOUR B, KUO T C, et al, 2019. Preclinical evaluation of allogeneic CAR T cells targeting BCMA for the treatment of multiple myeloma. Mol Ther, 27 (6): 1126-1138.

SOREL N, CAYSSIALS E, BRIZARD F, et al, 2017. Treatment and molecular monitoring update in chronic myeloid leukemia management. Ann Biol Clin (Paris), 75 (2): 129-145.

SOTILLO E, BARRETT D M, BLACK K L, et al, 2015. Convergence of acquired mutations and alternative splicing of CD19 enables resistance to CART-19 immunotherapy. Cancer Discov, 5 (12): 1282-1295.

STILGENBAUER S, EICHHORST B, SCHETELIG J, et al, 2018. Venetoclax for patients with chronic lymphocytic leukemia with 17p deletion: results from the full population of a phase II pivotal trial. J Clin Oncol, 36 (19): 1973-1980.

SUEN H, BROWN R, YANG S, et al, 2015. The failure of immune checkpoint blockade in multiple myeloma with PD-1 inhibitors in a phase 1 study. Leukemia, 29 (7): 1621-1622.

TARASEVICIUTE A, TKACHEV V, PONCE R, et al, 2018. Chimeric antigen receptor T cell-mediated neurotoxicity in nonhuman primates. Cancer Discov, 8 (6): 750-763.

TAWARA I, KAGEYAMA S, MIYAHARA Y, et al, 2017. Safety and persistence of WT1-specific T-cell receptor gene-transduced lymphocytes in patients with AML and MDS. Blood, 130 (18): 1985-1994.

TEACHEY D T, LACEY S F, SHAW P A, et al, 2016. Identification of predictive biomarkers for cytokine release syndrome after chimeric antigen receptor T-cell therapy for acute lymphoblastic leukemia. Cancer Discov, 6 (6): 664-679.

TENG M W, GALON J, FRIDMAN W H, et al, 2015. From mice to humans: developments in cancer immunoediting. J Clin Invest, 125 (9): 3338-3346.

TILL B G, JENSEN M C, WANG J, et al, 2012. CD20-specific adoptive immunotherapy for lymphoma using a chimeric antigen receptor with both CD28 and 4-1BB domains: pilot clinical trial results. Blood, 119 (17): 3940-3950.

TOBOSO D G, CAMPOS C B, 2017. Peripheral eosinophilia as the first manifestation of B-cell acute lymphoblastic leukemia with t (5;14) (q31;q32). Blood, 130 (3): 380.

TOPALIAN S L, HODI F S, BRAHMER J R, et al, 2012. Safety, activity, and immune correlates of anti-

PD-1 antibody in cancer. N Engl J Med, 366（26）：2443-2454.

TOPP M S, GOKBUGET N, STEIN A S, et al, 2015. Safety and activity of blinatumomab for adult patients with relapsed or refractory B-precursor acute lymphoblastic leukaemia：a multicentre, single-arm, phase 2 study. Lancet Oncol, 16（1）：57-66.

TURTLE C J, HAY K A, HANAFI L A, et al, 2017. Durable molecular remissions in chronic lymphocytic leukemia treated with CD19-specific chimeric antigen receptor-modified T cells after failure of ibrutinib. J Clin Oncol, 35（26）：3010-3020.

TWYMAN-SAINT V C, RECH A J, MAITY A, et al, 2015. Radiation and dual checkpoint blockade activate non-redundant immune mechanisms in cancer. Nature, 520（7547）：373-377.

TYLER E M, JUNGBLUTH A A, O'REILLY R J, et al, 2013. WT1-specific T-cell responses in high-risk multiple myeloma patients undergoing allogeneic T cell-depleted hematopoietic stem cell transplantation and donor lymphocyte infusions. Blood, 121（2）：308-317.

VIARDOT A, GOEBELER M E, HESS G, et al, 2016. Phase 2 study of the bispecific T-cell engager（BiTE）antibody blinatumomab in relapsed/refractory diffuse large B-cell lymphoma. Blood, 127（11）：1410-1416.

VOLLMER J, KRIEG A M, 2009. Immunotherapeutic applications of CpG oligodeoxynucleotide TLR9 agonists. Adv Drug Deliv Rev, 61（3）：195-204.

WANG J, HU Y, HUANG H, 2017. Acute lymphoblastic leukemia relapse after CD19-targeted chimeric antigen receptor T cell therapy. J Leukoc Biol, 102（6）：1347-1356.

WANG M, BUSUTTIL R A, PATTISON S, et al, 2016. Immunological battlefield in gastric cancer and role of immunotherapies. World J Gastroenterol, 22（28）：6373-6384.

WANG X, POPPLEWELL L L, WAGNER J R, et al, 2016. Phase 1 studies of central memory-derived CD19 CAR T-cell therapy following autologous HSCT in patients with B-cell NHL. Blood, 127（24）：2980-2990.

XU-MONETTE Z Y, ZHOU J, YOUNG K H, 2018. PD-1 expression and clinical PD-1 blockade in B-cell lymphomas. Blood, 131（1）：68-83.

YANG H, BUESO-RAMOS C, DINARDO C, et al, 2014. Expression of PD-L1, PD-L2, PD-1 and CTLA-4 in myelodysplastic syndromes is enhanced by treatment with hypomethylating agents. Leukemia, 28（6）：1280-1288.

YOUNES A, GOPAL A K, SMITH S E, et al, 2012. Results of a pivotal phase II study of brentuximab vedotin for patients with relapsed or refractory Hodgkin's lymphoma. J Clin Oncol, 30（18）：2183-2189.